后浪

要命还是要灵魂
THE SPIRIT CATCHES YOU
AND YOU FALL DOWN

医病冲突中的跨文化误解

[美]安妮·法迪曼——著

汤丽明 刘建台 杨佳蓉——译

Anne Fadiman

A Hmong Child, Her American Doctors, and the Collision of Two Cultures

上海三联书店

图书在版编目（CIP）数据

要命还是要灵魂：医病冲突中的跨文化误解/（美）
安妮·法迪曼（Anne Fadiman）著；汤丽明，刘建台，
杨佳蓉译.－－上海：上海三联书店，2022.12（2024.3 重印）
ISBN 978-7-5426-7930-7

Ⅰ.①要⋯ Ⅱ.①安⋯ ②汤⋯ ③刘⋯ ④杨⋯ Ⅲ.
①医学伦理学 Ⅳ.① R-052

中国版本图书馆 CIP 数据核字 (2022) 第 209125 号

THE SPIRIT CATCHES YOU AND YOU FALL DOWN : A Hmong Child, Her American
Doctors, and the Collision of Two Cultures by Anne Fadiman
Copyright ©1997 byAnne Fadiman.Afterword copyright © 2012 byAnne Fadiman.
Published by arrangement with Farrar , Straus and Giroux , LLC , New York.

本简体中文版翻译由台湾远足文化事业股份有限公司（大家出版）授权。
本书中文简体版权归属银杏树下（上海）图书有限责任公司。
著作权合同登记图字：09-2022-0798 号

要命还是要灵魂：医病冲突中的跨文化误解

[美] 安妮·法迪曼　著

汤丽明 刘建台 杨佳蓉　译

责任编辑 / 宋寅悦　徐心童　　　　　选题策划 / 后浪出版公司
出版统筹 / 吴兴元　　　　　　　　　编辑统筹 / 梅天明　宋希於
特约编辑 / 欧阳潇　张妍汐　　　　　装帧制造 / 墨白空间·陈威伸
内文制作 / 李红梅　　　　　　　　　责任校对 / 张大伟
责任印制 / 姚　军

出版发行 / 上海三联书店
　　　　（200030）上海市漕溪北路 331 号 A 座 6 楼
邮购电话 / 021-22895540
印　　刷 / 嘉业印刷（天津）有限公司
版　　次 / 2022 年 12 月第 1 版
印　　次 / 2024 年 3 月第 5 次印刷
开　　本 / 889mm × 1194mm　1/32
字　　数 / 275 千字　　　　　　　　印　　张 / 12.25
书　　号 / ISBN 978-7-5426-7930-7/R.128　　定　　价 / 60.00 元

后浪出版咨询（北京）有限责任公司　版权所有，侵权必究
投诉信箱：editor@hinabook.com　fawu@hinabook.com
未经许可，不得以任何方式复制或者抄袭本书部分或全部内容
本书若有印、装质量问题，请与本公司联系调换，电话 010-64072833

目 录

序

序

我在书桌底下收藏了一大箱录音带。虽然内容都已经转录为文字，但我还是乐于不时拿出来听听。

有些录音平静，容易听懂，内容都是美籍医生的谈话，以及不时插入的咖啡杯碰撞声或传呼机哔哔声。剩下的录音半数以上都非常嘈杂，录的都是在李（Lee）家的声音——李家是苗族难民，一九八○年由老挝移民到美国。在婴儿的哭声、孩童的嬉戏声、关门声、碗盘碰撞声、电视声、空调有气无力的轰轰声等背景噪声间，我听到了母亲的声音，不时夹带着喘息声、鼻息及吸唾声，或在苗语的八个音调间上扬或下滑时发出类似蜂鸣的嗡嗡声。父亲的声音则更洪亮、更慢，情绪也更激烈。我的口译员在苗语及英语间切换，音量较低，语气恭谨。这些嘈杂声唤醒了一波波感官记忆，包括红色金属折叠椅的冰冷感——这张椅子是客人专用的，我一踏入李家公寓，它就摆好等着我入座；还有辟邪物投出的影子，那个物件用麻绳绑着，由天花板垂下，在微风中摇摆；以及苗族菜肴的味道，从最美味的"瓜泥刷"（quav ntsuas，类似甘蔗，带有甜味的植物茎部），到最恐怖的"泥杀调"（ntshav ciaj[1]，生的猪血冻）。

一九八八年五月十九日，我第一次坐上这张红色折叠椅。同年春季稍早时，我来到李家人所居住的加州默塞德（Merced）县，因为我听说这里的州立医院中，苗族病人与医疗人员之间有些不寻常的误会。有个医生称这些误会为"碰撞"，听起来就像两组不同的人马砰地迎面猛撞上对方，还伴随着刺耳的刹车声与玻璃破碎声。然而，冲突的过程却常是一团混乱，很少正面相对。双方都受到伤害，却没有一方知道碰撞是由什么造成的，也不知该如何避免下一次撞击。

我一直认为，最值得观察的活动并非发生在中心，而是在交界的边缘。我喜欢海岸线、锋面以及国界，因为在这些地方总能看到耐人寻味的摩擦与矛盾。比起站在任何一方的中心，处在交界点上更能看清楚双方。尤其当你站在两种文化中间，更是如此。当我初次来到默塞德时，我对美国的医疗文化只有浅薄的认识，对苗族文化则是一无所知，我想，若自己能站在两方之间且设法不卷入纷争，或许便能让两者照亮对方。

九年前，这一切都只是纸上谈兵。直到我听闻李氏夫妇之女黎亚（Lia）的病例在默塞德医院引发了该院有史以来最严重的冲突，并且认识她的家庭和医生之后，我发现我对双方同样喜爱，也发现很难将冲突归咎于哪一方（天知道我还真的试过），于是

---

1 这两个词的发音有点类似"kwa ntshwa"和"ntsha tya"。本书的《苗文拼音、发音与引言的备忘录》一节将简单说明介绍书中出现的苗语字、词和词组。（本书脚注若无特别说明，均为作者所注。）

我不再用单一面向的观点来分析情况。换句话说，我的思考方式在不知不觉间开始不再那么像美国人，而是稍微像苗族人。凑巧的是，在写作本书的几年中，我的丈夫、父亲、女儿和我自己也都经历了大病。一如李家，我也在医院待了很长时间。在候诊室的漫长等待中，我常常苦思，怎样才算是好医生？我的两个孩子在这九年间相继出生，我发现我也常常问自己一个和李家故事密切相关的问题：怎样才算是好父母？

认识书中人物的时间已占据我成年后的大部分人生。我相信，若我和黎亚的医生素不相识，我不会是现在这样的病人；我也相信，如果我不曾认识黎亚一家人，我将不会是现在这样的母亲。当我从书桌下拿出录音带，随意播放其中的片段时，我便陷入回忆的汹涌波涛中，同时想起至今我仍能从书里这两种文化中学到的东西。有时我在夜阑人静时播放录音带，我会想象，如果将两种录音拼接起来，就能在一卷录音带中听见苗族人与美籍医生的谈话，双方将说着共同的语言，而那听起来，会是什么样子？

1 诞生

假如李黎亚和她的父母及十二个兄弟姐妹一样出生于老挝西北部的高地，她母亲生下她时一定是蹲在她父亲搭建的房屋的地板上。房屋的木板是用斧头劈成的，屋顶铺着竹子和干草。地板是泥地，但很干净。母亲弗雅（Foua）会定时洒水，以免灰尘飞扬，每天早晚还会拿着用草和树皮自制的扫把扫地。年幼的孩子还不会到屋外解便，所以她用自己编成的竹畚箕捡拾孩子的粪便，倒在树林中。即使弗雅称不上是有洁癖的主妇，但至少她生出的婴儿绝不会染上脏污，因为她绝不让婴儿真的呱呱"落地"。直至今天，她还是为自己亲手接生每个孩子而自豪。分娩时，她将手伸到双腿间，小心翼翼地拉出婴儿的头，然后让婴儿身体滑到她弯曲的双臂中。她没有助产士，生产过程中若是口渴，她会让丈夫纳高（Nao Kao）倒杯热开水给她，但纳高不能看到她的身体。弗雅相信，呻吟或喊叫会使生产不顺，所以除了偶尔向祖先祈祷外，她总是一声不出，安静得即使是在夜里分娩，一旁竹板通铺上的孩子仍安稳香甜地睡着，只在新生的弟妹啼哭时才醒来。孩子一出生，纳高会用烧热的剪刀剪断脐带，并用绳子绑好。之后，弗雅用溪水替婴儿洗澡。她通常会在阵痛初期到溪边用竹桶汲水，用带子绑在背上背回家。

弗雅的每个孩子都怀得轻松，也生得轻松。但中间若出了任何问题，她都会用苗族的办法解决。不孕的苗族夫妻会请一位"端公"（txiv neeb）来家里，端公就是苗族的巫师。法术高强的端公能让自己的灵魂出窍，召唤一群得力的兄弟，骑上飞马，奔驰过天地间十二座山脉，越过龙栖息的大海，来到肉眼不可见的领域，与当地的灵谈判（一开始先用钱及食物贿赂，若有必要，就祭上驱魔剑），要求灵恢复病人的健康。端公也能治疗不孕，他会吩咐不孕的夫妇宰杀狗或猫、鸡、羊献祭。割断祭品的喉咙后，端公会在门柱和婚床之间拉起一条绳桥，这对夫妇未来孩子的灵魂可以越过这座桥，安然来到世上，免受恶灵纠缠。事实上，苗族妇女可以在一开始就采取某些防范措施，避免不孕。例如，女子到了生育年龄就不再踏入山洞，因为洞中可能住着某种不友善的恶灵，这些恶灵不但喜欢吃肉喝血，也会与女子交媾，使女子无法生育。

苗族女子怀孕时必须留意自己想吃哪些食物，以确保婴儿健康。如果想吃姜而无法如愿，孩子就会多一个手指或脚趾；如果想吃鸡肉而没吃到，孩子耳朵旁边就会有胎记；如果想吃鸡蛋而没吃到，孩子的头就会凹凸不平。苗族妇女怀孕后还是得继续到稻田或罂粟田里做农活，但一出现阵痛就得立刻返家。返家（或者至少到丈夫的堂兄弟家）非常重要，若在家以外的地方生产，就可能会遭恶灵毒手。如果分娩时间过长或不顺，产妇必须喝下煮过钥匙的开水，以开启产道。产妇也可以请家人用碗盛装圣水，在屋内摆成一排，对着圣水念诵祝词。如果生产不顺是因为产妇曾对家中长辈不敬，产妇就必须替这位长辈洗手指，并像发疯一样不停道歉，直到长辈开口说："我原谅你。"

婴儿出生后仍与母亲一起躺在火炉旁，此时父亲必须尽快在家中泥地挖出坑来掩埋胎盘——坑的深度要在六十厘米以上。女婴的胎盘埋在父母亲床下，男婴的胎盘则埋在更荣耀的地方：房屋主梁柱底处附近。主梁柱里住着男性的灵，他是全家的守护者，撑起屋顶，守卫家中每个人。在掩埋胎盘时，胎盘的光滑面（亦即在子宫内向着胎儿的那一面）会朝上，如果反过来埋，婴儿会吐奶。如果婴儿的脸上长了麻子，代表胎盘在地下遭到蚂蚁攻击，这时就要将沸水倒入坑里，杀光蚂蚁。苗语称胎盘为"外衣"，将之视为每个人生命中的第一件外衣，也是最好的一件。苗人相信，人去世后灵魂会游走四方，重溯一生走过的行迹，直到回归胎盘的埋葬之处，再度穿上胞衣。唯有如此，灵魂才能继续踏上危险的旅程，旅途中潜伏着嗜杀的恶灵与有毒的巨大毛虫，还有食人巨岩和无法横渡的汪洋。当灵魂终于来到天外天，便与祖先结合，并在未来的某天成为另一个新生婴儿的灵魂，再次出生。如果灵魂找不到胎盘，将注定永远漂泊，永远赤裸，永远孤独。

一九七五年老挝战乱，共有十五万苗族难民出逃，李家也从此背井离乡。李家不知道家乡的屋子是否仍屹立，纳高埋在那座屋子的泥地下的五个男孩、七个女孩的胎盘，也不知还在不在。李家相信有半数的胎盘已经完成了最终任务，因为在迁居美国前，这家人已有四个儿子、两个女儿因故过世。他们也相信，家中其他成员的灵魂在未来的某天将得以走上漫漫长途。他们已在美国住了十七年，其中十五年住在加州默塞德，所以灵魂必须从默塞德前往俄勒冈州的波特兰（他们来默塞德之前就住在这里），转往夏威夷檀香山（从泰国起飞的飞机降落的第一座美国机场），然后前往泰国的两座难民营，最后才回到老挝的家乡。

李家的第十三个孩子梅在泰国难民营出生，她的胎盘埋在当时居住的茅草屋下。第十四个孩子黎亚在默塞德小区医疗中心出生，这是一家现代化的公立医院，服务范围涵盖加州中央谷区的农业县，许多苗族难民都移居到这里。黎亚的胎盘火化了。有些苗族妇女会问默塞德中心的医生，能否将孩子的胎盘带回家。有些医生会同意，并将胎盘装进塑料袋或医院餐厅的外带容器里，让苗人带回去。但大多数的医生会拒绝，有些人以为苗人想吃掉胎盘，觉得很反感，有些人则担心胎盘会传播乙型肝炎，因为美国有百分之十五的苗族难民是乙型肝炎带原者。而弗雅则由于不会英文，生产时现场也没人能讲苗语，因此没想到要问。无论如何，李家公寓的地板是木制的，又铺满了地毯，也很难埋葬胎盘。

黎亚于一九八二年七月十九日晚上七时九分呱呱落地。母亲弗雅躺在不锈钢产台上分娩，身上盖着消毒巾，下体涂了一层褐色的优碘，一只高瓦数的灯照着她的会阴部。产房中没有家人，家医[1]科的住院医生加里·图森（Gary Thueson）替弗雅接生。他在记录中注明，为加速分娩，他使用了一根一尺长的塑料"羊水钩"，以人工方式戳破弗雅的羊水袋。没有上麻醉。没有施行外

1　家医：即家庭医疗（Family Practice），亦称全科医疗。编者注。

阴切开术。弗雅产后做了例行的催产素静脉注射，让子宫收缩。修生医生也记录了婴儿的状况："婴儿健康，重三千八百克"，"以妊娠期论，状况佳"（妊娠期长短仅为医生观察后所下的推论，因为弗雅未做产前检查，不知道怀孕多久，即使知道，也无法告诉医生）。弗雅认为，黎亚是她所生过的婴儿中最重的；当然她也不太确定，因为其他孩子出生时并未测量体重。黎亚在爱普格新生儿评分的各个项目如心跳、呼吸、肌肉张力、肤色及反射等，表现都不错。以十分为满分，在出生后一分钟，她得到七分，四分钟后，她得到九分。根据记录，第六分钟时她的肤色是粉红，活动是"哭"。护士匆匆让母亲看了黎亚一眼，就将黎亚放进钢制的保温箱，在她的手腕上系上塑料辨识环，并在新生儿身份认证卡上为她盖下脚印。之后黎亚便被移到育婴室，屁股上挨了一针维生素 K，以防止出血性疾病，眼睛里各滴了两滴硝酸银溶液，以防淋球菌感染，又用消毒皂洗澡。

在黎亚的产房记录上，弗雅的出生日期是一九四四年十月六日。事实上，弗雅并不知道自己是何时出生的。往后几年，弗雅在各种情况下，通过会说英语的亲戚（如帮她办住院生产手续的外甥媳妇），向医疗中心的人员表示自己的生日是一九四二年十月六日，或她更常说的日期：一九二六年十月六日。办理住院手续的人员中，没人质疑最后这个日期，虽然这意味着弗雅生下黎亚时已经五十五岁。弗雅确定自己是在十月出生，因为她的父母告诉她，她出生时，罂粟田正进行第二轮除草，稻米则已收割，稻草堆积如山。弗雅的出生日则和生年一样，都是为了应付检查表格的美国人而杜撰的。李家自一九八〇年获准来美后，因为各式表格上有些字段无法填写，不知道看过多少脸色。大部分苗族难民都很熟悉这种美式特点，也都以同样的方式变通。李纳高有个堂亲告诉移民局官员，他的九个孩子在九年内接连出生，每个人的生日都是七月十五日，这项信息一字不漏地被记录在居留申请资料上。

李黎亚出生三天后离开医疗中心，她的母亲必须签署一张证明文件，内容如下：

> 本人证实出院时检查过并确定所领取的婴儿确为本人子女。本人业已核对系于婴儿及本人身上之身份识别手环，号码同为 5043，并载有正确的识别数据。

弗雅看不懂英文，也不认得阿拉伯数字，自然无法遵守文件上的指令。但是在美国她必须时常签名，她已经学会用大写英文字母拼写名字 FOUAYANG。（在苗族中，杨及李为最大的氏族，其他主要氏族为张、周、项、侯、古、罗、马、陶、吴、熊及王。老挝的苗族人把姓氏放在名字之前，不过美国的苗族难民则入境随俗，将姓氏放在名字之后。苗族孩子从父姓，女子婚后仍保留娘家姓。同氏族通婚是禁忌。）弗雅的签名不易看懂，不过医疗中心里实习住院医生的签名也好不到哪儿去，在连续值班二十四小时之后，签出的名字看起来都像脑电图。不过，弗雅在医院文件上的签名有个特色：每次的签名看起来都不同。这次，她把姓名写成一个字符串：FOUAYANG，其中一个 A 往左偏，另一个往右偏，Y 写得像 X，N 的两条竖线画成优美的波浪，像小孩笔下的海浪。

弗雅个性沉稳，相信人性本善，这都是她的优点。在医院生下黎亚，对她来说虽然是特殊的体验，但是她对医院的处理方式并无怨言。弗雅对于默塞德中心乃至美国整个医疗体系若有任何疑虑，也是在黎亚就医多次后才开始累积的。以这次的状况来说，她觉得医生很和善亲切，有那么多人在场帮她，她也很感动。虽然她认为护士用药皂为黎亚洗澡，还不如老挝的山泉水洗得干净，但她主要的不满还是医院的食物。产后医院居然给她喝冰水，这点令她大吃一惊，因为苗人认为在产褥期吃冷食，子宫的血会凝住，使污血无法顺畅排出。妇人一旦触犯这项禁忌，到了老年就会皮肤痒，腹泻。弗雅确实喝了几杯热水，她记得颜色是黑的。那可能是热茶或牛肉高汤，因为她确定不是咖啡，她见过咖啡，也认得出来。她住院期间唯一愿意吞下的医院伙食就是那黑水。纳高亲手为她烹调苗族妇女的月子餐，送到医院。月子餐除了蒸熟的米饭，还有用五种特殊药草熬的鸡汤（为了这鸡汤，李家在公寓后方停车场旁的空地种下这五种药草）。默塞德中心的产科医生对这道料理并不陌生，他们对鸡汤的评价也精确反映了他们对苗人的整体看法。产科医生拉克尔·阿里亚斯（Raquel Arias）记忆犹新，她说："苗族丈夫会带着那些银制的可爱小汤盅来医院，里面总是装着鸡汤，闻起来好香！"另一位医生罗伯特·斯莫尔（Robert Small）则说："他们总是带来一些恶心难闻的汤汤水水，闻起来像死了一个星期的鸡。"弗雅从来不与人分享她的月子餐，因为要是不小心将米粒掉入汤中，也会触犯禁忌，新生儿的小鼻子小脸颊会因此长满白色脓疱——在苗语中，这种脓疱跟米是同一个字。

在默塞德县，有些苗族父母会为孩子取美国名字。除了美国人常用的名字，他们也用肯尼迪、尼克松、帕加马（Pajama，意为睡衣）、吉他、美因（Main，意为"主要的"，取自默塞德县大街 Main Street）。要不是有护士劝导，还会出现"Baby Boy"（男婴）这种名字。原来是有位母亲看到院方文件上的"Baby Boy"二字，还以为医生已经替婴儿取好了名字。李家则替女儿取了苗族名，叫黎亚。他们在一场苗语称为"喊魂礼"（hu plig）的仪式中，正式为女儿命名。喊魂礼是召唤灵魂的仪式，在老挝，通常于婴儿出生后的第三天举行。新生儿要经历这项仪式，才会被视为完整的人。如果婴儿不幸于三天内夭折，就不会照习俗举行葬礼（这可能是为了顺应苗族高达百分之五十的婴儿夭折率，让母亲晚一些对婴儿投入感情，如此一旦婴儿难产或早夭，母亲也不至于太伤心）。在美国，这种仪式通常较迟举行，原因是婴儿可能三天还出不了院，尤其生产不顺时更是如此。李家存下一个月的社会福利补助，再加上亲戚用补助买来的礼物，才有足够的能力举办黎亚的喊魂礼。

虽然苗族人相信有很多事都可能导致生病，如吃错东西、喝了不洁的水、受到气候变化的影响、性交时射精不彻底、疏于供奉祖先、代替祖先受过、受到诅咒、被风暴吹袭、有人用蛊术在体内放入石头、被恶灵吸血、撞到树中或溪中的恶灵、在恶灵的地盘上掘井、撞见侏儒恶灵吃蚯蚓、睡觉时被恶灵压胸、在龙出没的湖边洗衣服、用手指着满月、碰触新生的老鼠、杀死巨蛇、在虎形岩石上便溺、尿液喷洒到或踢到屋灵，以及鸟粪落在头上，等等。但最常见的病因则是失魂。虽然苗族人对于人有几个灵魂莫衷一是（从一到三十二个不等，李家则相信人只有一个灵魂），但一致同意，不论人有几个灵魂，掌控健康与快乐的灵魂是很容易走失的命魂。命魂会因为愤怒、悲伤、恐惧、好奇或渴望流浪而脱离肉体，新生儿刚由不可见的领域进入生命的领域，脆弱的小生命夹在两个领域中间，岌岌可危，一旦碰上鲜艳的颜色、悦耳的声音或芳香的气味，都会受到吸引，因此命魂特别容易出窍。如果婴儿觉得哀伤、寂寞，或父母爱得不够，命魂也会出走。婴儿的命魂会被突如其来的巨响吓跑，或被恶灵偷走。有些苗人会很小心，不大声称赞婴儿漂亮，以免被恶灵听到。苗族婴儿常戴着绣工精巧的小帽子（弗雅就帮黎亚做了几顶），这样恶灵从空中往下看时，会误以为婴儿是花朵。褴褓期间，母亲大多用背巾（nyias）将婴儿绑在背上。弗雅也帮黎亚做了几条，背巾上绣着保护婴儿灵魂的图案，例如猪圈象征包围与保护。婴儿也佩戴银项链，链坠是把小锁，能够锁好灵魂。父母若带着婴儿或小孩出游，返家前会大声召唤孩子的灵魂，以免灵魂没跟上。人们有时会听到默塞德的苗人在野餐后离开公园时高声唤魂。但除非好好举行喊魂礼，否则这些花招都没有用。

黎亚的喊魂礼在李家公寓的客厅举行。那天来了许多客人——全是苗人，大多是李杨两家的亲戚——将客厅挤得水泄不通，连转个身都办不到。有这么多人到访，恭贺弗雅与纳高生下这么健康可爱的女娃，两人都觉得很有面子。当日清晨，纳高供奉了一头猪，好邀请黎亚的一位祖先转世投胎到她的身体里，这位祖先可能饿了，若收到食物会很高兴。客人到了之后，杨家一位长老站在向东十二街敞开的前门，脚边放着一个袋子，袋里有两只活鸡。长老开始念诵祝词，欢迎黎亚的灵魂。跟着便将鸡宰了，拔毛，除去内脏后氽烫，再由锅中取出，检查鸡的头骨和舌头。如果头骨呈半透明状，舌头向上卷，则表示黎亚的新灵魂愿意住在她的体内，而"黎亚"这名字也取得好（如果兆头不佳，长老会建议改名）。观兆完毕之后，鸡又放回锅中煮熟，再拿上桌与猪肉一同供宾客享用。用餐前，长老用一束白色短绳轻轻拂过黎亚的双手，并念道："诸邪不侵，百病不犯。"接着，黎亚的父母及在场的长辈各自将一条短绳系在黎亚的手腕上，好将她的灵魂稳稳地系在身上。弗雅及纳高许诺会好好疼爱黎亚。长辈为黎亚祈福，祝她健康，长命百岁。

2 鱼汤

　　数年前在默塞德大学的进阶法文课堂上，有项作业是上台用法语做五分钟的口头报告。第二位上台的是个苗族年轻小伙子。他选择的题目是一道鱼汤的食谱。他说，要做鱼汤，必须先有鱼，要有鱼，你必须去钓鱼，要钓鱼，你要有鱼钩，为了选对鱼钩，你必须知道你所钓的鱼是咸水鱼还是淡水鱼，体型多大，还有鱼嘴的形状。他如此讲述了四十五分钟，在黑板上画满复杂的树形图，列出各种因素与选择，成了法文版的苗族钓鱼流程表。他也分享了自己的钓鱼经验与趣闻。在报告尾声，他叙述如何清理各种鱼的内脏，如何切鱼，最后如何用各种香料烹调鱼汤。下课铃响时，他对同学说，他希望这份报告够详尽，并祝大家顺利烹调出苗式鱼汤。

　　告诉我这段故事的法文教授说："鱼汤，这就是苗族文化的精华。"苗族有句谚语叫"万物一体"，常用在谈话的开头，以提醒听众，世上有许多事看似毫无关联，实则同气连枝，没有任何事件是独自发生的。只着重其中一点，难免挂一漏万。因此，讲述过程可能相当冗长。我曾听李纳高描述他所居住的老挝村庄，他说道："这是我的出生地，也是我父亲的出生与埋葬之地，也是我父亲的父亲的埋葬之地，但我父亲的父亲却出生于中国，这故事得花一整晚才说得完。"假如苗族人要说寓言，如"动物为何不能说话"或"蚁蛉幼虫为何要推粪球"，很可能会从宇宙诞生说起。事实上，根据查尔斯·约翰逊（Charles Johnson）编辑的双语对照版《苗语故事：老挝苗族之民间传说及神话故事》（*Dab Neeg Hmoob: Myths, Legends and Folk Tales from the Hmong of Laos*），上述两个故事仅溯及宇宙的第二次诞生。当时宇宙上下倒转，大地被洪水淹没，只有一对兄妹逃过此劫。两人结为夫妻，产下状似鸡蛋的孩子，然后将孩子砍成碎片。假如我是苗人，要叙述李家与美国医疗体制的故事或许也得从开天辟地说起。但既然我不是，我就只回溯到数百代之前，从苗人住在黄河流域时谈起。

苗族自有史以来便经历无数抗争，偶有和平，也只是昙花一现。每当遭遇冲突，苗族人便起身对抗或迁徙，在不同的时代、地点不断重复同样的模式，使得抗争和迁徙仿佛融入苗族人的血脉中，正如族人的直发与矮小精悍的身材，代代相传。一般认为苗族始祖来自欧亚大陆，在西伯利亚居住数千年后迁徙到黄河流域。北方的出身或许可以解释苗族的礼仪。在老挝及越南北部传教的萨维纳神父（Francois Marie Savina）于一九二四年记述道，苗人在新年与丧葬仪式中会提到名为 Ntuj Khaib Huab 的苗族故乡，那里终年白雪皑皑，永昼与永夜各持续六个月，树木稀少而矮小，当地人也同样矮小，以毛皮包裹全身。拥有欧洲血统或许解释了苗族人为何肤色比其他亚洲人白皙，为何有双眼皮且偶有高鼻子。然而，晚近的学者质疑这项说法，并指出萨维纳神父对苗族起源故事的解译可能有误，这段描述指的可能是苗族神话中的冥土，而非真实存在的地点。萨维纳神父的理论也可能源于他对苗族的热爱，并囿于他在当时当地的见闻，因而相信苗族血缘更接近欧洲，而非亚洲，是"介于白种人与黄种人间的独特种族"，也就是，更像他本人。

苗人喜欢自称"Hmong"，他们拒绝接受他族礼制，坚持族内通婚，说苗语，穿苗服，演奏苗族乐器，甚至也不用筷子吃饭。苗人认为当时统治者干涉太多，因此不断反抗。事实上，苗族从未想过干涉其他民族，只希望不受干扰。然而，苗族后来的历史却说明，这或许是强势文化下弱势者难以企及的愿望。

后来苗人渐渐撤离黄河流域的河谷稻田区，越迁越南，落脚的海拔也越来越高。"这正是苗人变成高山民族的过程。他们也因此得以完整保存语言、风俗及民族精神。"史学家、传教士萨维纳神父写道[1]。

到了公元四百年左右，苗人在河南、湖北、湖南境内建立了自己的领地。依据近代在泰国传教的法籍神父让·莫坦（Father Jean Mottin）所述，由于苗人"厌恶任何形式（包括族群内部）的权威"，因此用村寨及地方集会的复杂系统来限制王权。王位世袭，但继位者是由国内所有武士共同从先王的儿子中推举。苗

1　萨维纳用"Miao"称呼苗人并无轻视之意。"Meo"和"Miao"二字向来广泛使用，直到一九七〇年代初期苗人学者杨道发起正名运动，成功让大众以"Hmong"一字称呼苗人。更多近代学者指出，尽管"Miao"和"Hmong"二字时常相互替换使用，中国也用"Miao"来称呼境内苗族以外的少数民族，而且可能有两个以上。

族采取一夫多妻制，国王更是后妃成群，子嗣众多，王位候选者通常就几乎跟民主选举的候选人一样多。苗族领地建立五百年后终于遭当时统治者干涉，苗人再度迁徙，这次西迁至贵州与四川山区。不过苗人的抗争并未停止。有些苗族战士以使用毒箭著称，有些则身披铜制或水牛皮制的战甲，手持长矛与盾牌，口衔短刀。有些苗人用的弓弩大到三个人才拉得动。到了十六世纪，明朝为了把苗族挡在贵州，修筑了一条一百六十公里长、三米高的小长城，派人戍守。苗族一度受到遏制，却不受控制。根据十七世纪耶稣会传教士安文思（Gabriel de Magalhães）的记载："苗族人不向皇帝进贡，也不归降。当时统治者对苗族屡次征伐未果，见识到苗族的骁勇善战之后，也只能任其自由发展。"

当时统治者曾企图同化苗族，令苗人缴械，改服异装，男子剪掉头发，不准以水牛为牲礼。归顺的苗人名为"熟苗"，反之则是"生苗"。当时生苗的人数远多于熟苗。一七三〇年左右，数百名苗族战士杀死自己的妻儿，坚信无后顾之忧更能奋勇作战。（这项做法收得一时之效。无所牵挂的他们攻占数条交通要道，切断对方补给，直到一一被俘或战死。）

十九世纪初期，苗人不仅饱受打击，土地也逐渐变得贫瘠，而且当时传染病肆虐，税捐也逐年加重。将近五十万苗人收拾家当，驱赶牲口，翻山越岭迁往中南半岛。一如往昔，他们迁往高地，在现今的越南、老挝一带安顿下来，之后又迁往泰国。苗人多半在无人愿意居住的地方建立村寨，但如果当地部族反对他们或要求进贡，苗人会用燧发枪或赤手空拳反抗，往往能获胜。让·莫坦神父引用一个官员的描述："我亲眼看见苗人抓着我儿子的脚，将他甩向营房的柱子，弄断他的脊椎。"一八九〇年代，法国控制中南半岛，对苗族进行干涉，苗人发动了一连串反抗行动，其中一场战役从一九一九年持续到一九二一年，被称为"狂人之战"。此战的苗人首领名为帕查（Pa Chay），他习惯爬上树干，接受上天直接下给他的军令。他的部属用树干做成三米长的大炮，击溃大量殖民地驻军。一九二〇年，法国承认管理苗族的最佳政策是任其自治，将苗族居住地划为特别行政区。此后，老挝苗族，这个中国境外最大的苗族族群才得以安定下来，耕种高山稻米、罂粟。他们尽量不与法国人、平地老挝族和其他平地族群往来，平安度过数十年。

任何与苗族往来的人都可以从苗族历史中得到一些教训。最明显的不外乎：苗族不喜欢听命于人，也不喜欢打败仗，宁可逃跑、抵抗甚至死去，也不愿降服。苗族不会因为敌众我寡而胆怯，而即便是比苗族强大的种族，也几乎无法说服苗族，自己的风俗比苗族优越。被激怒的苗人可能很危险。这些特质究竟是令人恼火或值得赞赏，端看你是否要强迫苗族做违心之事。凡是想打败、管理、限制、同化、降服苗族的人，全都厌恶苗族，几无例外。

另一方面，许多历史学家、人类学家和传教士都对苗族极有好感（只要他们不强迫苗人信教，苗族即使不总是能接纳这些人，通常也会以礼相待）。萨维纳神父写道："苗人的勇气与胆识过人，虽无法安居一地，也从未沦为奴隶。"澳洲人类学家威廉·罗伯特·格迪斯（William Robert Geddes）在一九五八年至一九五九年间大多待在泰国北部地区的苗族村寨（虽然老挝、越南的苗人比较多，但最近半个世纪，西方研究人员仍选择在政局较安定的泰国工作）。威廉发现他的田野调查并不容易，原因是苗族村民太骄傲，不愿意卖食物给他，也不愿受雇兴建房舍。他必须用驮马运送物资，从山下雇用吸食鸦片的泰国人替他盖房子。然而，苗族最终还是赢得了威廉由衷的敬重。他在《山地移民》(*Migrants of the Mountains*)一书中写道：

> 苗族即使被打散成许多小部落，零星分布于广大地域，或被不同种族包围，仍能保有民族认同，历久不衰。以上种种和犹太民族相比，毫不逊色。若考虑到苗族没有文字与宗教教义的凝聚力，以及苗族似乎保留了更多样的民族特色，那么，苗人的表现甚至比犹太人出色。

英国人类学家罗伯特·库珀(Robert Cooper)费时两年，研究泰国北部四个苗人部族资源短缺的现象。他对苗人的描述是：

> 有礼而不谄媚，自尊却不自大，好客但不强势，尊重他人自由，也只要求他人同样尊重自身自由。不偷窃，不说谎。永远自给自足，自得其乐。遇到外地人口口声声说想过得像苗人，却拥有昂贵的摩托车、录音机、相机，而且不必工作谋生，他们也毫无妒意。

让·莫坦神父曾在泰国北部苗族村寨凯诺伊(Khek Noi)工作，他在《苗族历史》(*History of the Hmong*，这本著作的英文版译笔十分生动，译者是爱尔兰修女，曾担任泰国王储的家庭教师。本书在曼谷付梓，但印得相当模糊)中写道：

苗人虽然身材矮小，却十分伟大。这支少数民族时常受压迫，却总是能努力生存，这点特别令我赞叹。他们历经几世纪考验，保有他们所希望的生活方式。这一切在表明：任何自由人都有权利活得像苗族。谁不钦羡苗族这一点？

苗族民间故事常有孤儿的角色，往往是父母双亡的青少年，凭着机智独自生活。查尔斯·约翰逊编纂的故事集中有则故事是，一个孤儿招待两姐妹到他简陋的家里。姐妹俩一个善良，另一个自大，自大的姐姐说：

什么？跟你这么肮脏的孤儿住？哈！瞧你穿得破破烂烂、衣不蔽体的样子。你的身体沾满了灰尘，想必你是在地上吃饭，在泥坑里睡觉，过得像头水牛！我不信你有什么好烟好酒可以招待我们！

或许孤儿的身体并不干净，但他聪明伶俐，精力充沛，勇敢又坚韧不拔，而且擅长演奏芦笙。芦笙是很受苗人珍爱的乐器，由六根弯曲的竹管与木制风箱组成。孤儿虽然在社会边缘自力更生，受尽奚落，但他始终明白，自己比奚落他的人更加优秀。约翰逊指出，这个"孤儿"当然象征了苗族。故事里，孤儿娶了心地善良的妹妹，因为她能看见孤儿真正的价值。两人建立了家业，还产下后代，而自大的姐姐最后嫁给了住在洞穴里饮人血、使妇人不孕的恶灵。

3 恶灵抓住你，你就倒下

黎亚大约三个月大时，有一回姐姐叶儿（Yer）大力甩上公寓前门，不一会儿，黎亚突然翻白眼，双手高举过头，跟着昏了过去。李家人对发生了什么事倒没什么疑惑。尽管黎亚的灵魂已在"喊魂礼"中安置妥当，但关门的巨响还是太吓人，把黎亚的灵魂吓得飞出躯体，迷失了。苗族称这种现象为"qaug dab peg"，意思是"恶灵抓住你，你就倒下"。这里的 dab 指的是窃取灵魂的恶灵，peg 指的是抓住或攻击，qaug 则是指根还在土里，身体却倒下了，就像谷粒因风吹雨打而坠落。

在苗英字典里，qaug dab peg 大多被译为"癫痫"。苗族人普遍熟知这种疾病，且又爱又恨。一方面，这种疾病被公认为严重且带有潜在危险。默塞德县在一九七九年至一九八九年间的代表国会议员托尼·科埃略（Tony Coelho）就是癫痫患者。托尼颇得苗族人心。几年前，有些苗人得知托尼深受 qaug dab peg 之苦，十分关切，自愿找端公为托尼举行招魂仪式。不过苗人头人委婉劝阻了这种打算，因为他猜想托尼身为葡萄牙裔天主教徒，可能不希望有鸡或猪为了自己牺牲。

另一方面，苗人认为这是一种光彩的疾病，这令托尼惊讶的程度恐怕不亚于杀鸡献祭。托尼踏入政坛前，原本打算当耶稣会传教士，却因教规明定癫痫患者不能担任神职而未能如愿。令托尼失去天主教神职人员资格的疾病，在苗人眼中却格外适合担任神职。患有癫痫的苗人往往成为巫师，而癫痫发作就证明了他们有能力感知其他人无法看见的事物，也表示他们能够灵魂出窍，这是踏入不可见领域的必要条件。这些人由于患有疾病，自然会同情他人的苦难，担任治疗者时，在情感上也容易得到求助者的信任。成为端公并非个人选择，而是种天命。罹患 qaug dab peg 或其他病症包括颤抖和疼痛的疾病，都代表受到神召。当端公被找来诊断时，可能从这些症状推断出病人（通常是男性）已被选为"neeb"（也就是医灵，"端公"即指"拥有医灵之人"）的附身之所。患者无法拒绝这项职业，一拒绝，就会丧命。但无论如何，也很少人会拒绝。受神召而成为巫师的过程非常艰辛，必须接受师父多年训练，学习主持各种仪式和念诵祝词。正因如此，这项职业在族人间的地位相当崇高，端公也会被视为有德之人，毕竟医灵不会找平庸之辈附身。癫痫患者即使未被选为端公，这种超乎俗世的疾病也带有令人激动的光环，使病人变成重要人士。

李家对黎亚癫痫发作的态度，就反映出这种融合了担忧与骄傲的情结。苗人以善待孩子闻名。德国民族志学家胡戈·博那兹克（Hugo Adolf Bernatzik）在一九三〇年代和泰国苗族同住了几年，他写道，他研究的苗人把小孩视为"至宝"。在老挝，婴孩片刻不离母亲。婴儿不是睡在母亲怀中，就是被母亲背在背上。由于苗人相信，恶灵一旦看到孩子被父母虐待，就会认为这是没人要的孩子，因此儿童很少受到虐待。住在美国的苗族父母大多也延续着这项传统，照料孩子异常周全。明尼苏达大学的一项研究发现：和白种婴儿相比，出生不满一个月的苗族婴儿比较不焦躁，也更依恋母亲。研究员把这现象归因于母亲的态度。苗族母亲对婴儿发出的任何信号都更敏感，更能接纳，更能充分回应，也更能细心配合，毫无例外。俄勒冈州波特兰市的研究则指出，苗族母亲比白种母亲更常拥抱、抚摸孩子。第三份研究来自明尼苏达州的亨内平县立医学中心（Hennepin County Medical Center），运用埃格兰母子评量表（Egeland Mother–Child Rating Scale）比较孩子在学步阶段的苗族母亲与白种母亲。报告指出，在社会经济地位相当的情况下，苗族母亲从"响应孩子紧张情绪与哭泣的速度"到"逗孩子开心"的十四个评量项目中，表现都胜过白种母亲。

弗雅和纳高用传统的苗族方式养育黎亚（两人一定能在"逗孩子开心"这项拿到特别高的分），一想到有任何事可能危害黎亚的健康和幸福，自然格外忧虑，因此两人常希望能治愈黎亚的发作，然而两人又认为这疾病是一种殊荣。熟悉李家的社工珍妮·希尔特（Jeanine Hilt）告诉我："两人觉得黎亚有点像受膏者，像皇室成员。在苗族文化中，黎亚是相当特别的人，因为她体内有灵，未来可能成为巫师。有时黎亚的父母会认为，黎亚的状况与其说是医疗问题，倒不如说是神恩。"（我采访过四十多位曾与黎亚家人接触的美籍医生、护士，以及默塞德县的政府机构员工，有几位约略知道此病与灵有关，但只有珍妮确实询问过李家如何看待黎亚的病因。）

在李家，黎亚特别受父母疼爱，这种无意识的选择过程就像任何形式的迷恋一样神秘难解。黎亚是父母心中最美的孩子，也得到最多拥抱与亲吻。黎亚所穿的，是最精致的衣物（弗雅戴着廉价眼镜，用她最细的绣针绣上花纹）。黎亚究竟是一出生就受到这样的疼爱，还是因为她身染神圣的疾病，或单纯只因为生病而特别受双亲怜爱，弗雅和纳高都不愿也无法思考。但有件事很明显，父母多年来偏爱黎亚的代价，有部分由姐姐叶儿承受。"两人责怪叶儿大力甩门。我多次解释这和关门无关，但两人都不相信。我想，黎亚的病让两人太过伤心，长久以来对待叶儿就不如其他孩子。"珍妮说。黎亚的癫痫在出生后几个月里发作了至少二十次。其中两次让弗雅和纳高非常担心，只好把她送到三个街口外的默塞德小区医学中心急诊科。就像大多数苗族难民一样，两人对西方的医疗技术没有信心。两人住在泰国湄林（Mae Rim）的难民营时，唯一幸存的儿子成（Cheng）以及六个幸存的女儿中的洁（Ge）、梅（May）和楚（True）都病得很重。洁病死了，两人带着成、梅和楚到营里的医院求诊。成和梅很快就康复，楚转到比较大的医院后也终于痊愈。（李氏夫妇觉得孩子的病可能是恶灵作祟，因此也同时搬到新的小屋。李家旧住处底下埋了一个死人，他的灵魂可能意图伤害新的居住者。）经历了这次事件，两人仍旧相信苗族传统信仰解释病因与治疗的方式，但两人也开始相信，西医有时能提供额外协助，不妨两面下注。

县立医院通常给人拥挤、老旧、肮脏的印象。但是李家往后数年时常求诊的默塞德县立医院却完全不同。默塞德小区医学中心有一栋近四千平方米的现代医学大楼，外形酷似现代艺术风格的邮轮，里面有心脏科、加护病房和转诊中心，容纳一百五十四张病床和手术床，配有仪器最先进的医学和放射学实验室，还设有血库。医院的候诊室和附设诊所的洗手间洁净无臭，地板刷洗得一尘不染，杂志既无缺页也无卷角。默塞德中心是教学医院，和加州大学戴维斯分校合作，有一部分工作人员是该校家庭医学实习计划的教授和住院医生。这项实习计划闻名全国，每年的住院医生名额仅有六个，申请人数却超过一百五十人。

默塞德中心就像许多乡镇医院一样，很可能在成为都市医院前就出现财政困难。近二十年来，默塞德中心一直有财务危机。该中心收容所有病人，不论病人能否负担医药费，其中只有百分之二十的病人有个人保险，其余病人大部分都接受加州医疗补助计划、医疗照顾计划及贫困成人医疗计划（Medically Indigent Adult programs）的补贴，还有一小部分病人既没有保险，也未获得任何联邦或州政府补助（虽然是一小部分，但仍对医院造成负担）。近几年来，默塞德中心收到的补助金不是被删减，就是受到限制。自费病人能够让医院有较多进账，而默塞德中心虽然想吸引更多自费病人，好"改善其付费者组合"（借用管理阶层之语），但种种努力却不太成功。（较富裕的默塞德县民就医时通常选择默塞德中心以北五公里处的天主教医院，或是邻近城市如夫勒斯诺的大医院。）默塞德中心在一九八〇年代晚期经历了一段相当艰难的时期，并在一九八八年降到谷底，赤字达三百一十万美元。

同一时期，默塞德中心因病人人口改变而付出了昂贵的代价。一九七〇年代末开始，东南亚难民大量移入默塞德。在默塞德六万一千名居民中，苗人超过一万两千名。换句话说，每五个默塞德县民就有一个是苗人。苗人对医院多半敬而远之，在默塞德中心的病人名单上，苗人的比例也较低，但在各个诊室几乎还是每天都能看到。由于照顾苗族病人通常需要更多时间和心力，且院方还必须聘请双语员工，协助医护人员与苗族病人沟通，因此接下苗族病人不仅无法改善医院的"付费者组合"（八成以上的苗族病人依靠加州医疗补助计划），甚至比接下一般贫困病人更消耗医院经费。

由于医院并未特别编列雇用翻译人员的预算，因此行政部门采用权宜之计：雇用苗人当实验室助理、护士助手和搬运工，让苗人在难得的空当，如验血、倒便盆、协助术后病人上轮床时协助翻译。一九九一年，联邦政府拨了一笔短期补助款，让默塞德中心能够聘请专业口译员二十四小时轮班。然而这计划只执行了一年便告终止。除了那段时期，医院夜间通常没有员工能说苗语。产科医生必须执行剖宫产或外阴切开术时，请在学校学过英语的病人之子充当翻译，令这些青少年尴尬不已。还有十岁小女孩必须翻译病危者是否要急救的一连串讨论。但有时甚至连小孩都找不到。所以医生轮急诊室夜班时，常不知道如何写病历，也不知如何询问病人问题，如：你哪里痛？痛多久了？感觉如何？发生了什么事故？有呕吐吗？有发烧吗？是否曾失去意识？是否怀孕了？服了什么药吗？对药物过敏吗？刚吃过东西？（若是需要接受紧急手术的人，最后一个问题尤其重要。若病人胃中仍有食物就接受麻醉，未完全消化的食物会吸入肺部，病人一旦噎到或支气管内部被胃酸腐蚀，很可能送命。）我问一个医生如何应付这种情况，他表示："只好像兽医一样医！"

一九八二年十月二十四日，弗雅和纳高第一次将黎亚送入默塞德中心急诊室。那时默塞德中心不论日班还是夜班，不论在法律上还是实际上，都尚未聘请口译人员。当时医院里只有一个人有能力偶尔为苗族病人翻译，那人是管理员、老挝移民，老挝语相当流利。但很少苗人懂老挝语。他的苗语说得结结巴巴，说起英语来更是吃力。那天无人协助翻译，可能是这名管理员没空，或急诊室的人没想到要找他，住院医生只好"像兽医一样医"了。弗雅和纳高无法解释发生了什么事，而黎亚到达医院时也已经发作结束，明显的症状只有咳嗽和胸闷。住院医生为她照X光，放射治疗师推断黎亚得了"初期的支气管肺炎或气管-支气管炎"。他不可能知道黎亚的支气管堵塞是癫痫发作时吸入唾液或呕吐物所致（这是癫痫患者常见的问题）。医生照惯例开了一些氨苄西林（Ampicillin）和抗生素，便请这家人离开。黎亚的急诊挂号数据上写着父亲姓"杨"，母亲婚前姓"弗雅"，主要沟通语言苗语误写成"Mong"。纳高只认得英文字母，但无法说也无法读英文，却在黎亚出院时签下文件。文件内容为："我已了解上述服药指示。"服药指示则为："依指示服用氨苄西林。床边需置喷雾器。十日内回诊，电话383-7007。""十日"指的是纳高应在十天内致电家医中心，确认复诊。但是纳高不知道自己究竟签了些什么，当然就没打电话。到了十一月十一日，黎亚再度发作，纳高和弗雅再次把她送进急诊室，同样状况重演，医生又一次误诊。

一九八三年三月三日，弗雅和纳高第三度把黎亚送进急诊室。这一次的状况有三点不同以往：第一，三人到达医院时，黎亚仍在发作；第二，有一个会说英文的亲戚陪同；第三，当时的值班医生中，有一个是家医科住院医生丹·墨菲（Dan Murphy）。

在默塞德中心工作的医生中，丹公认是对苗人最感兴趣且了解最多的人。但在那时，他到默塞德才七个月，因此虽有兴趣，知识却不足。丹和妻子辛迪搬到默塞德前并未听过"苗"这一词。但几年过后，辛迪教苗人成人英语，丹则请苗族长者到医院与住院医生分享难民经验。更重要的是，墨菲夫妇与一个姓熊的苗族家庭结下深厚友谊。熊家有个女儿想在暑假前往约塞米蒂国家公园工作，父亲熊查理起先反对，担心女儿会被狮子吃掉。于是丹亲自陪熊查理去约塞米蒂，证实那里没有狮子，并说服他，这工作对他女儿有好处。四个月后，查理因车祸丧生，辛迪为了张罗葬礼四处奔波，直到找到葬仪社愿意让熊家连续三天焚香、打鼓和吹芦笙。她买了几只活鸡在葬仪社的停车场献祭，还有一头小牛和猪用于其他地点的祭祀。丹第一眼看到李家人就认出他们是苗人，他心想："这病例不会无聊。"

多年后，矮小和蔼、有一脸阿米什人式的胡子及开朗笑容的丹回忆起这段相遇："我还记得黎亚的父母站在急诊室门内，抱着胖嘟嘟的圆脸女婴。当时黎亚正处于泛发性发作，眼珠往后翻，意识不清，四肢稍稍来回抽搐，呼吸次数相当少。她的胸腔不时停止起伏，你听不见她呼吸的声音。这绝对会令人不安忧郁。她是我遇到过年纪最小的癫痫病人。当时她父母看起来颇受惊吓，但还没被吓坏——换作是我的孩子，我恐怕会吓坏。我推测那是髓膜炎，得帮黎亚做脊椎穿刺，她父母极力反对，我也忘了我是怎么说服两人的。我记得当时我非常焦虑，因为孩子真的病得很重，我有必要通过那个不是很会翻译的亲戚向两人解释清楚，但又觉得我似乎没时间这么做了，因为我们得在黎亚的头皮上注射安定（Valium）来制止发作，可是黎亚又发作了，安定非但没注入血管，还跑到皮肤内，重新插针的过程也十分困难。稍晚我得知黎亚前两次求诊时发生了什么事，或者说不曾发生什么事，感觉好过了些。发现别人疏忽的事为我带来某种亢奋感。尤其身为住院医生，总要找些理由让你自认为比其他医生聪明。"

丹在黎亚的病历和身体检查记录上写道：

目前病史：病人是个八个月大的苗族女婴。家人发现她不断颤抖，呼吸不正常，约持续二十分钟，便送她到急诊室。根据家人所说，病人过去有多次类似情形，但因语言障碍，一直无法向急诊室医生说明。今晚有一个会说英文的亲戚协助，表示病人在入院二三日前有反复发烧、咳嗽。

家庭及社会史：因语言障碍，无从得知。

神经病学方面：病童对疼痛与声音无反应。病童头部偏向左侧，上肢有间歇性僵直阵挛发作（一开始僵硬，接着抽动）。发作时呼吸受到抑制。给予三毫克安定后，才出现呻吟声。

丹无从得知，弗雅和纳高诊断黎亚患了一种叫作"恶灵抓住你，你就倒下"的疾病。弗雅和纳高也无从得知丹把黎亚的病诊断为癫痫，这是最常见的神经失调疾病。双方都注意到相同的症状，然而丹若听到这是因灵魂走失所引起，他应该会相当惊讶。另一方面，黎亚的双亲如果听到黎亚的病是大脑细胞不正常放电所引起，也会同样吃惊。

根据丹在医学院所学，癫痫是偶发性的脑部功能异常，有时轻微，有时严重，有时会恶化，有时会自愈。病因可追溯至婴儿在孕期、分娩时或出生后缺氧，也可能来自头部受伤、肿瘤、感染、高烧、中风、代谢失调、药物过敏或中毒反应。有时病因非常明显，例如病人有脑瘤或吞下番木鳖碱（strychnine），或头部撞上挡风玻璃。不过，十个病例中有七个原因不明。癫痫发作时，大脑皮质中许多受损细胞会异常运作，同时传递混乱的神经脉冲。当发作仅限于脑部的小区域，即局部发作时，癫痫患者可能产生幻觉、痉挛或疼痛反应，但仍有意识。当不正常放电的范围扩大，成为泛发性发作时，病人就会失去意识，若是短暂发作，便称为小发作或失神发作，若非常强烈则称为大发作。癫痫只能通过手术治愈，但风险极大，因此手术是最后的手段。在大多数情况下，抗抽搐药物能够完全或部分控制病情。

至于是否要压抑癫痫症状，除了苗人之外，不少人也有很多的理由举棋不定。希腊人也将癫痫视为"神圣的疾病"。丹的诊断将黎亚加入癫痫的耀眼名单中，名单上的人包括克尔凯郭尔、凡·高、福楼拜、刘易斯·卡罗尔及陀思妥耶夫斯基，他们就如同许多苗族巫师一样，在发作过程中体验到强烈的庄严感与灵性激情，并在恢复后感受到沛然莫之能御的创作欲。正如陀思妥耶夫斯基小说《白痴》中的人物梅诗金所问："疾病又如何？假使在健康时回忆并分析后发现，发病的结果是感受到极致的美与和谐，以及一种无可匹敌的、无法想象的感受，完满、平衡、和谐，狂喜与虔诚在生命的顶点交融，即使以上一切全源于异常的紧张，又如何呢？"

尽管在丹的粗浅认识中，苗族的超自然世界观兼容了力与美，但他的整体医学观相当理性，尤其是对癫痫的看法，与医疗中心的同事并无二致。医学之父希波克拉底在公元前四百年对癫痫的本质提出的质疑，大约可以总结丹的参照系统。"对我来说，癫痫并不比其他疾病神圣，这病就和其他疾病一样，都是源于自然因素。人们之所以认为癫痫神圣，是因为不了解，但若把每件不了解的事都归为天赐，那神圣的事物真是数也数不完。"[1]

黎亚是大发作，丹唯一想做的，就是止住痉挛。他让黎亚住院。在住院的三天中，黎亚做过许多检查，包括脊椎穿刺、电脑断层扫描、脑电图、胸部 X 光，还有全面的血液检查。弗雅和纳高填了几份表格，授权并同意手术或特别诊断、疗程。前两份文件都长达数百字，是否有人为两人翻译，不得而知，即使有，该如何将"医生要求用电脑断层扫描摄影术为她做脑部扫描"这句话翻译成苗语？这些检查没有一项查出发作的原因。医生都认定黎亚的癫痫属于"自发性"，即病因不明。医生也检查出黎亚右肺有病变，但这次正确诊断为癫痫引起的吸入性肺炎。弗雅和纳高轮流在医院守夜，就睡在黎亚床边的折叠床上。黎亚住院的最

1　尽管希波克拉底（或是被归为希波克拉底所写的无名医生著作）早就试图去除癫痫病症的神圣标签，相较于其他病症，癫痫仍被描述成病因超乎自然的一种病症。医学史学家奥斯维·特姆金（Owsei Temkin）指出，癫痫在历史上具有重要地位，是巫术与科学概念间的角力。许多癫痫的疗法都有超自然关联。希腊术士要求病人禁食薄荷、大蒜、洋葱，以及许多肉类，包括羊肉、猪肉、鹿肉、狗肉、公鸡肉、斑鸠肉、鸨肉、鲱鱼肉、鳗鱼肉，要求病人穿黑衣披山羊皮，要求病人将手脚交盘，这些禁忌在许多层面来说都与冥间神祇有所关联。罗马的癫痫病人则被劝说吞食受伤角斗士的肝脏块屑。在中世纪，癫痫被认为是恶魔附身，疗法包括祷告、斋戒、佩戴护符、点燃蜡烛、拜访圣人墓地，以及用病人小指取出的鲜血书写三贤者名讳。这些精神性疗法直到十七世纪仍在实行，远比当代的"医学"疗法（用热铁烙头、在头骨凿洞释出致病气体）来得安全。

后一晚，护士在巡房记录上如此写道："零时一分，皮肤凉爽干燥，脸色佳，呈粉红。母亲陪着婴儿，正在哺乳。母亲接受嘱咐替婴儿加盖毯子，因婴儿有些凉。""早上四点，婴儿静静休息，没有明显不适，母亲间歇哺乳。""六点，睡眠中。""七点半，已醒，脸色佳，母亲已哺乳。""十二点，母亲抱着。"

黎亚在一九八三年三月十一日出院，院方通过会说英文的亲戚嘱咐黎亚的父母每日要喂食二百五十毫克氨苄西林两次，以减轻黎亚的肺炎，另加二十毫克苯妥英钠（Dilantin）抑制抽搐，每日两次，以防再次大发作。

4 医生吃人脑吗？

苗族女性陶瑁（Mao Thao）在一九七五年逃离老挝，一九八二年来到泰国的班维乃（Ban Vinai）难民营，她在此居住了一年，如今定居明尼苏达州圣保罗市。陶瑁是多年来第一个重访班维乃难民营的美籍苗人。联合国难民事务高级专员办事处负责管理此营的官员邀她回营与难民谈谈美国生活。足球场上聚集了大约一万五千名苗人，这表示班维乃三分之一以上的难民都出席了。座谈会持续了将近四小时，难民提出各式各样的问题，包括美国是不是禁止病人找端公治病？美国医生为何从病人身上取出那么多血？为何医生要将死者的头壳打开，把脑子拿出来？美国医生是不是会吃苗族病人的肝、肾脏和脑？苗人在美国过世后是不是会被切成一块一块，做成罐头食物卖？

这些问题指出了美国医疗保健系统的种种事迹经口耳相传来到亚洲后，变得令人退避三舍。苗人在难民营附设医院或诊所接触到的西方医疗概念或常识非常有限，何况他们早已习惯找巫医治病，西医很难建立信心。端公在病人家中可能会待上八小时，西医却不管病人病得多重，一定要病人亲自到医院，在病人身边也不过待个二十分钟。端公温文有礼，不会问东问西，西医却会问病人许多生活上的问题，既唐突又触犯隐私，甚至连性生活和排泄都不放过。端公能够立即诊断，西医却需要血液样本（甚至要求病人将排泄物装在小瓶子里），还要照 X 光，等上几天才有报告。而且即使经过这一番折腾，西医可能还是查不出病因。端公从不要求病人脱衣，西医却要病人脱光衣服，有时还把手指伸进女性病人的阴道。端公知道，只治疗身体却不治疗灵魂是很愚蠢的事，西医却对灵魂绝口不提。即使端公无法让病人的病情好转，也不影响声誉，因为问题在于恶灵不愿妥协，而不是担任协调者的端公能力不佳。假使端公必须与恶灵对抗，其名声甚至会因此提升。但西医一旦未能治愈病人，就是西医自己的过失。

更糟的是，西医的某些做法似乎不仅无法治愈病人，反而会令病情恶化。苗人大多相信人体的血量是固定的，失去的无法再补回来，所以他们认为不断抽验血液，尤其是抽孩子的血，很可能置人于死地。人意识不清时，灵魂就不受束缚，因此麻醉可能导致疾病或死亡。如果身体被切割、拆解，或损失一部分，就会永远停留在不平衡的状态，而残缺的人以后不但会常生病，转世投胎后也可能四肢不全，所以手术是禁忌。人死后若失去重要器官，灵魂就无法重生进入新身体，可能会向在世的亲戚报仇，因此解剖、防腐处理都是大忌。（班维乃难民营的难民之所以问某些问题，显然是因为他们听说在美国解剖尸体及尸体防腐处理有如家常便饭。苗人听说美国医生会切除器官，就相信他们会吃下这些器官，这跟美国医生以为苗人吃婴儿胎盘相比，或许同样疯狂，但苗人的想象确实恐怖多了。）

在泰国难民营，至少有些苗族难民欣然接受抗生素疗法，口服或注射都可以，但也仅限于此。苗人大多不怕打针，或许是因为许多治疗者（不包括端公，端公不碰触病人身体）会用针灸或其他施行于皮肤上的疗法来驱热或解毒，如按摩、刮痧、拔罐或火疗等。受感染后到医院注射抗生素，第二天便能痊愈，因此苗人可以接受。但如果还未生病就要打预防针，则另当别论。在南耀难民营附属医院当志工的法国医生让－皮埃尔·威廉（Jean-Pierre Willem）在《自由的未竟之路》（*Les Naufragés de la liberté*）一书中叙述：有一次伤寒大流行，苗族难民起初不肯接受疫苗注射，直到有人告诉他们，只有打过预防针的人才能领取配给米，便有一万四千人来医院打针，其中至少一千人来了两次，只为了领两次米。

弗雅与纳高把三个生病的孩子带到湄林难民营医院，在许多难民心中，这样的举动毫无疑问非常反常。难民认为医院不是治病的地方，而是停尸间，在该处过世的人，灵魂全挤在那里。这些寂寞的灵魂渴望有更多人加入。凯瑟琳·帕克（Catherine Pake）是政府公卫人员，在尼空难民营（Phanat Nikhom，老挝、越南、柬埔寨难民前往永久居留国前的最后一站）工作了六个月。她研究医院日志后得出结论："苗族难民的人均就诊率是所有种族中最低的。"（她也发现，苗族使用民俗疗法的频率极高，包括请巫师作法、使用草药，以及刮痧、拔罐等。她在《民族生物学期刊》发表的文章，列出了她在几个苗族草药师指导下收集的二十种药草。这些药草在使用前需要经过撕碎、剁碎、碾碎、晒干、磨粉或煎煮等流程，或用热水、冷水浸泡，或与灰搅拌，或混些硫黄，或加入鸡蛋，或用来炖鸡，功效则不胜枚举——可治烫伤、发烧、虚弱、视力减退、骨折、胃痛、小便灼热、子宫脱垂、奶水不足、关节炎、坏血症、肺结核、狂犬病、疥癣、淋病、痢疾、便秘、性无能，甚至可以对抗丛林恶灵的侵袭。苗人认为丛林恶灵受到打扰时会制造瘟疫，这时就要将桐油树种子压碎，用杯子盛装萃取出的油——不是给病人吃，而是拿来供奉丛林恶灵。）

教育顾问温迪·沃克－莫法特（Wendy Walker-Moffat）在尼空和班维乃一边教书一边从事营养及农业方面的工作，长达三年。她指出，苗人之所以不去难民营附属医院，是因为有许多医疗人员是基督教慈善机构的热心志工。"他们到难民营提供医疗服务，但一方面也是为了传教，只是不会明目张胆地做。接受西方医疗在某种程度上就等于接受传教。我在班维乃难民营的医疗区工作时听到一段谈话，永生难忘。有个医护团体正和一个苗人谈话，这个苗人在他们的努力下已经改信基督教，并被委任为牧师。他们认为，要吸引苗人来医院，就必须让传统治疗者，也就是巫师，在医院为病人治病。我知道他们都认为巫师就是用法术治病的人。他们告诉这个苗族牧师，巫师在医院看诊只能开草药，不能主持与灵魂有关的仪式。这时他们问这个可怜的牧师说：'你现在不再找巫师治病了吧？'这个苗人已经成为基督徒，知道不可说谎，所以他说：'还是会。'但是当他见到这些医生护士的错愕反应时，便改口说：'不，不，我不去了，我只是听说有人会去。'至少就我个人看来，他们并不了解，没有任何苗人会彻底改信基督教。"

一九八五年，国际救援委员会指派德怀特·康克古德

（Dwight Conquergood）为班维乃难民营设计一份环境健康计划。康克古德是年轻的民族学家，对巫术和表演艺术很有兴趣，后来他写道：

> 我一次次听难民亲口描述到医院就医有多恐怖。他们说，护士会在看诊前剪断他们手腕上的安魂绳环，因为"这些绳环不卫生，上面有细菌"。医生也会二话不说剪掉婴儿颈项上安定生命魂用的绳圈。他们不但不与巫师合作，反而百般驳斥巫术，否认巫师的权威，也难怪苗族部落普遍将难民营医院当成求医的最后选择。在苗族的价值观中，去找巫师或传统草药师，或是在难民营外的泰国市集中买药，都比去难民营医院好，也更体面。难民告诉我，只有无亲无故、一无所有的人才去难民营医院。说难民营医院未获充分利用，都算客气的。

康克古德不像其他义工那样住在外国人特区，每天花一小时通勤来难民营。他坚持住在班维乃难民营，并与七只鸡、一头猪共同住在小茅屋里。来到难民营的第一天，他注意到一个苗族女人，她坐在长板凳上唱着苗族民谣，脸上装饰着小小的蓝色月亮及金色太阳。他认出这些月亮、太阳原本是药瓶上的贴纸，是诊所专为不识字的病人设计的，用来标示每种药的服用时间。康克古德认为这个有趣的景象是苗人在服饰设计上的创意，而非不服从医嘱的表现，这点说明了何以他的设计计划会是班维乃难民营中最成功的（可能也是唯一成功的）。

康克古德的第一个挑战是防治狂犬病。当时营区爆发狂犬病，医疗人员大力倡导饲主给狗打预防针，但无人理睬。院方要求康克古德想个新的倡导方式。他决定举办"狂犬病大游行"，请人穿着自制的戏服扮演苗族民间传说中的重要角色——老虎、鸡、恶灵，走在队伍前方。游行队伍及观众全是苗人。队伍在营区蜿蜒，"老虎"一边跳舞一边吹芦笙，"恶灵"击鼓唱歌，"鸡"则用扩音器向众人解释狂犬病的病理知识（在苗族传说中，鸡有预知能力，因此由"鸡"担起这项重责大任）。第二天早上，接种站挤满了狗——有的抱在饲主手里，有的系着绳子被饲主拉来，有的则坐着二轮推车前来；工作人员只能加快注射，简直应接不暇。康克古德的下一个杰作是环境卫生倡导，一队孩童在"清洁妈妈"（一具担在竹架上咧嘴狂笑的塑像）及一个衣衫褴褛、身上沾满垃圾的"垃圾宝贝"的带领下，唱着歌，教导大家如何使用厕所，如何处理垃圾。这个活动也造成轰动。

康克古德在班维乃待了五个月，在此期间他自己也接受苗族的草药，医好了腹泻与脚趾的伤口。有一回他得了登革热，也诉诸传统疗法。端公说他的灵魂思乡成疾，径自飘回了芝加哥，所以替他杀了两只鸡献祭，召唤灵魂归来。康克古德认为自己与苗人的关系属于某种等价交换，双方维持"能够鼓舞彼此的有效对话"，没有哪一方主导或胜出。他认为班维乃的医护人员之所以不得人心，是因为他们与难民的关系是单向的，还表现出了"掌握所有知识"的西方人的姿态。他相信，这种态度不改，医院提供的服务依然会受抵制，苗人不但不视为赠予，反而会认为是胁迫。

5 依照指示服药

　　黎亚自八个月大至四岁半，共进出默塞德中心十七次，进入家医中心的急诊室和儿科超过一百次。入院记录先是"Hmong ♀"，后来是"本院开始熟悉的 Hmong ♀"，再后来是"本院非常熟悉的 Hmong ♀"。有时"Hmong"拼成了"H'mond"或"Mong"。有一次，整理住院医生录音的工作人员过于疲倦，听到这个发音怪异、医学字典中查不到的字时，还自动改为"Mongoloid"（蒙古人种）。在"如何到达医院"一栏，总是写着"母亲抱来"；"初步诊断印象"总是写着"癫痫发作，原因不明"，有时则是"发烧、肺炎或中耳感染"。在"给付"栏下，千篇一律是"医疗补助"，自付额总是"零"。几乎所有入院记录上都注明"语言障碍"。某个西班牙姓氏的护士助理在评估表上写着："Unable to obtain parient speak no English."[1]另一张表格的空白处则注有"沟通困难"，有个

1　该句拼写有误，意思应为"无法得知，父母不说英语"。译者注。

护士直接用一个字总结状况，就是"Hmong"。

弗雅与纳高总能得知黎亚即将发作，因为黎亚自己会有感觉。癫痫、偏头痛及心绞痛患者的预兆各有不同，由轻微的不适感（如突然感受到味道或气味、发麻、面红、产生似曾相识感或陌生感[1]）到致命的恐惧。十八世纪的医生称这些可怕的预兆为"灵魂剧痛"，苗人或许能够认同这种说法。黎亚在倒下前会跑到父母面前要求拥抱。当然她在正常时也常这么做，但弗雅与纳高能由她惊吓的神情看出状况有异，这时两人会小心地抱起她，将她放在为病发而预备的床垫上（这也是客厅唯一的家具）。有时候黎亚的身体会半侧抽搐，通常是右侧。有时她两眼发直，有时像是产生幻觉，双眼快速扫视空中，并伸手乱抓。随着黎亚成长，脑部异常放电的范围愈来愈大，大发作也更加频繁。发作时她若仰躺着，背部会剧烈向上弓起，全身肌肉僵硬，只有脚跟和后脑勺接触床垫，其余部位全部悬空。一两分钟后，她会开始胡乱挥动双手、双腿。在第一阶段，呼吸器官的肌肉常与身体其他部位一同痉挛，使她无法呼吸，嘴唇及指甲开始发青。有时她高声喘气，口吐白沫，呕吐，或大小便失禁。有时会接连发作几次，在发作间隔中身体紧绷，脚趾僵直，发出低沉怪异的哭声。

最严重的情况是持续不断发作，意识无法恢复。医学上称这种情况为"癫痫重积状态"，通常持续二十分钟甚至更久，这是默塞德中心急诊室医生最怕遇到的情况。这时医生必须以静脉注射方式注入大量抗抽搐药剂，才能帮助黎亚脱离发作状态。要把针头插入抽搐的婴儿静脉，就像射击一个体积极小的移动目标。

---

1 似曾相识感（déjà vu）指经历陌生情境时却感到依稀熟悉，陌生感（jamais vu）则指对熟悉情境感到陌生，两者皆是大脑功能或结构受损所导致。译者注。

此时黎亚的脑部正处于缺氧状态，若有哪一个年轻住院医生不幸当班，在他（她）焦头烂额地找血管插针的同时，一定会强烈意识到秒针运行的滴答滴答声。我问过一个护士，这种情况是否会损害脑部，他说："若想知道癫痫发作五分钟是什么感觉，可以试试将头部完全浸入水中五分钟，然后做几次深呼吸。"数年来，默塞德中心的每个住院医生都为黎亚看过诊，有些甚至看过许多次。值夜班时碰到半夜三点的黎亚急诊，令人心惊胆寒，但在此受完三年训之后，全美大概没有其他家庭医学科的住院医生团队比他们更熟悉如何处理小儿癫痫大发作了。

不过，这些住院医生也只是第一道防线。尼尔·恩斯特（Neil Ernst）和佩吉·菲利浦（Peggy Philp）都是儿科医生，也是家医科住院医生的指导医生。每一次黎亚的急诊，两人之中一定有一人会收到传呼，不论时间多晚，一定会立即驱车来到医院（车速刚好低于时速限制时，就能在七分钟内赶到）。黎亚第一次登记入院时，丹·墨菲就曾向佩吉请教。黎亚出院后六天，她做了些记录，部分如下：

> 此婴儿的右侧局部发作病史相当值得研究。此次右侧局部发作导致大发作，我推测是大发作引起吸入性肺炎，进而导致呼吸停止，因此该病童出现在急诊时非常痛苦。该病童服用苯妥英钠的反应明显良好，虽然仍有右侧局部发作……推测病童可能患有婴儿局部发作。这种状况并不常见，但往往属于良性。由于很可能演变为泛发性发作，病童应持续接受苯妥英钠治疗以避免大

发作。我将检验病童体内的苯妥英钠剂量，确保苯妥英钠能发挥疗效……我认为该孩童日后可有良好的智力发育。

数年后回顾这份乐观的记录，佩吉解释道："大部分的癫痫患者都很容易用药物控制病情。但黎亚的状况比一般癫痫严重多了。"黎亚的病历最后累积到厚厚五卷，比任何曾在默塞德中心就诊的病童都多，重达六公斤，比她出生时的体重还要重。有一次，我与尼尔、佩吉一起看病历复印件。整整七晚，两人就像平常阅读诊断检查报告一样，明快而有效率地将数千页排好，快速略过无关部分，但绝不跳过（其实还常常特别指出）一些自认为没有做到尽善尽美的细节，并不时停下动作，看着病历上的许多错误，发出懊恼的苦笑。（这些错误往往出自抄写者，可能是护士或其他医生，由两人经手的部分则毫无错误，字迹甚至往往清晰易读。）"'有人看到虱子从她鼻子里出来。'虱子（lice），可能吗？还是冰（ice）或老鼠（mice）？米饭（rice）！天哪！没错，是米饭。"有时尼尔会盯着某一页良久，那一页的内容我通常无法理解，尼尔则会摇头，叹气道："喔我的天，黎亚！"我们依序读过黎亚最初几次的急诊记录后，他开始来回翻看这几页，有些恼火。他已经忘了黎亚在初次来到医院诊疗之前，癫痫发作已有五个月之久，他揣想着，如果医院一开始便提供给黎亚最合适的医疗照顾，黎亚的人生是否会完全改观。

尼尔与佩吉是对夫妻档医生，轮流负责夜间待命，但都暗自希望黎亚急诊的电话响起时，不是轮到自己下床。尼尔与佩吉都出身医生世家，高中都是全班第一名毕业，在伯克利大学也都以

"斐陶斐荣誉学会"（Phi Beta Kappa）会员的身份毕业。两人身材高挑，外形出众，认识时分别是十九岁与十八岁，都是医学院的预科生，也都是运动健将，并在对方身上看到了自己的影子——理想远大、热爱工作，而这两点使两人成为同辈中的佼佼者。两人的生命与黎亚交会时，他们已经在一起工作了，也共享办公室及传呼机，并在许多期刊共同发表论文。尼尔的履历上列满学术上及专业上的辉煌成就，他也是我见过唯一将婚姻和子女优先排在第一的人。夫妻俩排好时间表，确保两个儿子下午回家时家中有人。每天早晨，闹钟会在五点四十五分响起。每逢周一、三、五，就是尼尔起床，慢跑八公里。如果是周二、四、日，就轮到佩吉跑八公里。星期六则轮流跑步。两人各自的跑步时间，是生活中仅有的完全独处的时间。两人既不曾错过，也不曾交换任何一次晨跑时间，即使前天晚上两人大半时间都在夜诊，也不例外。"我是非常自律的人，几乎到达一丝不苟的地步。"有一晚尼尔这样告诉我，当时我坐在他们农庄式房屋的客厅里，家中打扫得一尘不染。所有家事都是两人平均分摊。当天佩吉正在医院值班。"佩吉很多地方都和我很像。我们处得不错，真的很不错。在医学工作上，我们可以互补。我的专长是传染病、哮喘和过敏，佩吉的专长是血液学，她对儿童发育也懂得比我多。当你面临困难的抉择时，能有个判断力足以令你信服的讨论对象是很幸运的。我可以问她，我这样想对吗？你能提供别的意见吗？我还有替代方案吗？如果我觉得自己像狗屎，在她面前也不用隐瞒。我们不必假装或逞强。如果有一天我的生命中没有了她，我可能真的需要好一阵子来调适。"

特蕾莎·卡拉汉（Teresa Callahan）与本尼·道格拉斯

（Benny Douglas）是一对家医科住院医生夫妻，两人都在尼尔和佩吉手下受训，也和尼尔夫妇一样在外执业。有一次我问两人对尼尔夫妇的看法。特蕾莎说："很难将两人分开谈。"本尼说："两人在我们心中就是尼尔与佩吉。尼尔与佩吉是完美的，无所不知，从不犯错。任何问题只要请教尼尔与佩吉，一定有办法解决。"特蕾莎接着又说："尼尔与佩吉很自制，尤其是尼尔，简直就像超人。有一次我听他说，发怒或哭泣这一类的事都会让他很不自在。但这不表示他缺乏同情心。他诊所的病人有些很难相处，有些只说西班牙语，但他都能和病人建立良好关系。他对这点相当自豪。病人大多把他与佩吉的话奉为圣旨，两人怎么说他们就怎么做。我认识的人当中，很少有人像两人一样投注这么多心力照顾黎亚。两人常常挂念黎亚。每次休假前，总是告诉所有住院医生：'要是那个胖嘟嘟的苗族小女孩又发作的话……'"

黎亚确实胖嘟嘟的。由她的生长曲线图来看，虽然她的身高通常在同年龄层的第五百分位（就苗族孩子而言，并非不寻常），体重却高达第七十五百分位[1]。黎亚厚厚的皮下脂肪让急诊室的医生面临更大的挑战。尼尔在诊断记录中注明，除了癫痫发作的问题外，"黎亚的另一个麻烦是过重，发作时很难做静脉注射。我们已经非常努力地在控制黎亚的体重了，但是她的父亲显然喜欢她现在的模样，丝毫不认为体重是问题"。（老挝因为食物普遍缺乏，所以苗人认为孩子胖嘟嘟的就代表身体健康、受到妥善照顾。）

藏匿在脂肪下的血管很难触诊。就像吸毒者因为不断注射，

---

[1] 指100个孩子中，黎亚只比4个孩子高，却比74个孩子重。编者注。

静脉血管已经不能用了。黎亚多次接受急救，医生拼命地找下针点，后来干脆将静脉切开后处理，然后再包扎起来，所以到了最后，黎亚左右手臂的静脉血管和左足踝的隐静脉都不能再用了。她在多次住院期间，插上输液管的手或腿都被固定在板子上，有时甚至整个人都被固定在病床上。"给黎亚注射的药物非常珍贵，她动得愈少，药效持续得愈久。"尼尔解释道。一份护理记录如此写道："零时，药物注射右肘前部，每小时泵入三十毫升。父在场。绑左臂，零时十五分父松绑，置于地上的婴儿床。将病童放回床上，绑右臂。向父解释绑臂原因，但无法沟通。"

纳高不了解护士为何绑住他的女儿，后来发生的事也让他更加无法信任医疗人员能够好好照顾黎亚。在护士写下以上记录的当天早晨，纳高于清晨四时离开医院，回家补觉两三个小时，在七点半回到医院后，发现黎亚前额有一块鹅蛋大小的瘀青。原来在他回家的短短数小时内，黎亚就从床上摔了下来。医院这些人既然口口声声说自己比李家更懂得照顾黎亚，为何黎亚会在院方的照料下受伤？在李家眼中，这些人对这次意外的反应莫名的冷酷。弗雅与纳高相信，黎亚病痛要让她平安舒适，最好的方法就是让她像平日在家一样睡在父母身边，一哭就有人哄。然而护理人员为了避免悲剧重演，还是决定在黎亚的小床外加上一层网，将她围住。但如此一来，父母就抱不到她了。

"对病童父母来说，医院是可怕的地方。"旺达·克劳斯（Vonda Crouse）医生说。他是弗雷斯诺山谷儿童医院的医生，也是默塞德中心家医科住院医生。"你看到自己的孩子从睡梦中被叫醒，量血压、体温、脉搏、呼吸，有时身上还套个袋子，用来测量大小便的量。当你的小孩住院时，突然间就改由别人喂食，裤子也由别人换，孩子何时、如何洗澡也都由别人决定。就算是医疗经验丰富的父母也只能靠边站。如果你来自不同文化，不了解这些举动的目的，就更难受了。"

黎亚住院期间，除了摔肿头的那一次，她的父母总会二十四小时轮流陪她。护理记录常可见以下陈述："不喜欢与母亲分开，母亲抱她时才能放松。""除非由母亲抱着，否则哭闹不休。""病童愉快，牙牙学语，玩玩具。母亲在身边，孩子满足快乐。""父亲用背巾背她。""母亲在，急切地吸吮母奶，沿着床边打转，发出声音。""不眠。父亲陪伴病童散步至走廊后回床。父亲哄她入睡。""婴儿坐床上，泛发性发作持续了一分钟。父亲立即抱起她，未受伤。""母亲抱着。本次轮班中无发作。站在母亲怀中，挥手说'拜拜'。"

默塞德中心的护理人员和黎亚变得很熟，事实上，是熟到超乎其中某些人所愿。黎亚学会走路之后，会在身体状况较佳时下床，在儿科的楼梯间上下走动，拍打门板，闯进其他病房，在护理站乱开抽屉，一手抓住铅笔、表格、处方笺往地板上乱扔。护士助理莎伦·耶茨（Sharon Yates）回想起那时的情景："只要黎亚在急诊室，你一定会听见她的声音。你会叫：'黎亚，黎亚，拜托！不要让她上来！'但她还是会上来。"另一个护士伊夫琳·马谢尔（Evelyn Marciel）说："黎亚是漂亮的小女孩，软绵绵的，很可爱，动作也很快。她母亲不肯让她断奶，她也离不开母亲的奶。她像个小小的脱逃大师，任何东西都绑不住，就算把她的手腕绑起来，她还是会弄伤自己，你就是不能放她一个人。"护士格洛丽亚·罗德里格斯（Gloria Rodriguez）说："她很容易分心。我们教她说拜拜，玩拍手游戏，她笑一笑再拍手，但她离不开人的怀抱，总是举高双手要人抱她，因为在家里父母就这样抱她。一般苗人家庭都重男轻女，父亲会说，女孩死了没关系，我们要多几个男孩。但这个家庭要她活下来，父母就是疼她。"好几个医生很喜欢黎亚，因为黎亚跟其他病人不一样，她总是用肢体表达情感。曾照顾黎亚的住院医生克里斯·哈特维（Kris Hartwig）说："她很喜欢摸人，甚至当我帮她输液时，她还是不停地捏我的手臂，捏了又捏。你说，来抱一个，她一定会抱你。"佩吉说："许多小孩经历这些治疗之后只会放声大哭，躲在角落或任何东西后面，但是黎亚非常勇敢，她不怕你，所以你多少都会喜欢她。她是这么不同的孩子，就算让你心烦，让你难过，你还是喜欢她。"

黎亚不喜欢吞药。有些护理记录写着："喂药，但讨厌吃药。""喂食苯巴比妥（Phenobarb），试图吐掉。紧闭嘴唇，不肯服药。""奋力喂药，甚至将苯巴比妥捣碎掺入苹果汁喂食。全部吐掉。""病人擅于吐药，将手抓住，口捏开，慢慢喂食。""将药混入捣碎的棒冰，吐掉。重新将药混入草莓冰激凌，全部吃下。"李家夫妇不愿意绑住黎亚，也不愿意灌药，要让黎亚吃药就更困难了。即使黎亚合作，弗雅与纳高也不确定该给她吃哪种药。一段时间之后，黎亚的处方变得非常复杂，不停改变，即便是能读懂英文的家庭，也很难每天按时喂正确的药物。李家被喂药一事搞得晕头转向。

佩吉开的抗抽搐药原先是苯妥英钠，这种药一般用于控制大发作。黎亚第一次进默塞德中心的三个星期后，有一次可能因为发烧而在候诊室发作，于是佩吉将处方改为苯巴比妥——这种药比苯妥英钠更能控制发烧性发作。接下来的两周内，黎亚又发作了几次，看来单独使用任何一种药的效力都不够，所以佩吉将两种药物合并使用。会诊的神经科医生后来又开了另两种抗抽搐药，卡马西平（Tegretol，最初与苯妥英钠及苯巴比妥一同服用，后来与苯巴比妥一同服用）与丙戊酸钠（Depakene，取代之前所有的抗抽搐药）。由于黎亚发作时常会引起肺部与耳部感染，所以处方中也常出现抗生素、抗组织胺和扩充支气管的药。

到了黎亚四岁半时，医生嘱咐纳高和弗雅在不同时间喂泰诺（Tylenol）、氨苄西林、阿莫西林（Amoxicillin）、苯妥英钠、苯巴比妥、红霉素（Erythromycin）、头孢克洛（Ceclor）、卡马西平、苯海拉明（Benadryl）、威磺素（Pediazole）、含铁综合维生素、奥西那林（Alupent）、丙戊酸钠和安定。这些药物在处方中的组合、分量、服用次数各异，在不到四年内，黎亚的处方改变了二十三次。有些药剂如维生素、抗抽搐药，无论黎亚的情况是好是坏都应该天天服用，服完后应该再去拿药。有些药如抗生素，应该于特定期间服用，虽然是针对特定症状开立，但即使黎亚已不再表现该种症状，药还是应该服完（但不用再拿药）。抗发烧性发作药是为了预防发烧引起的癫痫发作，仅限于发烧时服用，如果黎亚的父母会看体温计，这个药方更能奏效。其中有几种药具有不同药剂形式，有时是药水（呈粉红色或红色，装在圆瓶中），有时是药锭（几乎全是白色，装在圆瓶中）。当然，弗雅与纳高看不懂标示。即使拿药时有亲戚或医院工友在旁翻译，但由于李家夫妇既不通英文，也不会写字，所以无法记下服药须知。又因为处方常常改变，两人往往会忘记医生的交代。如何服用正确剂量也是个问题。李氏夫妇看不懂滴管或量匙的刻度，也就无法量药水。药片也有药片的问题。黎亚两岁时，有一阵子必须服用四种药剂，一天两次，全是药片，但每颗药片都是成人的剂量，必须将一颗药分成数份。黎亚又不喜欢吞药，每一份药都得用汤匙捣成粉末，混入食物中吃。假使黎亚没吃完，就无从知道她究竟服用了多少剂量。

一开始，黎亚的医生都没想到李家人无法让黎亚正确服药。最初的处方笺上只写着"依照指示服药"。到了一九八三年五月，黎亚第一次住院后的两个月，验血报告显示黎亚体内的苯巴比妥含量未达标准，佩吉以为黎亚已服下她所开的药量，便将剂量提高。次月，测出的剂量仍然偏低，她开始怀疑黎亚的母亲说有依照指示喂药，究竟是没搞清楚状况，还是说谎。佩吉非常沮丧。要找到最适合黎亚的药物配方与剂量，唯一的方法是观察黎亚每次发作的程度，并反复检查她血液中的药物含量。但是如果医生无法确实知道黎亚服用的药量，只凭验血也无法得到可靠的结论。

佩吉说："黎亚接二连三地发作，但她究竟是因为血液中的苯巴比妥含量不足而发作，还是即便含量足够也会发作？此外，如果黎亚的父母没有依照指示喂药，究竟是因为没听懂，还是不愿配合？我们都一无所知。"缺乏良好的口译员，只是沟通问题的一部分而已。尼尔觉得，纳高刻意筑起一道"石墙"，有时还蓄意欺瞒。佩吉则觉得弗雅"若不是笨蛋，就是疯子"，因为她的应答即使经过正确的翻译，也常不知所云。这对医生夫妇无法确定，自己无法让李氏夫妇理解状况，究竟是因为李氏夫妇智力不足（一如他们所猜测），还是性格偏差，抑或是文化的鸿沟。尼尔日后回想当时情景："我觉得好像有一层保鲜膜或其他东西把我们与他们隔开，我们不断努力靠过去，像是踏入他们的领域了，却无法接触到他们。结果我们的努力终究还是落空了，还是照顾不到黎亚。"

一九八三年六月二十八日，默塞德中心请默塞德县卫生部派护士在口译员陪同下拜访李家，目的是让李家遵守用药指示。这是公共卫生护士第一次探访李家，往后四年还有多次这样的家访。埃菲·邦奇（Effie Bunch）是持续探访李家最久的一位，她告诉我："大家的看法永远一致：发烧性发作，母亲不配合，母亲不配合，母亲不配合。护理记录也一样，总是这样开头：'本次家访计划为……'我们都曾尝试解决黎亚的问题，结果每个人都筋疲力尽。"家访的护士试着为瓶子贴上标签，蓝色代表早上吃药，红色代表中午，黄色代表晚上。对于药水，她们在塑料管或滴管上划线，标明正确的分量。对于药片，则在墙上贴圆饼图，教导如何正确分药。她们也试过在月历上贴每种药片的样本，上面还画了太阳、落日和月亮。她们也将药放在有分隔的塑料盒中，一格是一天的分量。埃菲说："我记得我到黎亚家，请她母亲让我看看那些药。而药就在厨房一角，用一些瓶罐装着，排在番茄与洋葱旁边，仿佛是装饰品。我很容易就看出黎亚的父母非常不喜欢这种医疗照顾。黎亚服药的剂量很高，所以几乎每星期都要去看菲利浦或恩斯特医生。去之前的两三天要验血，之后的两三天也可能要再验一次，而且每次去都会有好多改变，让人晕头转向。我相信黎亚的爸妈并不真的了解痉挛对脑部的伤害。我也不知道还有什么方法能让他们知道，他们必须喂黎亚吃药。我认为，他们真心觉得我们打扰到他们了，他们也认为，如果能以他们自认为最好的方式来照顾孩子，孩子就会好起来。他们非常有礼貌，但非常顽固。他们告诉我们的，是我们想听的。

而我们对他们的了解，其实少得可怜。"

以下是默塞德县卫生部的护士在黎亚一岁多时家访后，写在访谈表上的部分笔记：

> 与口译员同访。父母说孩童状况无变化。不知今日小儿诊所有约。搞不清喂药分量与喂何种药……冰箱中放有数种过期药物，包括阿莫西林、氨苄西林及一瓶标签不清的药。联络恩斯特医生，询问苯巴比妥及苯妥英钠的正确剂量。示范正确用药。过期药丢弃。

> 母亲表示曾赴默塞德中心为黎亚验血，但无翻译，无法向中心人员说明来意，也找不到检验室。愿意择期再约。表明孩童无痉挛，抗生素已服用完毕。自动停用苯巴比妥，父母表示因为病童服药不久即腹泻。母亲表示对默塞德中心有恐惧感，但愿意继续治疗。

> 不愿喂药，仍喂食苯巴比妥及卡马西平，但不愿喂苯妥英钠，表示苯妥英钠让孩子"精神"有异，面容改变……每种药都放在小格中，标示了服用日期及时间，但服用日期仍搞错。

> 再次偕同口译员探访，向母亲解释每日三次按时服药的重要性（家中墙上挂有标示，注明服药种类、分量、时间），及不服药引发的癫痫发作可能造成的伤害。母亲似乎听懂，表示愿意继续喂食苯巴比妥及卡马西平，但早上二十五毫克及下午五十毫克的苯妥英钠，

她要改为上下午都是二十五毫克。愿意继续来儿科就诊。

偕同口译员再访。没有孩子的医疗补助卡，故未赴诊。不知医疗补助卡在哪儿。母亲决定在早上喂二百毫克卡马西平及二十五毫克苯妥英钠，晚上喂六十毫克苯巴比妥。母亲看似焦躁。

父亲外出购物。母亲似乎仍对医疗人员为女儿所做的决定感到不悦。口译员说母亲确实不悦，公共护理人员由其说话音调、动作也可看出。向母亲保证，星期一即使没有医疗补助卡，也可赴儿科看诊。

偕同口译员探访，与父亲讨论病童的照顾。口译员转述父亲也不信任医疗制度，希望参考其他意见，但未说明是何人或何方意见。

母亲表示早上去过医院……院方未告知女儿必须住院，但仍开立抗生素。母亲表示该天早上已喂食卡马西平及苯巴比妥，但认为这两种药物无效，因此不必要喂药，而且（之前开立的）苯妥英钠会使孩子撒野。

不用多久，卫生所的护士就可以回答佩吉，李家之所以不配合，是因为不了解用药须知，还是不愿让孩子服药（答案是两者兼有）。黎亚两次接受抗白喉、百日咳、破伤风的例行性疫苗接种，但就跟许多小孩一样，出现发烧和身体短暂不适的副作用，因此并未加强黎亚父母对药物的信心。其实黎亚服用的所有抗抽搐药物都会带来更严重也更持久的副作用。苯巴比妥有时会造成过动，黎亚每次住院时护士所观察到的精力旺盛，也可能和这种药剂有关。近来某些研究指出这种药物与智商降低有关。苯妥英钠则会使全身毛发不正常生长，牙龈肿大出血。服用过高剂量的苯巴比妥、苯妥英钠和卡马西平，则可能造成患者重心不稳，甚至昏迷。虽然弗雅和纳高误把黎亚的"撒野"归咎于苯妥英钠，而不是苯巴比妥，但两人确实正确看出这些药并非完全无害。两人在一九八四年四月三日所得到的结论，确实其来有自。一个公共卫生护士写道："父亲愈来愈不愿意让女儿服用任何药物，他觉得是这些药使黎亚痉挛、发烧。"

病人或家属认为医生开来治疗疾病的处方药，不但不能治病，反而会致病，这样的状况并非每个医生都会碰上。医生很习惯听病人说某种药使他们身体不舒服，令人不适的各种副作用往往也是病人停止服药的主因。但无论如何，在医生解释药物为何会先使人感到不适后，大部分人都能接受，而且即使病人不愿意服用医生所开的药方，至少会相信医生开药完全是出于善意，而不是要害他们。但是为苗族看病的医生就不能期望病人也表现出这种态度。不仅如此，苗族病人一旦认为医疗过程会带来伤害，而医生又坚持让病人接受的话，医生将惊觉自己要面对的，是苗族数千年文化中那股宁死不屈的意志力。

在默塞德执业的家庭医生约翰·阿莱曼（John Aleman）就曾经治疗过一个患有严重黄疸的苗族婴儿。为了决定是否只需使用特殊荧光灯照射治疗，还是仍需要部分换血，阿莱曼医生必须重复抽血，以便测量婴儿的胆红素。但抽血两三次后，婴儿的父母说，再抽血，孩子可能会死去。医生通过翻译解释，人体能制造新血，并倒了一毫升的水在汤匙里，表示所抽的血只有这么一点点。令人意外的是，婴儿的父母反而更反对抽血。两人说，如果医生不顾反对继续抽血，两人就自尽。幸运的是，阿莱曼医生询问了苗族翻译该怎么做（黎亚就医的前几年还没有好的翻译，她的医生也就无人可咨询）。这个翻译主动拨电话给一个受过西方教育的苗族头人，这个头人应该能了解医生的治疗方案，而这个头人又拨了电话给病人家族的长老，家族长老致电婴儿的祖父，婴儿的祖父再打给婴儿的父亲，婴儿的父亲和婴儿的母亲讨论。由于是两人熟识且敬重的长辈要求婴儿接受治疗，两人便在保住面子的情况下退让了。婴儿验血后，顺利地用照射疗法治愈了。

　　一九八七年，住在弗雷斯诺的两岁苗族男童王亚尼（Arnie Vang）经山谷儿童医院诊断得了睾丸癌。（亚尼在喊魂礼使用的真名是"桐"［Tong］，但他的父亲叫他亚尼，因为这名字听起来比较有美国味。）他的父母都是青年人，都上过美国高中，英文阅读和表达能力也还不错。两人虽然同意医生用手术方式切除出问题的睾丸，但还是有些不情愿。亚尼的医生是印度籍肿瘤学家，这是她第一次接触苗族病人。她在手术后解释接下来要做一连串放射治疗，给了孩子父母一张清单，上面列出会用到的所有药物和可能产生的副作用。她的预期很准确，手术前看起来相当健康的亚尼，在接受第一周期的放射线治疗后，原本乌黑闪亮的头发在三个星期内掉光了，而且每次服药后必定呕吐。亚尼的父母认定是放射线治疗使亚尼病情恶化，不再带他到医院继续接受治疗。医生警告王家，并在三天期限过后通知了专门处理儿童受虐的儿童保护局。儿童保护局派了两名社工和两名警察到亚尼家。

事后，亚尼的母亲熊笛雅（Dia Xiong）告诉我："他们来的时候，我先生不在家。我说要等我先生。但他们说不能等。我说，请你们离开。我抱着我的小孩。我抱得很紧。我说，还我儿子。两个警察把我的手扣在背后。我不能动。我很害怕。我的两个女儿一直哭。警察抓着我的手，他们把我儿子带走了！我又哭又叫。然后我从卧室的柜子里拿出我先生的枪。那是两把长枪。我们买来打松鼠和鹿，不是用来打人的。我说，如果你们不把他带回来，我就杀死自己和两个女儿。我不断大叫，请把我的儿子还给我。我说，还给我！我要抱着我的儿子！"结果，特警队被召来现场，王家周围的道路封锁了三个小时。最后，警察把亚尼从医院带回来，熊笛雅一看到他就放下枪，戴上手铐，被带到当地医院的精神病房。她第二天就获释了，也未被起诉。亚尼的医生完成了剩下的三个放射治疗周期中的一个，并同意破例不再做另外两个。现在亚尼的病情仍在控制中。但他的医生在往后数年中，每想到当年为了救一个人差点赔掉三条命，还是捏了把冷汗。她泪光闪闪，声音颤抖地对我说："而且对于要救的那条命，那疗法甚至不保证绝对有效。"

某晚，李黎亚再度被送到默塞德中心急诊室，那时已经数不清是第几次急诊了，但当天有个口译员在场。值班的丹谈到处方中的抗抽搐药物，黎亚的母亲告诉他，她觉得不需要持续吃药。（弗雅和纳高在亚洲看过的唯一西药，很可能就是药效快的抗生素。）丹回忆道："我记得我看着他们，而他们非常坚决。你知道的，就是那个样子，好像在说我们所做的，是我们认为对的事情。他们不愿再听任何鬼话。我感觉到他们真的非常关心黎亚，而且尽心尽力，以他们所知道的最妥善的方式照顾小孩，这就是他们给我的感觉。我不记得自己当时是否感到愤怒，不过我记得自己惊觉到，我们看世界的角度竟然如此不同。即使面对专家的意见，他们仍坚守立场，这是我从未见过的。尼尔和佩吉显然是这地区最好的儿科医生，但黎亚的父母毫不迟疑地拒绝了两人的要求，无论是更改剂量还是做任何尼尔及佩吉觉得对的事。我们之间还有一点不同，就是我所认为的重大灾难，在他们眼中似乎只是生命正常流动的一部分。对他们而言，癫痫不是问题，疗法才是。我认为止住癫痫并确保不再发作是我的职责，而他们的想法却是，该来的还是会来。你知道的，他们认为，自己不可能掌控每件事，我们也不可能。"

这次事件后不久，在一九八四年一月二十日的傍晚，黎亚在一次大发作中来到急诊室，恰好又轮到丹值班。他在记录上提道："病人是十八个月大的苗族婴儿，有长期癫痫发作病史。婴儿的父母说因为婴儿情况一直很稳定，三个月前便已停止给她服药。"丹并没有太多时间思考这则警讯，因为他让黎亚住院并开始注射苯巴比妥后不久，随即被叫去支持另一个急诊。急诊病人并未救活，他又立即被召到妇产科接生。晚上十一点二十分，他的三十三小时轮班中的第十三个小时，黎亚又癫痫发作，而且极为严重，于是丹又被叫来。由于黎亚一开始对苯巴比妥注射反应良好，因此丹并没有呼叫尼尔或佩吉。结果是他必须独自应付黎亚最严重的一次癫痫发作。他多加了两剂大剂量的苯巴比妥，不过，丹说："有时你为了控制痉挛而加重的药量，甚至会让患者的呼吸停止，而这件事真的发生了。"黎亚脸色开始发青。丹先为她做口对口人工呼吸，黎亚没有恢复呼吸，他决定将一根呼吸管伸入黎亚的气管。"黎亚是第二个我必须在紧急状况下做呼吸道插管的小孩，我不是非常有把握。因为你所使用的工具就像附有刀片的手电筒，得把舌头推开，以免伤到，而且问题在于，如果你不是非常清楚自己在做什么，很可能把应该伸入呼吸道的管子伸进食道，等你开始供氧时，患者其实完全得不到氧气。基本上，这是孤注一掷。如果插对了，患者可能会恢复，插错了，可能会死。这一次我清楚地看到了我必须看到的，然后顺利插管，效果非常好。我当时真的很高兴，我想我越来越有医生的样子了。"

当丹为黎亚插管时，黎亚的父母就站在病房外。"两人走进病房时，黎亚还没恢复意识，嘴上插着呼吸管。我记得两人很不高兴，黎亚的妈妈脸色很难看。"由于默塞德中心没有婴儿用的辅助呼吸器，黎亚每隔一阵子就必须由工作人员用一个手动的袋子供氧，因此丹决定将黎亚转到有设备的山谷儿童医院，该院位于默塞德县以南一百零五公里的弗雷斯诺。黎亚在山谷儿童医院恢复意识，并在呼吸器辅助二十四小时后恢复自主呼吸。她在那里住院九天，期间因罹患吸入性肺炎和肠胃炎而高烧不断，不过癫痫却没有再发作。她的病历及检查表的姓名栏上写着"李赖"，离院许可上则写成"雷李"。弗雅和纳高有个会说英语的亲戚陪同前往弗雷斯诺，住院医生通过该亲戚得知黎亚已经一周没有服药（而不是丹所记录的三个月），因为当初给的药已经用完了，而她的父母并未再去取药。住院医生写下："我不能完全确定病历无误。"但并无嘲讽之意。

两个月后，佩吉在"医生的非卧床照护报告"中写道，现年二十个月大的黎亚没有说过任何话（原本还会说几个字）。她在诊疗书中写下令她担忧已久的结论："发育迟缓？"像黎亚这样癫痫经常严重发作的孩童，不是不可能出现智障前兆，但是尼尔、佩吉觉得黎亚的情况特别不幸，因为两人相信这是可以避免的。两人已经可以预见黎亚的未来，除非李家开始固定给黎亚服用抗抽搐药物，否则她的智力会持续下降。而即使李家这么做，她的智力还是可能继续降低，因为一开始没有依照指示服药，已对黎亚的脑部造成了伤害，使得她的发作情况比一开始就遵循指示服药还要更难医治。关于黎亚的智力减退程度，尼尔和佩吉的判断比探访李家的公共卫生护士严重得多（虽然仍属轻微）。埃菲说："医生只有在她发作时见过她，而没有见过居家生活中的她。我们去看她的时候，她有时会因为服用苯巴比妥而变得很好动，有时刚发作完又安静得像是放在角落的面团。但有时她很有精神，很顽皮，活跃地玩耍，开心愉快，或在妈妈身上爬来爬去，笑笑闹闹的。"要测量黎亚的智商非常困难，过动使她很难专心，加上必须依靠能力并不可靠的翻译来口述医生的指令和黎亚的回答。尼尔及佩吉在黎亚十四个月大时所做的"丹佛发育筛检测验"显示她一切正常，但黎亚二十二个月大时虽然通过了"和施测者玩球""玩拍拍饼游戏""模仿说话的声音"和"捏起葡萄干"等项目，却没有通过"用汤匙舀东西，尽量不泼出来""洗手并擦干""用手指一个有名称的身体部位""说出爸爸、妈妈以外的三个字"和"把八个方块堆起来"等项目。

黎亚两岁大时，一个神经科的指导医生建议她服用卡马西平，继续服用苯妥英钠，并慢慢减少苯巴比妥的量，因为这种药是造成黎亚过动的部分甚至全部原因。不幸的是，黎亚的父母比较属意苯巴比妥，两人不喜欢苯妥英钠，对卡马西平则又爱又恨。有一次，家访的护士发现黎亚吃了过量的苯巴比妥而出现失神、步履蹒跚的现象（苯巴比妥会增加病人的活力，但服用过量则有反效果）。隔天黎亚被带到儿科就诊时，恰好住院医生是为她接生的加里。他记录道："父母显然认为，如果苯巴比妥有效，给予两倍剂量效果会更好，所以昨天给了她两倍的药。"一九八四年七月二十日，尼尔在儿科诊疗记录上写着（副本抄送卫生部）：

> 母亲表示，她在家里不会给孩子服用苯妥英钠。她也表示，已将苯巴比妥的剂量增加到六十毫克，每日两次。最后她表示，卡马西平已经服完，已有四天未给孩子服用。母亲带了一大袋药瓶，我亲自检查，发现袋子里有三瓶半满的卡马西平。母亲声称，她没有注意到这些药是卡马西平。此外，她也无法辨别苯妥英钠的药瓶，并把药瓶交给我，说她不要放这种东西在家里。

事隔多年，尼尔在阅读这段文字时，说他还记得当时写下记录的愤怒感。尼尔和佩吉都以异常镇静闻名，两人很清楚这点，甚至有些自豪，却想不出还有什么事曾让自己如此愤怒。佩吉说："我记得自己曾经想使劲摇醒这对父母。"黎亚癫痫发作时，尼尔有几次给了弗雅安慰的拥抱。但从黎亚十八个月大到三岁半这段时间，他通常因为太气愤这对父母的做法，而很难同情两人。他说："对黎亚的母亲，我也许最多能做到怜悯，但是我并没有怜悯她，我也知道自己并不打算这么做。这种让人恼火的情况太常发生了，就像用头不停撞墙，情况却没有任何进展。想想每次的夜间急诊，每次所花的时间和精神，还有那种难受、无法掌控的情况，真让人感到挫败。我的意思是，每次我看到黎亚就会有种感觉，你知道的，就是非常强烈的挫败感！每当她发作来到急诊室时，我的愤怒就会到达极点，但是紧接而来的又是恐惧感，恐惧我无法照顾病得这么重的孩子，连为她插入静脉导管都那么困难。"佩吉补充说："也有一部分的愤怒来自那里，来自我们自己的恐惧。"

　　如此辛苦地工作，却得不到一句感谢，是件非常令人难受的事，事实上两人的努力总是换来怨怼。尼尔和佩吉从不把黎亚的诊疗费放在心上，因为两人选择在默塞德工作的原因之一，套句尼尔的话，就是"服务这个社会照顾不足的人，无论他们以何种方法付费"。黎亚的家人不曾为黎亚所受的数百小时照护付过一毛钱，这点无可否认，而且两人对医疗补助及尼尔、佩吉的慷慨付出也不曾表示感激。这两个医生所收到的补助金非常少，实际上有部分像是在做义工（当时在默塞德执业的其他儿科医生都不愿意收医疗补助的病人）。再者，即使是最不合作的美国病人，对医生多少都有些敬意，李家却一丝也没有，仿佛尼尔和佩吉的四年医学院求学生涯、三年实习、所得的奖项、发表的论文、通过电话向神经科医生寻求的咨询，甚至花数小时在默塞德公共图书馆阅读旧《国家地理杂志》的苗族报道，都不值得一提。而这个病例最令人痛心的是，身为认真负责的医生和尽心尽力的父母，这四个人都只能眼睁睁看着黎亚（或任何小孩）无法得到妥善照顾，获得正常生活的机会。而这情况似乎永远不会好转。但不论两人多么受挫，也不曾想过放弃黎亚。除非黎亚去世，否则两人可以预见未来几年里，自己不时得在深夜开车冲到急诊室，直到黎亚长大，转给内科医生治疗为止。想到这里，两人已经开始有点同情那个未来的内科医生了。

一九八四年六月，尼尔和佩吉发现弗雅又怀孕了。两人吓坏了。这将是她的第十五个小孩，而她只有八个孩子活了下来。弗雅的实际年龄不明，不过在产科挂号单上写的是五十八岁。默塞德中心没有人怀疑过这个数字，但尼尔和佩吉相信弗雅应该已经过了更年期。尼尔回忆道："我们发现她又怀孕了，我们想，这怎么可能？这一定是最后一个能受孕的卵子，而且真的受孕了。我们一直担心这个婴儿的健康状态。这个婴儿可能会有唐氏综合征和心脏方面的问题，然后我们就必须一次应付两个来自这个家庭的病童。黎亚的母亲拒绝接受羊膜穿刺检查，而那绝不是因为她打算堕胎。"弗雅也激烈反对接受输卵管结扎手术——那是一个护士建议她做的，这个护士认识黎亚，也担心李家又生出一个天生患有癫痫的小孩。弗雅怀孕期间，仍照常为黎亚哺乳。一九八四年十一月十七日，黎亚两岁半时，李盼（Pang Lee），一个健康硕壮、完全正常的女婴出生了。产后弗雅同时为黎亚和盼哺乳。根据一份儿童福利报告书，她心力交瘁，而且"撑不住了"。

一九八五年四月三十日，黎亚第十一次住进默塞德中心的四天后，一个家访的公共卫生护士发现，李家人给了黎亚两倍分量的卡马西平药片，他们之前将这些药片存放在旧的苯巴比妥药瓶里。五月一日，护士写下，黎亚的父亲"现在无论如何都不愿意给黎亚吃卡马西平"。同一天，尼尔在黎亚就诊时的记录中写道："这家人通过翻译对我说，他们五天前停止给她吃苯巴比妥，而显然孩子出院后就没有再服用苯巴比妥。孩子的母亲声称，卡马西平和苯巴比妥的组合'太强了'，她决定不再喂药。"

尼尔把这份记录的副本寄给卫生部和儿童保护机构。他在记录中也写道：

> 此例由于父母不太遵从医嘱，显然可归入儿童受虐的范围，特别是忽略儿童需求一项……除非在摄取药物时能遵从某些形式的医嘱，控制儿童的癫痫，否则可能导致儿童出现癫痫重积状态，对脑部造成无法恢复的伤害，并有致死之虞。我认为这个儿童应该交给寄养家庭，以确保完全遵守医疗指示。

加州高等法院立刻执行尼尔的请求，宣布李黎亚归少年法庭监管，将她从父母的监护下带走。

6 高速皮质铅疗法

在泰国的难民营里，人们口耳相传，说美国的苗人不仅找不到工作，也不得举行宗教仪式，还会被黑帮抢劫、殴打。还有谣传苗族妇女被迫为奴，与美国男子援交。美国不只有恐龙，还有各种鬼怪、妖魔与巨人。既然有这么多事要担忧，这一万五千名聚集在班维乃足球场的苗人在表达对美国生活的深切恐惧时，为何独独关注"医生"？

在我首次读到该场聚会相关记录的一年后，某次我在整理厚厚一叠的笔记、剪报、书籍内页复印件，以及足以装满好几个抽屉的论文档案夹时，突然体认到，我眼前有数百页的数据，却不知如何分类建档，是应该收入医疗类档案夹，还是心理健康类？是泛灵论，还是巫术？或社会结构，还是身心灵平衡？我手上拿着一页页资料，举棋不定，发现自己陷入一大碗"鱼汤"里。对苗人而言，医疗就是宗教，宗教就是社会，社会就是医药，即便是经济活动，也混入这碗鱼汤中（万一有人病了，即使借钱也得买头猪或牛来献祭），音乐亦然（葬礼上若无芦笙声，灵魂便无法投胎，也会使亲人生病）。我认为，苗人的健康观正好与一般美国人背道而驰。美国医疗分工细密，各专业领域少有交集。苗人则把整体论推到极致。我建立的相互参照网络交织得愈加厚密时，我得到一个结论：苗人对医疗问题的关注，也就是对生命的关注（还有死亡，以及死后生命）。

当一个苗族男性因为胃痛走进家庭医学中心时，无论他是姓熊、姓李或姓马，医生若不能明白病人的问题其实是整个宇宙失去了平衡，那么，他一定无法令病人满意。默塞德中心的年轻医生便常常遭遇这样的状况。究竟该怎么做？你很难要求他们像康克古德一样，在默塞德中心的走廊上举行老虎与恶灵的大游行。你也很难要求医生"尊重"病人的医疗信仰体系（如果医生有足够的时间和翻译员沟通，或许有可能），毕竟医学院从来没告诉他们，疾病是灵魂出窍所引起的，只要斩断鸡首便可治愈。医科学生花数百小时在尸体解剖上，将自己训练到一眼就能分辨鼠蹊韧带和十二指肠悬韧带，可惜却没上过哪怕是一小时的跨文化医学课程。对大部分医生而言，苗人对验血、脊椎穿刺、手术、麻醉和验尿等现代医学基本手段的种种禁忌，就像一种自取灭亡的无知。医生无从知道这些禁忌对苗人而言，是个人的神圣守护，说得更确切些，就是灵魂的守护。而医生所谓的诊疗效率，对他们而言只是冰冷无情的自大傲慢。即使医生的诊疗并未侵犯苗人的禁忌，但是由于苗人来美国前已经累积了太多负面想象，自然会用最糟的角度来解读医生的作为。

我一有机会与默塞德中心的苗人说话，就会问他们对自己和亲友接受的医疗照护有何感想。

"默塞德中心的医生都是些年轻的新手，他们为所欲为。医生还想看女人身体里面，女人又痛又难过，但医生只想利用她来练习医术。"

"有个女士一直哭一直哭，她不想让医生看她的身体，但这个国家就是这样规定，如果想要留下来，就得让医生检查身体。"

"很多老人家宁愿不看医生，他们觉得，医生可能只是想拿他们做研究，并不是真的想帮他们解决问题，他们很害怕。而且只要去过一次就得再去，如果不去或不遵照医生指示，医生就会生气。医生比天高比地大，在他眼中，你只是难民，什么都不懂。"

"我们光是等着看医生，就得花上一个小时，那些有钱人不用等，就会得到医生非常好的照顾。"

"有个女士嘴巴里长了水泡，医生跟她说要开刀。她说不，我只想要些止痛药就好，结果医生说，我懂的比你多！他根本不理会那个女士的要求。"

"我堂兄的身体又肿又痒，医生就告诉他，嘿，你得了癌症，要动手术。我堂兄虽然签了字，却不想做。但是他说，他已经签了字，如果反悔，医生就会送他去坐牢。"

"苗人可不能在默塞德中心签任何字，那些实习医生只想拿这些穷人做实验，他们会害死这些穷人。"

"医生很忙，既然收了病人，就要医好他们，如果他不把人医好，他的收入就有问题。但苗人要的是医生好好向他解释，安慰他。这种情形在这里从来没见过，我不怪医生，美国的制度就是这样。"

以上发言的人说的都是英语，在默塞德县的苗人社会中，算是受过最多教育、最美国化的一群人，也是最可能理解、尊重西方医疗的一群人。然而，他们口中的现实几乎全与医生的说法不符。从医生的角度来看，默塞德中心的确是教学医院没错，但这对患者有百利而无一害，正因为是教学医院，所以吸引了许多优秀的教职人员，这些人为了教学，不断更新知识及技术。年轻的住院医生全都是正式医生，而非学生。在候诊室里，不但苗族病人得等上老半天，其他病人也一样要等。改变心意不动手术的病人不会坐牢。医生不会拿病人当实验品，也不会杀了病人，不过有时病人还是会因病过世。苗族病人若总是把医院看作龙潭虎穴，万不得已才到医院冒险一搏，死于疾病的概率当然就会变高。

默塞德中心的医生大多不知道苗族病人的明确评语，他们不大可能去问，即使问了，苗族病人也不见得据实以告。不过医生都明白，苗人不喜欢他们，而这也使得医患关系更加恶化。这些住院医生或许常常疲惫不堪（他们的值班时间最高长达二十四小时，几年前甚至是三十三小时），也总是来去匆匆（约诊时间往往只有十五分钟），但他们不贪心，没有恶意，他们也知道自己不是这种人。他们选择收入最微薄的家医科，就是想造福人群。"当然，有些专科医生会说，我们选择家医科，是因为我们不够聪明，无法当泌尿科或眼科医生。"默塞德中心前总住院医生比尔·塞维奇（Bill Selvidge）说："要是我们真的是泌尿科医生，就能赚大钱了，也不必老在大半夜被人叫起来。"

比尔是我大学的老同学，也是他第一个告诉我默塞德地区的那些苗族病人确实很难医治，他的一些同事甚至认为，最适合苗人的疗法应该是"高速皮质铅疗法"。（我问比尔这是什么疗法，他解释说："应该一枪射穿病人的头。"）但比尔却不认为苗族病人像他同事所说的那般惹人厌，这或许是因为他曾随美国和平队在密克罗尼西亚待过两年，对文化相对论略有所知。他说，苗人不会比他在默塞德的邻居更古怪，他的白人邻居是基督教基本教义派，曾经砸坏家中的电视机，绕着电视残骸大跳吉格快步舞。（那家人的小孩曾想帮比尔砸他的电视，他礼貌地拒绝了。）比尔是那种我会想向他求诊的医生，到默塞德之前，我无法想象他的苗族病人竟不对他心悦诚服。

在一九八〇年代早期，老挝难民定居默塞德县之前，默塞德中心的医生从未听过"苗"这个字，也对这些新病人一无所知。苗人衣着古怪，往往穿着童装，或许是因为在小区的慈善二手店中，只有童装他们穿起来才合身。当苗人脱掉衣服做检查时，常可见女性穿着四角裤，男性穿着粉红小蝴蝶花样的比基尼底裤。他们脖子上挂了护身符，手腕戴着棉绳（病情愈严重的病人，手上这类绳子就愈多）；身上有樟脑膏、薄荷膏、万金油和其他草药的味道；住院时会自备食物和药。尼尔曾经有一个肠胃炎男童病人，他的父母就把输液瓶内的液体换成了一种绿色黏液状的自制草药，医生并不清楚其中的成分。苗族病人会制造许多声响，有时还试图在医院内宰杀活体动物。前默塞德中心住院医生汤姆·索尔特（Tom Sault）回忆："他们不停敲打某种乐器，美国病人会抗议，最后我们不得不警告他们，不准敲锣打鼓，病房里不准有死鸡。"

尼尔和佩吉曾经意外发现，有几个儿科病人的腹部和手臂上有许多二十五美分硬币大小的伤痕，有红色的，也有淡红色的，看起来像烫伤。有些伤痕已经痊愈，有些还有硬痂，表示病人的皮肤不止受创一次，尼尔和佩吉即向儿童保护局回报自己发现了几起虐童案。在这些案件起诉之前，两人从旧金山的一个医生那儿得知，这些伤痕是刮痧或拔罐造成的，这是某些亚洲民族常见的传统疗法，并非虐待。（我曾参加一个东南亚医疗保健的会议，会中一个知名医生展示了一些硬币刮痧的幻灯片，并告诉听众"这不痛"，坐在我身旁的年轻老挝女子轻声说："明明很痛。"）丹回忆自己还是住院医生时，听过一个故事：有个住在弗雷斯诺的苗人父亲因为小学老师发现他儿子胸前有瘀青而被判入狱。后来这个父亲在牢中上吊自尽了。这故事很可能是捏造的（虽然至今仍广为流传），但丹和其他医生都相信是真的，他们惊觉到，处理苗族病人一旦用错方法，后果不堪设想。

不过，犯错的机会实在太多了。医生和苗人家庭交涉时，都比较喜欢找看起来已相当美国化、涂口红、说英语的少女，而不是默不吭声、蹲在角落的老人。但是，这种做法违反了苗族男尊女卑、长幼有序的传统阶级结构，不只侮辱了整个家族，也因为未直接把问题交给有权做决定的人，而把问题变得复杂。此外，医生若为了表现友善而直视对方的眼睛（这是种冒犯）、未经许可就碰触成年人的头部（这是莫大的侮辱）、用弯曲的手指示意召唤（召唤动物才用这样的手势），也都会显得很无礼。若医生看起来没有架子，苗人也会因此不尊重他。默塞德中心的年轻住院医生向病人自我介绍时，总喜欢用名字，而不用姓氏，白袍下穿着牛仔裤，用小背包装病历，用看似儿童随身杯的杯子装咖啡喝，看起来毫无威严。同样地，如果医生忽略了苗人的宗教信仰，也会惹上麻烦。例如，千万别大声赞美婴儿的外貌，以免恶灵偷听到，会忍不住取走婴儿的灵魂。此外还有其他类似情形，曾有个十七岁的苗族病人问，她不孕是不是恶灵害的？因为有个恶灵常来到她的梦中，有时会坐在她的床边，甚至与她性交。所幸当时的妇产科值班医生冷静地听她说完，没把她当成精神错乱，送去上锁的病房。话说回来，有时费心留意文化差异未必有用。有一次，比尔为头痛欲裂的中年苗族妇女看病，他推测她的病可能有部分源于文化上的不适应，或许接受传统治疗能提振精神，因此建议她去找端公。但后来比尔在诊疗记录中写道："她不愿意找巫师治病，部分是因为她改信天主教，也有部分是因为求助巫师或传统疗法得在家里杀很多鸡或猪，或者都得杀。这些方法她以前可能试过，因为她提到之前家人杀猪献祭时惊动了邻居报警，结果她被房东赶走。"比尔有些失望，只好开了阿司匹林给她。

和其他常进出默塞德中心的病人相比，苗族病人不仅难搞，病情也比较严重。苗人大多是高血压、贫血、糖尿病、乙型肝炎、肺结核、寄生虫病、呼吸道感染及龋齿的高危险人群。当中有些人是在老挝内战、战后受伤或患病，包括枪伤或长期背负 M16 步枪造成的肩痛，还有炮弹爆炸造成的耳聋。一个不胜其烦的医生曾问："你头痛多久了？"病人据实以告："从头部中弹后。"另一个医生曾经怀疑某个苗族病人不寻常的精神问题可能是营养不良所引起的，后来得知病人逃往泰国时曾在丛林里待过好几个月，以昆虫为食。

跟其他国家的难民一样，所有苗人在获准入籍美国前，都要接受国际移民局医生的体检。医生替这些办签证的人检查，在表格上签名，证明他们已接受检查，并未患有八种传染疾病（麻风病、肺结核及五种性病，一九八七年以后加上艾滋病病毒抗体阳性反应），也要证明他们没有八种精神状态，包括"性偏差""变态人格"以及"曾发作一次或更多次精神错乱"等。前旧金山总医院难民诊所的主任保罗·迪莱（Paul DeLay）向我解释："一般以为在泰国便会仔细检查这些健康问题，但事实上，那里每项检查大概只花十秒钟。那里只提供梅毒和艾滋病的血液筛检、麻风病的快速皮肤检测，以及结核病的 X 光检查。早期你还可在黑市买到没问题的 X 光片。到了一九八一年，就比较麻烦了，因为移民局官员会将当事人的照片订在 X 光片上，但还是有漏洞可钻。此外，尽管表格上有精神状态的检测项目，但是肯定没有人做这类检查。在早期，医疗人员会在飞机走道上巡视，发现看似精神异常的人就请下飞机，有的家庭担心患有精神病的亲人会被赶下去，就喂他们吃鸦片，让他们熟睡。"保罗指出，虽然很少有难民因为健康问题无法入境，但若家中真有病人，只要遇到一次就麻烦了——一旦因健康问题被可能的庇护国拒绝，其他国家也会比照办理。"总归一句话，难民害怕医生不是没有道理的。"保罗说。

　　法律并未要求入境美国的难民接受健康检查，因此，即使大部分的州都有难民健康计划，很多苗人就是不愿去检查，只有碰到紧急状况，才会开始和美国医疗体系打交道。在默塞德地区，新来的居民可以自愿接受县政府公共卫生部门的检查，这类检查以结核病和寄生虫病为主。然而，由于经费拮据，这类检查也只能草草行事，而且只限于上半身，孕妇或明显有健康问题的人就会被转到医院或诊所。

　　默塞德县前健保局主任理查德·韦尔奇（Richard Welch）表示，默塞德健保局也得负责"处理小区中别人不想碰的工作"。例如，默塞德地区一度盛传，有个苗人家庭养老鼠来吃，公共卫生部的员工只得前往拜访。在卫生部传染病防治计划组服务的护士卡伦·奥尔莫斯（Karen Olmos）回想当时情况："那户家庭有个孩子得了痢疾，问题就来了，那些老鼠有没有沙门氏杆菌或志贺氏杆菌？我告诉那个员工，千万别闯进去说你要看老鼠！所以她找了个借口登门造访，果然看到装着老鼠的笼子。那些老鼠又大又肥，看得出是从宠物店买来的，不是从水沟里抓来的。为了不让那户人家难堪，她只建议他们改养兔子。兔子饲养成本低，繁殖快，蛋白质含量又高。"另一个状况则是，卫生部调查了六十个痢疾急诊的苗族病人，发现他们都参加了一场大热天宴会，现场有一只受沙门氏杆菌感染的猪，宰杀后在烈日下放了六小时，然后被做成多道菜肴上桌，包括带血的生绞肉。

一九八〇年代中期，卫生部与医院的正职员工若不离职，就会成为和苗人打交道的老手，每年会带着一批新的住院医生从头学起。由于难民人口众多，默塞德中心变得有点像美国和平队（不过有美味的汉堡）。这些新进医生发现苗族病人大多时候只是盯着地板，也只会说一些单音字，最常听到的就是"是"，因此大失所望。他们过一阵子才明白，"是"只表示这些病人在听医生说话，并不代表他们同意或明白医生的谈话内容。苗族病人总是一副很顺服的样子，他们以此来隐瞒自己的无知，维护自尊，也给医生留面子，然后一离开医院，便将医生以为他们已经同意的事抛到脑后。

没有口译员在场时，医生和病人便一起陷入误解的重重迷雾中。病人如果会讲一点英文，反而更糟，平白让医生误以为病人已经收到了有用的信息。口译员在场时，看诊时间自然会增加为两倍（甚至三倍、百倍。大部分医疗名词在苗语中并没有相应的词汇，往往得花工夫解释。最近出版的苗英医疗词汇表中，"寄生虫"一词的苗语译文就多达二十四个字，"荷尔蒙"有三十一个字，"X 染色体"有四十六个字）。这种慢如龟步的问诊效率，对于长期身心疲惫的住院医生简直是挥之不去的梦魇。即使偶有完美的翻译质量，也不保证就能互相了解。不过，根据一九八〇年代后期在默塞德中心担任住院医生的戴夫·施奈德（Dave Schneider）所说，"语言的藩篱是最明显的问题，却不是最严重的问题，最大的问题在于文化藩篱。和苗人相处与和其他人相处有天壤之别"。丹表示："我们有许多观念对苗人而言是不存在的，例如，你不能告诉他们，得糖尿病是因为胰脏无法运作。苗人的文化中没有胰脏这个词，也没有这个概念。苗人不会解剖死者，而是全尸安葬，因此大多数苗人不知道他们在动物体内看到的器官跟人体的器官是一样的。他们知道有心脏，因为可以感觉到心跳，除此之外，就连肺也很难向他们解释清楚。如果没有看过肺脏，怎么可能凭直觉知道体内有肺脏？"

苗族病人或许对医生的诊断一知半解，可是一旦鼓起勇气就诊，就希望知道自己生了什么病，而且要拿到药，尤其是药效快的抗生素。若苗人的问题是症状不明确的慢性疼痛（经常如此），医生就很难满足这些期待。戴夫医生说："每当有病人说他感到疼痛时，我就会问同样的问题：什么情形下比较痛？什么情形下比较不痛？是剧痛？是闷痛？是钻痛？是撕裂痛？是刺痛？是持续的痛？这痛会向四周扩散吗？你可以用一到十的数字来衡量疼痛程度吗？是突然发生的吗？还是断断续续的？什么时候开始的？持续多久？我想办法要口译员问苗族病人这些问题，口译员耸耸肩说，'他就只说痛而已'。"

二战带来一个广为人知的后遗症，那就是各国难民由于承受了巨大心理创伤，有不少人得了心身症，亦即精神方面的毛病，却表现在生理上。做过多次胃肠检查、心电图、验血及断层扫描后，默塞德中心的医生才发现，许多苗族病人所抱怨的不适根本不是来自身体器官，然而疼痛却真实存在。正因为医生能为他们做的如此有限，也因为和他们接触很令人泄气，所以这些"全身痛"的苗族病人往往是诊所里最不受欢迎的病人。我听过住院医生想说服内科医生助理接收他的病人。那助理回答："不，史蒂夫，我才不要一个神情沮丧又抱怨连连的苗族老太太。我可以接收你的咳嗽病人、背痛病人，但就是不要这种病人。"为了让病人知道，医生并非不把他们的病当一回事，一些医生还开立了所谓的"苗人鸡尾酒疗法"，包括布洛芬（消炎药）、阿米替林（抗忧郁药）和维生素 B_{12}。但这些人的病情并没有起色，比尔解释道："对那些潜藏的问题，我无法提供任何治疗。"

要是苗族病人离开家医诊所时，没有拿到处方笺（例如，当他们感冒时），他们就会觉得受骗了，还会怀疑是否受到歧视。但是就算开处方笺给他们，也无从得知他们会不会照医嘱服药。诊所护士玛丽·莫可斯（Mari Mockus）说："你若是说，服用一汤匙的药，他们会问，什么是一汤匙？"有一次，有个病人不肯吃药，因为药丸的颜色不吉利。慢性病的治疗一直都很麻烦，例如，抗结核药必须服用一整年，当病症不明显时尤其如此。但不管处方笺或药瓶上的指示怎么写，对苗人来说都不是必须遵守的命令，而是可变通的建议。苗人担心，这些药品是专为体型高大的美国人设计的，对他们而言药性可能太强了，于是有些苗人就把剂量减半，也有人为了早点痊愈而把剂量加倍。医生开立具有潜在风险的药物时总是恐惧谨慎，生怕病人误用。有个可怕的知名案例是，一个苗人大家庭从泰国前往夏威夷，登机前有人给父母一瓶晕机药。他们不经意让子女吃了太大剂量，大一点的孩子只是沉睡，而婴孩在飞机降落时已经死亡。负责的医务检察官不敢让父母得知孩子真正的死因，怕他们一旦得知真相会自责，承受不了这种打击。

苗族病人住院时，由默塞德中心的护士负责给药，因此医生不必担心病人服药的剂量过高或过低。而且医生还有大把的事要操心。苗族病人一踏进医院，便得忍受一大群亲戚七嘴八舌的意见。病人要做任何决定，尤其事关手术等触犯苗族禁忌的医疗程序时，往往得花上好几个小时。妻子得询问丈夫，丈夫得询问兄长，兄长又得询问族内长老，有时族内长老还得打跨州长途电话询问更德高望重的领袖。在紧急状况下，医生常担心他的病人可能还没等到他取得急救同意就失去性命了。而十之八九，医生得到的答案就是不准动手术。丹注意到，"他们不会因为哪个位高权重的人说去做，就去做……他们会坐下来，慢慢观察，深思熟虑一番，结果可能是做或不做。这种态度使得苗人数千年来在文化上能顺应环境而变通，我想这种态度现在还是可以走遍天下的，但用在医疗上，后果不堪设想。"

特蕾莎曾在急诊室见到一个宫外孕、急需切除输卵管的病人，"我一再告诉她，如果她在家里时输卵管突然破裂的话，可能来不及赶到医院就一命呜呼了。我找到她的丈夫、父母和她的祖父母，结果他们全说不。他们最在乎的是，要是她少了条输卵管，以后就可能不孕，他们知道这点后，给的答复就是不行、绝对不行。她宁可去死。我只能看着她带着一颗不定时炸弹走出医院"。（几天后，这名妇女去看了弗雷斯诺一名泰籍医生后便同意接受手术。特蕾莎不知道这名医生是如何说服她的。）另一个妇人在将近分娩前做了检查，得知胎位不正，需要剖宫产。虽然胎位不正在老挝代表母子皆会丧命，这名妇女还是想在家中生产，不愿意接受手术。但她未能如愿。当救护车送她到医院时，是戴夫医生值班。他回想当时情景："我在早上三四点时接到呼叫：'戴夫医生快到急诊室，有个孕妇胎位不正，婴儿出不来。'医护人员用轮床推着这名妇女，她没有发出任何声音，只是惊恐地甩头，毯子盖着部分身体。我清楚地记得，掀开毯子后看见一双蓝青色的小脚，一动也不动地露在她的产道外。"戴夫用手撑开婴儿头部上方的子宫颈，把婴儿从阴道接出来。母亲活了下来，孩子却因缺氧死了。

大部分苗族妇女都会上医院生产，因为她们以为在家出生的孩子无法成为美国公民。医生在妇产科看到她们的机会比在医院其他任何部门要高得多，因为她们会生很多小孩。一九八○年代中期，美国的苗族妇女平均生育率为9.5，根据某份研究，"这已达到人类生育能力的上限"，仅次于以高生育率闻名的哈特教派信徒（美国白人的生育率为1.9，美国黑人则是2.2）。虽然最近尚无相关数据发表，但这个比率肯定已经降低了些，因为年轻的苗人已逐渐美国化——她们的生育率还是高得出奇。苗族家庭之所以如此庞大，可以归为以下两个原因：苗族妇女通常在十多岁结婚，最早甚至在十三或十四岁，所以她们的生育年龄几乎涵盖初经到停经。此外，她们一律对避孕抱持怀疑态度。一九八七年，唐纳德·雷纳德（Donald Ranard）在华盛顿特区的应用语言学中心担任难民事务研究员，他曾经造访班维乃难民营，得知当地的主管单位承诺营中的妇女，只要自愿服用避孕药，就可以得到卡式录音机。许多妇女收下了卡式录音机，同时也收下了避孕药。但不久后他发现一件怪事，就是那些妇女原本就不想要吃的避孕药，竟然成为效果绝佳的肥料。避孕药被磨碎后撒在苗人的菜园里，种菜的妇人则继续怀孕生产。

苗人鼓励多产，有很多原因，最大的原因是苗人喜欢孩子。此外，传统上也认为大家庭比较好，多一点孩子可以帮忙做农务，并履行几种宗教仪式，尤其是丧礼。其余原因包括老挝的苗人孩子夭折率非常高、战时和战后死了太多苗人，以及许多苗人仍然期盼有一天能回到老挝。难民营中的苗族新生儿常被称为"士兵"或"护士"。在默塞德中心领取救济金的妇女中有些熟面孔，大多即将生下第八胎、第十胎或第十四胎——重视家庭计划的工作人员不会欣赏这一点。

产科医生斯莫尔表示，苗族的产科病人通常不合作，他说："你说的，苗人没有一项会照做。她们拖到最后才进医院把孩子生下来。其实，若非需要出生证明来申请更多福利，她们才不会来。她们先前都没看过医生，过去她们就在难民营、山里或住的地方生小孩。"斯莫尔不喜欢苗女，苗女也不喜欢多数像斯莫尔这样的医生，因此，这些在一九八〇年代初期或中期难民潮中涌入美国的妇女，都会逃避产前检查[1]。她们尤其害怕男医生做骨盆检查（在苗族医疗中，端公和药草师为异性治疗时都不会碰触身

---

[1] 尽管现今的苗人女性大多已美国化，但至少都要等到怀孕满三个月才会去做产检。然而，多项研究显示，她们怀孕的结果通常很好，婴儿足月产下，体重正常，也无并发症。她们受惠于几项文化因素，包括抽烟喝酒的比率低和摄取营养食物。此后，产科医生拉克尔·阿里亚斯告诉我："苗女的骨盆都经过考验。以往在老挝，骨盆狭窄的女性会被演化淘汰。在那里没有人能做胎位不正的剖宫产，因此那些女性都丧命了，骨盆狭窄的基因也随之消失。苗人也不跟瑞典人通婚。她们通常会选择基因相近的人，所怀婴儿的尺寸也因而较适合她们的体型。"

体，需要碰触身体的治疗如按摩、针灸、指压、刮痧等，通常都是男性帮男性治疗，女性帮女性治疗）。到了要分娩的时候，妇女都等到最后一分钟才上医院。她们常在停车场、急诊室或电梯里就生了。默塞德中心的轮椅现在都被称为"苗人的生育椅"，因为有太多苗族婴儿是在前往产房的路上出生的。

即使及时赶到医院，苗族妇女阵痛时也不太哭叫，医疗人员无从得知她们即将分娩，因此往往来不及将产妇由分娩床上移到生产台上。有些医生觉得这种忍痛功夫很了不起。戴夫说："我们在医学院学到，在人类经历的疼痛中，生产居第三或第四位。大部分女性都会叫痛，苗族妇女却一声不发。她们的忍痛功夫真是罕见。"

产房护士对苗族妇女的安静则不那么佩服。丹解释："护士的态度比较不同，她们会说：'为什么不告诉我们，自己快生了？她们到底怎么回事？是太笨了吗？'我想护士的这种态度是出自不安。她们不是真的对苗族妇女生气，她们会焦虑，是因为苗族妇女的生产方式跟她们在接生训练中学到的不一样。"这些不同之处包括蹲着分娩，以及拒绝接受会阴切开术来扩大产道口。虽然黎亚的母亲在老挝时习惯独自生产，但许多妇女都习惯生产时由丈夫从背后抱着，丈夫会在孩子生出前一边用唾液按摩妻子的肚子，一边大声哼唱。这些丈夫会很清楚地让医生明白他们要什么。克里斯回忆道："有个父亲在我协助胎儿的头滑出时，打了我的手。他污染了消毒过的部分，护士都很不高兴。当我夹住脐带时，他靠过来，按住脐带说：'要这么长。'"

由于这个父亲的要求并不危及母子的安全，克里斯就答应了。医生若认为产妇需要接受会阴切开术，以避免四级裂伤，结果产妇（或是产妇的丈夫、父亲或兄弟，决定权往往在他们身上）却拒绝了，或者万一出现裂伤，产妇的丈夫、父亲或弟兄却不让医生缝合，该怎么办？还可能有更糟的情况，如果胎儿监视器显示婴儿的心跳已慢慢减缓，而家人又不愿意签剖宫产的同意书，该怎么办？

拉克尔是默塞德中心公认技术最好，也最有同理心的妇产科医生。我问她，当她的苗族病人所希望的与她一贯提供的标准医疗服务冲突时，她如何处置。她说："我对待苗人的标准与对待其他人一样。但对苗人，我就是那么束手束脚，给她们的照护无法达到一百分。有时你可以找个中间点，试着了解苗人的文化背景，这很难，但并非不可能。有时你可以劝服苗人照你的意思去做。你得不断劝说，只要你坚守立场，就有可能成功。然而，如果涉及胎儿福祉，尤其我们认为胎儿只要满三个月大就算是完整个体，应享有本国国民应有的权利与待遇，而产妇的家族信仰与习俗却与你认定对胎儿有益的事相违背时，你将面对最严重的冲突。这状况糟到难以想象。当文化背景与你相同的人做了不该做的事，例如怀孕时抽烟喝酒，你会为对方明知故犯而感到愤怒。然而，与苗人起冲突所带来的紧张感却与这类状况不同，苗人不知道自己做的是不对的事。他们根据自己的信仰与原则做出保护母亲、孩子，以及他们生存方式的事，而你所认为必要的事，刚好与他们认为合宜的事相反。"

听了拉克尔的话，我再次深刻感受到，苗人给照顾自己的人带来多大的压力，尤其是对那些年轻、满怀理想、一丝不苟的人。拉克尔为生产不顺的苗人接生时，总咬着自己的指甲（上面紫色指甲油涂得完美无瑕），咬到见肉。心理医生苏姬·沃勒（Sukey Waller）为默塞德提供小区服务，很受当地苗人社群的尊重。她有段时期每天早晨上班前都会呕吐。住院医生本尼·道格拉斯（Benny Douglas）以沉着冷静出名，也曾为一件棘手的病例而慌了手脚，那是个得了胃癌的苗人老太太，而本尼无法说服她的儿子同意开刀，他因此严重失眠。我还记得本尼消沉地瘫坐在值班室椅子上的样子：他用小型录音机录下自己为这个老太太所做的笔记，一边喝着随身杯里的咖啡，一边不自觉地轻扯着睫毛。

我问丹，为什么照顾苗人会带来这么大压力，他说："医疗人员在职业生涯早期都曾投注大量的时间与心力参加训练课程，他们所受的教育告诉他们，在医学院学到的，是唯一能够解决健康问题的正当方式。我想，这就是当苗族病人拒绝医疗服务时，有些年轻医生会愤愤不平的原因，因为这暗示西方医疗所能提供的其实并不足够。"

我在默塞德遇到的唯一跟苗人相处顺利，也不烦恼自己是否提供了最佳医疗照顾的医生是罗杰·法伊夫（Roger Fife）。他是家庭医生，一九八〇年代早期曾在默塞德中心担任住院医生，后来在当地的私人医院执业。法伊夫医生估计他有七成病人是苗人，这是镇上最高的比率。我问他为何那么受欢迎，他也说不出所以然，只说："或许我说话比其他医生慢吧。"他的病人都很乐意向他倾吐，我问到的每个苗人都说："法伊夫医生不动刀子。"整体来说，这是事实。法伊夫医生通常不会为苗族妇女做会阴切开术，虽然他不知道她们为何不愿接受手术，因为他从来没问过。他也尽量避免剖宫产。他特别受苗人喜爱的地方在于，只要产妇或家属要求，他就把婴孩的胎盘装在塑料袋里给他们。他也不知道苗人要胎盘做什么，他说他从来不好奇。法伊夫在默塞德中心并不德高望重。某个住院医生告诉我："他有点笨。"另一个告诉我："他不是我们医疗计划中最聪明的毕业生。"第三个则小心措辞道："他是称职的医生。"虽然我认为，即使是默塞德地区最平庸的医生，也不会想要多收一些苗族病人，但对这些住院医生来说，一个医疗标准比他们还低的医生受到整个苗人小区的欢迎，势必很不是滋味。法伊夫的处世哲学凑巧比任何知识、才智或医术都更受苗人青睐。当我问他为何不强迫苗族病人接受传统的美国医疗方式时，他只耸耸肩答道："那是他们的身体。"

7 归政府所有

　　尼尔则是另一种医生，要他提供两套标准的照顾，完全违反他的天性，所以他绝对不会给美国病人较高质量的服务，而给苗人较差的医疗。但若把黎亚的医生改成法伊夫，她的病情会有起色吗？尼尔固执的态度是否反而危害了黎亚的健康？尼尔至今仍被第二个问题所困扰。例如，若黎亚的处方不那么频繁更改，或许她的父母就不会那么迷惑，也会因为相信医生知道自己在做什么而对医生更有信心，于是就更可能让她吃药。但是尼尔非常确定，由于黎亚的病情持续加重且难以捉摸，因此他所能提供的最佳对策就是不断调整处方。假使他只选择一种良好的抗抽搐疗法且持续使用，就得承认自己提供给黎亚的医疗服务不同于一般美国中产家庭同意接受且能够负担的复合疗程。但究竟何者是较严重的差别待遇，是让黎亚没有机会接受与其他孩子同样高质量的照顾，还是无法为黎亚调整出她的父母最可能接受的疗法？

十年前的尼尔就不会这样看待这件事。他绝不会考虑降低医疗标准。他认为自己的工作就是妥善治疗，而黎亚的家人只要配合就好。如果家人不合作而危害孩子健康，就是虐待儿童。他已尽量延后通报儿童福利单位的时间，尽可能给黎亚的父母改过的机会，在此同时，他每天都和妻子佩吉讨论这个病例，一方面也担心"弗雷斯诺悲剧"会在默塞德中心重演。（他和佩吉都听过那个弗雷斯诺的苗人父亲被误控虐待孩子而在狱中上吊的故事，并相信确有其事。）最后，尼尔认为自己别无选择，只好要求将黎亚移置寄养家庭。他事后回想起来，认为自己当时可以考虑其他做法，一是请护士每天三次访视黎亚并给药，二是请苗人社群的头人出面劝说父母合作，但这两种方法在当时看来都可能遭遇无法克服的官僚阻碍，或者当初根本没想到。我问尼尔，他做了决定以后，会不会一直想着他的决定将如何影响黎亚一家人，他回答："会，一定会。但如果你全心为孩子着想，你就会压抑所有对父母施压而产生的不快。我认为在这过程中，一定有些事需要学习，我说的是自己，与佩吉无关。这样说或许有些固执，但我认为苗人一定得明白，我们在某些医学领域上确实懂得比他们多。为了孩子，他们也必须遵从一些规定。我想让整个小区的人明白，脱离常轨是不可接受的。"

尼尔只要认定黎亚的父母危害了黎亚的生命，就有权向儿童保护局检举黎亚的父母。事实上，如果他不检举，也可能触犯法律。知道有儿童受虐而不报案，在包括加州在内的美国四十四个州都属于公诉罪，而医生、医疗相关人员、教师、日间看护与警察由于特别容易撞见受虐的证据，在美国五十个州的一系列儿童福利法案中都有豁免条款，即使误报虐童案也可豁免民事和刑事诉讼。

黎亚的父母之所以不让黎亚吃药，至少有部分宗教上与文化上的理由（尼尔对这点并不清楚），但即使黎亚的父母懂得如何为自己辩护，在法庭上也没什么影响。若不涉及儿童，情况会截然不同。若案件受害者是有行为能力的成人，法庭依自主原则，几乎都会用判例取代行善原则。举例而言，耶和华见证会教徒有权拒绝接受输血，基督科学教徒可以拒绝接受化疗，即使会因此丧命。但一旦涉及未成年孩子，国家就有权力（事实上也有义务）强制病人接受治疗，即使病人家庭的宗教信仰禁止用该项疗法来挽回生命。罗伯特·杰克逊（Robert Jackson）法官在一九四三年最高法院的判决书中写道："父母要当殉道者，请自便，但这不代表父母可以把孩子也变成殉道者。"有几对基本教义派的父母试图用信仰疗法医治孩子，导致孩子死亡，最后都银铛入狱。基督科学派至今仍无教徒坐牢，但有许多教徒都因过失杀人或使孩童遭受危险而被判处罚款、缓刑或小区服务[1]。如果信奉这类较主流宗教的父母也无法动摇法庭判决，我们不禁怀疑，

---

[1]　在一九九六年，美国最高法院拒绝重审麦科恩·V.伦德曼（Mckown V. Lundman）一案，该案中的十一岁男童伊恩·伦德曼（Ian Lundman）在糖尿病导致昏迷后，其母、继父，和另外两名基督科学教徒只有祷告而没替他施打胰岛素。男童的生父不是基督科学教徒，获得了一百五十万美元的赔偿金，这是基督科学教会首次因孩童死亡遭到索赔。最高法院拒绝重审正显示了院方对信仰疗法毫不赞同的态度。虽然大众意见倾向支持法院，并且谴责基督科学教会，耶鲁大学法律系教授斯蒂芬·L.卡特（Stephen L. Carter）在《纽约时报》却刊载了一篇有趣的异议文章。卡特教授指出，根据一份近期的民意调查，有五分之四的美国人相信祷告能治愈疾病，将近有半数的美国人表示自己曾因祷告而痊愈。他嘲讽地下了结语："最高法院拒绝调停该案使得民间信念普遍增强：只要那些不相信祷告力量的人真心盼望祷告能有功效，相信祷告力量是完全无碍的。"

当李家人告诉法官，他们信奉泛灵萨满信仰，并认为女儿的病痛是丢失灵魂所致，唯有以动物献祭才能有效治愈时，法官能否接受。

尼尔从来都不想要起诉黎亚的父母，也从未对两人采取任何法律行动。他只希望黎亚能够脱离两人之手，交由能够依照处方正确给药的人照顾。一九八五年五月二日，黎亚被暂时安置在两个门诺教派修女创办的寄养家庭。她只要表现出过动，修女便把她放进婴儿学步车，让她在客厅里走来晃去。黎亚在两周后被送回家，她的父母获得最后一次机会。但验血结果显示，父母给她服用的卡马西平剂量仍低于处方上的剂量。默塞德县的儿童福利单位向加州高等法院提出申请，"关于黎亚事宜，有人触犯少年法院法"，内容如下：

申请人相信所获情报，做出下列申请：

一、上述未成年人住址为：加州默塞德县东十二街三十七号 A 栋。

二、该未成年人出生于一九八二年七月十九日，现年两岁又十一个月。

三、该未成年人受以下加州少年法庭法三〇〇项 A 条款保护：该未成年人需要合适且善尽亲职的父母照顾，然未得有意愿或有能力之父或母提供上述照顾与管教。该未成年人为癫痫患者，有复杂的癫痫并发症，父母所给予之药物剂量未达治疗水准。父母未遵照医生服药指示，致使该未成年人多次住院，并多次严重发作，足以危及生命。医生认为该未成年人此时应被带离原生家庭，以确保生命安全。该未成年人的生理健康确有实质危险，倘该未成年人不脱离父母监护，并无合理措施能确保其生理健康。

结论：故此，申请人请求此法庭宣布该未成年人接受少年法庭之监护。

六月二十六日，黎亚再次被带离，这次安置的时间长达六个月以上。黎亚的父母事前并不知道黎亚将被带走。儿童保护局员工到达时，弗雅正外出拜访亲戚。多年后，纳高通过口译员告诉我当时的状况（在他印象中，跟着苗人口译员熊苏前来的社工是警察）："那些警察来带走黎亚。是熊苏告诉医生，我们没有给黎亚吃药，所以医生生气了，然后他们来带走黎亚。我非常生气，差点杀了这个翻译。我说，这是我的孩子，我爱她。警察说，在这六个月内，黎亚将归政府所有。"

弗雅告诉我："我回到家，先生告诉我，他们把孩子带走了，没有告诉他要把孩子带到哪里。我不懂英文，所以我根本不知道该怎么想，该说什么。我告诉长辈这状况，他们却说，那些人要带走小孩，你一点办法都没有。我不断哭泣，以为自己要把眼睛哭瞎了。"

耐人寻味的是，默塞德中心几乎没有任何一个住院医生知道，尼尔安排将黎亚带离原生家庭，直到我告诉他们这件事为止，即使曾经多次在急诊室照顾黎亚的医生，还有在多年后仍记得黎亚详细病情的医生也不例外。他们得知后都不同意尼尔的做法，但也没人能提出更好的办法。尼尔并非刻意隐瞒，只是他不习惯跟任何人讨论可能令人情绪激动的问题，尤其是会使他不安或感到矛盾的问题，但是他会和妻子讨论。当我告诉丹，黎亚被安置在托儿机构时，他惊讶不已。丹说："尼尔这样做，一定是已经束手无策了。这是我第一次听到有小孩被带离能好好照顾她的人。你知道的，通常是有人蓄意伤害、严重忽略或是真的伤害到小孩，小孩才会被强制托管。但是黎亚的父母真的很疼孩子。如果今天是我在异乡，有人以我无法理解的理由带走我的孩子，我可能会开始想使用暴力，我真的会这样做。"

这个消息在默塞德地区的苗人小区里传得沸沸扬扬，尤其是李氏和杨氏家族。黎亚被带走一事让许多原本已心存疑虑的人更加确信，医生和官方权威串通一气，是不能信赖的。苗人得到了教训，只是并非尼尔所想的那种。一段日子后，我询问两个在公卫部门担任口译的苗人李绮雅（Kia Lee）和侯柯亚（Koua Her）（绮雅是女性，柯亚是男性），对这件事有何看法。两人对这件事记忆深刻。绮雅很圆滑地说："或许他们不应该把黎亚带走。或许这是不对的，那对父母并不想伤害孩子，他们很努力地要做好父母。他们在老挝失去了许多孩子，所以现在特别疼这孩子。在老挝，父母要对孩子完全负责。除非是孤儿，不然怎么可以说带走就带走？"柯亚说得更直接，他说："儿童保护局没有必要带走她，如果父母不照顾孩子，那没问题，但这对父母疼爱那孩子胜过所有孩子。那母亲无时无刻不在哭，父亲没哭，但非常愤怒。苗族男性就算难过，也从来不哭。在老挝，我一辈子也没听过这种事。"

在《苗人孩童医疗照护冲突中的文化信仰与权力动态分析》这篇人类学硕士论文中，明尼苏达州的内科医生凯瑟琳·卡尔亨佩拉（Kathleen Ann Culhane-Pera）将苗人对小儿医疗责任的想法归纳如下：

> 苗人父母认为，父母要为孩子的福祉负责，也有责任决定孩子的医疗方式。父母生了孩子，提供孩子物质所需，并疼爱孩子，所以孩子的医疗方式该由他们决定。由于家庭的所有成员都疼爱孩子，因此可以协助父母决定最理想的疗法。在关键时刻，家族的长辈也会协助父母做出重大决定。医生并非家族成员，不能替孩子做决定……如果医生接手父母的责任，未得父母允许便决定治疗，便要为后果负责。孩子死了，是医生的错，那医生该如何赔偿父母？说真的，医生将如何赔偿性命？

只要医生和父母持续协商，即使没有共识，冲突仍仅限于信仰体系的差异。凯瑟琳在论文中写道："一旦报警，法院的命令一下，难度立即提升到另一层次。这时差异不再是信仰上的，而是涉及了权力。医生有权力报警并使用国家权力，而苗人父母则没有这种权力。"苗人自古就大力抵抗权威，而当他们逃到以自由闻名的国家，却被剥夺了权力，这使他们格外困惑与愤怒。有个孩子生了病，医生拿到法院的命令后，替孩子做了脊椎穿刺，孩子的父母告诉凯瑟琳："我们觉得美国比我们的国家还不讲理。"另一对类似遭遇的父母告诉她："不论我们对科技、人体健康、医学再怎么无知，我们也经历过许多事。我不要医生像医动物一样医人，动物什么也不懂，但人类懂，我们懂得说话。我们和任何人一样懂。我们只是不巧成了难民，但我们和医生一样都是人。"

孩子一旦被带离父母的监护，儿童保护局必须在两天内提出申请书说明，并举行听证会。听证会通常是在提出申请书的隔天举行。一九八五年六月二十八日，李纳高由公设律师陪同出庭。没人记得当时究竟有无口译员。法官同意让儿童保护局保护黎亚。纳高当时并不知道自己其实可以反对这项判决，而法庭记录记载了他同意判决。第一五二七○号案件的裁决书详细记载着黎亚的安置计划，黎亚要接受六个月托管照顾，这是尼尔估计能让黎亚病情稳定的最短时间。黎亚的父母得等黎亚离家一个月之后，才能每星期去探访黎亚。这是为了防止心痛的父母立刻把孩子接回家，这样的规定在当时相当常见。一开始的前几周，儿童保护局并未向弗雅和纳高告知孩子的去向。纳高如此说道："一个月后，我去找会说英语的表哥，请他打电话给警察问黎亚的下落，因为我太太实在想念黎亚，想得快疯了。"事实上，除非法院相信黎亚的父母会配合治疗，否则即使过了六个月，黎亚也不能与家人团聚。儿童保护局在这方面会提供协助，让父母有更多机会把孩子接回家。如果法院在一年内未裁定黎亚可平安返家，李家就将永远丧失黎亚的监护权。

儿童保护局有责任为黎亚找到合适的寄养家庭。她的案件承办人填了一张特殊寄养照顾申请表。在"孩童行为问题"一栏，她圈了"过去一年有一次或一次以上的暴力事件，导致轻微外伤""过去一年有六次或六次以上造成（物品）轻微破坏""每个月至少一次自伤的行为（咬伤、抓伤）""遭遇挫折时，变得暴躁或不友善""不参与社交活动""不参加团体活动""在任何环境都异常好动""在所有情况下都会反抗""每天发脾气"。案件承办人还得评鉴该行为的严重程度,从四十(最佳)到七十(最糟)不等。黎亚的评鉴分数破表,有八十一分。唯一得分比较理想,也可以说是完美的项目有:"没有沮丧行为""适当响应情感"与"适当表达情感"。

在黎亚离家前一两天,迪伊(Dee)和汤姆·柯达(Tom Korda)就接到儿童保护局的电话。这对夫妇住在默塞德地区西北约四十公里,刚获准成为寄养家庭。社工在电话中说:"我们这边有个患有癫痫的两岁苗族女孩,你们有办法照顾她吗?"那时迪伊从来没有听过"苗"这个字,她已有四个小孩,肚子里怀了第五个,同时也在照顾另一个寄养孩子——那是她第一次接受寄养。她回答:"当然。"后来她告诉我:"我那时真的很热心,给我孩子,我就收留。"

我对柯达夫妇非常好奇,因为当我打电话给迪伊时,她的第一句话是:"弗雅和纳高好吗?你喜欢他们,对不对?"在那之前,我从未听过任何美国人说李家一句好话,而且我也认同传统上亲生父母和寄养父母水火不容的说法,她的问题我一时不知如何回答。我来到柯达夫妇的平房住宅,房舍所在的牧场小区长满桃树与杏树。一群大狗跑来欢迎我。柯达夫妇在五个亲生子女与六个寄养子女的协助下,养了这群狗当导盲犬。六个寄养子女大都有智力障碍或情绪问题。我们坐在客厅,迪伊很自然地拿出放满黎亚照片的小相簿(每个她照顾过的孩子都有这么一本相簿),并拥抱每个进出客厅的孩子,不分大小或种族。

黎亚来到柯达家后,连续哭了十天。迪伊说:"黎亚是我唯一见过在吸气和呼气时还能哭的孩子。她呼气时哭，吸气时也哭，哭声大又刺耳，哭个不停。虽然她还不会用言语表达，但我知道她想要爸爸妈妈。我会看见她缩在浴缸里，一脸担心、忧虑、困惑、伤心。有时她像笼中动物般捶打门板，喊着：'那！那！那！那！'我知道她在说苗语的'爸爸'。"（其实黎亚讲的可能是"niam"［念作 nya］，这是苗语的"妈妈"。苗语中的"爸爸"则是"txiv"。）柯达夫妇不会说苗语，无法用言语安慰黎亚，唯一能做的似乎只有多给她身体上的接触。白天，迪伊把黎亚背在背上，而她最小的孩子只有九个月大，自从黎亚来了以后就背在胸前。晚上，黎亚通常睡在柯达夫妇的床上，床有三米宽，足以容纳这个家庭的大部分成员。迪伊猜想黎亚可能还未断奶，所以黎亚难过的时候，她除了喂哺自己的孩子，也会喂黎亚母乳。她告诉我："任何事情都得顺着黎亚的意。这就是她以前的生活方式，她的父母让她在家当大王，因为她是特别的孩子，是小公主。黎亚啊，脾气坏又好强，不过也很讨人喜爱。她长得那么漂亮，还会爬到你腿上。一开始，我们对她来说什么都不是，但她学着爱我们。她知道如何爱人，也知道如何让人爱她。我们很高兴能照顾黎亚。"

珍妮·希尔特是儿童保护局的个案承办人，在黎亚寄养期间经常拜访柯达家，并做记录。我们可以从记录中得知黎亚在柯达家不安分时的情况：

> 黎亚的问题都是行为上的，常常哭个不停，很会闹，很会发火。会在凌晨两点到五点间哭个不停，两脚乱踢。不愿妥协。全家人不堪其扰。

发脾气，不吃东西。看着迪伊，脱下裤子尿在地板上。

在地板上大便。

咬自己的嘴唇。

黎亚整整哭了四天，乱涂粪便。

又开始哭个不停，扯掉自己的衣服，尿在地板上，开始一连串的破坏。必须用镇静剂安抚。

由于黎亚也"伤害其他孩子，小则造成瘀青，大则送医院缝合"，因此需要有人随时注意她的一举一动，让她远离"一些以前常做的有害或危险的活动，例如靠近热水、浴缸、高处、游泳池等场所"。柯达家给予黎亚"无微不至的照顾"，珍妮也顺利向人事部申请到一个月高达一千美元的优渥补贴，供迪伊和汤姆照顾黎亚之用。（李家夫妇两人与九个孩子中活下来的七个，再加上黎亚，每个月仅靠七百九十美元福利金过活，另外由于黎亚患有癫痫，还可以领身心障碍津贴八十四美元。）

珍妮在写给人事局的信中也提到柯达家每周带黎亚就医二至五次。虽然迪伊彻底遵照处方喂抗抽搐药物（有时得强硬灌药，即使黎亚把药吐在迪伊的衣服上，也得重新来过），黎亚还是会发作。实际上，她在柯达家发作的次数比自己家还多。她在离柯达家最近的小镇特洛克（Turlock）的伊曼纽尔医疗中心住院四次。有一次，黎亚还从伊曼纽尔医疗中心转诊到默塞德中心。迪伊对这次转诊的印象并不好，她告诉我："默塞德中心的护士不会对黎亚好声好气地说话。她弄脏床铺时，她们不会说'哎呀，宝贝'，而是说：'我的天，简直是一团糟！'他们像赡养中心对待老人那样，用布绑起她的手脚，很侮辱人。"特洛克的医生数次更改黎亚的处方，先是拿掉苯巴比妥，再是卡马西平，取而代之的是苯妥英钠、丙戊酸钠和利他林（Ritalin）的各种组合。迪伊说："卡马西平和苯巴比妥对黎亚来说是最糟糕的药方组合。真的是最糟最糟的。她服下这些药物后就像喝醉一样，搞不清方向，也无法走路。我想她的父母是因为这样才不给她服药的，于是当她发作了，大家就生她父母的气。"黎亚的协调能力已有改善，但仍持续发作。

黎亚的父母得知女儿下落后，便请一个有车的侄子在有空时载两人去探望黎亚。两人第一次造访时，迪伊展示了她是如何背黎亚的，方式就跟弗雅一样。两人也看了黎亚如何和柯达全家同睡一张床。柯达家的孩子还把泳衣借给李家的小孩，在后院的泳池一起游泳，盼跟迪伊的婴儿一起躺在草地上，后来，李家十二岁的女儿梅还跟柯达家十岁的女儿温迪成了好友，并在柯达家住了一整周。弗雅也绣了一个苗族婴儿背巾送给迪伊。几个月后，每当迪伊带黎亚去就诊时，都会把自己的婴儿托给弗雅——这可能是儿童保护史上第一桩寄养父母请法律认定的虐童父母代看孩子的案例。没有多久，柯达家心中就有了定见：儿童保护局将黎亚从家人身边带走，根本是错的。（迪伊如此告诉儿童保护局，他们却不同意。）"我跟黎亚难分难舍，但她真的需要回家。弗雅和纳高夫妇很贴心，对孩子呵护与疼爱至极。我感到痛心，他们根本不应该被卷入这个制度。"迪伊说。当我与迪伊见面时，她已经收养过三十五个寄养儿童，大部分儿童都曾被父母虐待。黎亚是唯一一个她认为该与家人团聚的孩子。

李氏夫妇每次离开柯达家，黎亚都想跟上车。车子驶离后她便惊恐地哭喊。纳高告诉我："那家人真的很照顾黎亚，也很关心黎亚，但可能她太想念我们了，所以她的病愈来愈糟。我们也很想她，我不知道该如何表达我们有多想她。"弗雅说："我们的床少了她，显得空荡荡的。我好爱她，我晚上总是抱着她，从不让她一个人睡。每天晚上我爬上了床，她却不在那儿，我总是哭个不停。"黎亚被带离家两个月后，纳高告诉承办人员，黎亚再不回家，他就自杀。在这件事发生四个月之后，纳高某日返家发现，弗雅举刀向着自己，纳高把刀子夺下。一个月后，珍妮的记录中写着，弗雅变得歇斯底里，誓言将再度自杀。儿童保护局曾考虑将李家人全安置在同一间精神病院，但后来作罢了。

六个月后，黎亚并未如李家所愿回到家中。一九八五年，在第六个月的团聚听证会上，法院裁定弗雅和纳高无法证明两人有能力配合女儿服药。首先，两人拒签一份八月时交给两人的社会服务计划，当中提到，为了顺利团聚，李家人必须同意"为了我们的孩子，我们会带孩子去看诊，包括例行回诊和发病时求诊，并学习正确给药"。儿童保护局的工作人员在计划上写着："两人觉得黎亚必须立即回到自己的监护下，不愿签同意书。"再者，黎亚在九月曾回原生家庭探访，为期一周，这是为了测验父母是否配合，但两人的表现完全不及格。儿童保护局在反对团聚的申请状上如此写着：

> 通过口译员之助，黎亚的父母再次学习正确给药的方法。院方为了加强指示，使用了彩色图表。这对父母声明自己已经了解，也表示愿意立即遵守。在探访的过

程中，这对父母获准请来苗族传统文化中的巫师治疗该未成年人。该未成年人在家中时，社工都以电话探访，并检查服药情况，服药似乎正常。这对父母也表示没有任何发作。一九八五年九月九日，黎亚回到寄养家庭，当天便进了医院。在该未成年人的血液报告中，并未发现任何药物迹象。戈埃尔医生（Goel，黎亚在伊曼纽尔医学中心的主治医生）声明，药物通常会存留在体内至少十天，该父母并未给黎亚任何药物。这对父母送回来的药瓶却都是空的。

珍妮的档案记录上写着，黎亚回到柯达家时，胸口都是硬币刮过的伤。显然弗雅和纳高选择了传统疗法，并如同珍妮所记录，"将药物当成垃圾"。在这趟家庭访问结束的四天后，黎亚有三次严重的大发作和六次轻微的小发作，发育迟缓的症状也变得更加明显。申请书上写道：

> 注意到说话迟缓，运动能力退步，不肯进食，也不与人眼神接触，不停用头碰撞物品。黎亚开始随处便溺，也开始表现出各种自虐行为，包括抓、咬、失眠。她会向其他孩子施暴，也丧失了所有辨别安全状况的能力。这些退化行为全是黎亚在父母身边时父母并未喂药所致。上述退化情形持续发生。

尽管出现这些退化状况，珍妮仍决心继续教导李氏夫妇替黎亚喂药，好协助两人在十二个月飞逝而过之前重获监护权，以免在法律上永远失去女儿。珍妮用了不少时间与弗雅合作，她的工作也因黎亚的处方在一九八六年二月大幅简化而变得较为顺利。迪伊曾带着黎亚到弗雷斯诺的山谷儿童医院接受全面神经测试，儿童神经学家特里·哈奇森（Terry Hutchison）初步检验后诊断黎亚罹患了雷葛氏症候群，这是一种罕见癫痫，病征包括智力退化及多种难以控制的发作。特里决定单独使用丙戊酸钠，他认为这是最佳选择。（尼尔和佩吉也曾考虑丙戊酸钠，最后却作罢，因为这种药会引起肝衰竭。得知黎亚终究还是用到以后，两人希望自己一开始便开立此种药物。）儿童服用的丙戊酸钠是液态的，尝起来有樱桃味，相较于之前需将数种苦味药片磨成粉末的复合处方，在给药上容易多了。珍妮教弗雅使用塑料注射器，将液体喷入黎亚口中。因为弗雅看不懂数字，她在注射器"8 cc"处贴上胶带做记号。弗雅先用水练习，熟练后再装入药水。

珍妮感觉到弗雅慢慢学会信任她，所以进步很多。不过她并没有与纳高建立同样的亲密关系，因为纳高一直担心黎亚永远无法回家。他一直防着珍妮，但没有生她的气。他气的是熊苏。熊苏是陪着社工人员带走黎亚的口译员，一个世故的、受过良好教育的苗人女子，嫁给了美国人，在默塞德的传统苗人小区中并不怎么受欢迎。苗人很少与异族通婚。珍妮说："熊苏在文化上非常接近白人，她打扮得非常俏丽，也不待在家中生养小孩，维系苗族文化，所以许多苗人认为她是叛徒。"熊苏有一次告诉纳高，她已经告诉儿童保护局，她不认为孩子应该归还给他。一九八六年二月，黎亚住在弗雷斯诺的儿童医院时，纳高说熊苏责骂他，而他也相信她没有如实将他的话翻译给医生。隔天回到默塞德，珍妮、熊苏和一个儿童保护局的主管来到李家。纳高告诉我："我人在外头，熊苏进了门，她叫我，并说：'进来，你给我进来。'那个时候，我真的要动手打她，我拿了球棒。我女婿也在，他抓住我，要我别那么做。那个主管和珍妮问怎么了，我女婿便替我翻译，我说我真的很讨厌熊苏，我今天就要在这儿打死她。然后熊苏说她还有事，就先走了。我告诉主管，熊苏不是个好东西，以后别带她来了，如果你再带她来，我就开枪打死她。"（当我向熊苏问起这次事件时，她用非常优雅的英文对我说，她不记得跟李家有什么过节。我从未听过苗人英文说得这么好。这令我讶异，因为我知道她嫁给美国人之前，曾嫁给纳高的侄子。最后她说："既然这家人不满意我的服务，我也不想再涉入了。"）

多亏了珍妮对李家抱持信心，纳高差点棒打熊苏一事才未令李家永远失去女儿的监护权。她认为纳高有理由生气，而且只要他不因为生气而不照处方给药，就不该阻止李家全家团圆。一九八六年二月起，李家在珍妮的督导下获准留黎亚过夜。血液检查也显示两人让黎亚服下了足量的丙戊酸钠。当儿童保护局就黎亚一案提出十二个月团圆听证会的申请时，珍妮在申请书中写道：

> 李家给药的技术进步了，黎亚回家时间因此延长。当未成年人在家时，本人持续监督每日三次给药。李家表现出配合处方给药的意愿，监督访视因此减少。本人曾和李家合作，协助李家遵照日程表安排黎亚作息，包

括正常饮食、午睡和纪律……尽管存在文化差异，李氏夫妇与签署者之合作与努力，值得嘉许。两人的努力，以及对医生（神经科医生特里）与本人的信任，使我们在黎亚棘手的医疗问题上，获得极大进展。

黎亚于一九八六年四月三十日返家。

8 弗雅与纳高

一九八八年，我在默塞德的前几个星期，有七个默塞德中心的医生分别向我提到黎亚的病例，但每个人都跟我说这不值得调查，因为黎亚的父母不信任美国人，几乎可以肯定不会让我看她的病历和法律文件，也不会跟我谈话。那些医生认为，即使李家人同意见我，一定也一言不发，没有反应，我怎么做都无法打动他们。

我非常泄气。我在来到默塞德之前，从未接触过苗人，但我读过许多人类学的著作，也请教作者如何与苗人相处：不可以高声说话；进屋要脱鞋；不要主动跟男人握手，否则他们会当你是妓女；如果男人主动跟你握手，为了表现你的地位卑下，必须将左手放在右手腕下，以支撑他那只尊贵之手的重量；与苗族的头人并行时，要记得走在他的左后方；雇请年纪较长的男性翻译，以弥补你身为年轻女性的卑下地位；切记不可拒绝他们提供的食物，即使是鸡爪也一样。

我的朋友比尔·塞维奇医生邀请我去默塞德看他的苗族病人。然而，尽管他的书架上摆满了有关非洲伊科人（Ik）、非洲昆人（!Kung）及帕劳人（Palauan）等的民族学专书，但在默塞德行医的两年间，他从未跟任何十四岁以上的苗人有较长的对话，也从未受邀到苗人家中做客，而且只学到一句苗语"麻不"（意为痛）。我对自己这次的探访，也不抱多大希望。如果连具有人类学背景的美国和平队老将都没什么斩获，我又能得到多好的成果？我最初几次与苗人的接触确实都是灾难。但我如此害怕失礼也于事无补。我的紧张不亚于传说中的苗族公主，那个公主在一只有十一间房子大的巨鹰吃光她村里的所有人之后，一直躲在丧礼用的鼓中，还把前来救她的俊美少年误认为巨鹰，跟他说："如果你是来吃我的，请快一点！"接着便昏倒了（后来她嫁给了他）。

我第一次与苗人家庭会面，是由一个会说苗语的老挝平地女性出面安排的。她在默塞德中心当护士助理。当时我并未想到，若要保证自己受到冷淡招待，以这种方式拜访真是再完美不过。几乎所有苗人都不信任医院，结果是，我和护士助理有关系，就形同我和默塞德中心有关系，苗人自然也不会信任我。我与前两个口译员合作的经历也不甚愉快。我谨守先前得到的指示，先后请了两个中年苗族男子为我翻译，这两人都是所属氏族中的重要人物，结果并无不同。我问一个问题，他们替我译成苗语，接受询问的苗人与翻译热烈地聊了四五分钟，然后翻译转向我，说："他说不。"

当我开始担心外人根本无法打入苗人社会时，遇到了苏姬·沃勒。苏姬是在默塞德提供小区服务的心理学家，默塞德中心的一个医生形容她是"嬉皮士改革家"，比尔则称她是本地最受苗人敬重的美国人。来默塞德之前，我从纽约打电话给她，她在电话中说："这是我的电话。如果你打来时是电话录音，你会听到我讲话非常慢，慢到听起来像得了抑郁症或嗑了药。请不要紧张，那只是因为打电话给我的病人大多听不懂很快的英文。"苏姬的名片上用苗文和老挝文写着"心灵修护师"。她向我解释："苗人没有所谓的心理问题，他们认为所有疾病都是灵魂出了问题，因此不会把疾病分成精神疾病和生理疾病。我很难将我为苗人做的事译成苗文，最接近心理治疗师的，或许是巫师吧，而'修护心灵'是我所能想到的最贴切的隐喻。唯一的困扰是，苗人可能会误以为我是在做心内直视手术，然后就吓跑了。"苏姬把我介绍给五个苗族头人，分别代表苗族十四个最具影响力的氏族中的四个。由于是苏姬陪我到头人家中和办公室，因此每个人都热情接待我。其中两人后来为我提供了无可取代的重要信息，日久也成了我的挚友。我问苏姬，苗人社会为何这么快就接纳她，她说："在很多方面，我和苗人是同一种人。我也有无政府主义者的一面。我不喜欢高压统治。我也认为两点之间最迂回的路线，通常就是最短的路径。一般人口中的真实，我不太感兴趣。我觉得，大家认同的现实要比事实好得多。"

苏姬很快便纠正了我的两个观念。一是要打入苗族社会，就得游走在合宜礼节的边缘，不论你的礼节合不合宜，都可能惨败。她就事论事地说："我犯过上万次错。我来到这里时，每个人都告诉我不能摸他们的头，不能跟男人交谈，不能做这个，不能做那个，最后我说，这真是疯了，我不能这样被限制，于是我抛开一切。现在我只奉行一项规则，那就是做任何事之前先问

'这样可以吗？'反正他们也不会期望我这个美国女性表现得像苗人。他们通常给我很大的空间。"她同时也打消了我一直想找美国口译员的念头。她说，一方面是因为，默塞德虽然住着数千个苗人，却没有一个美国人会说苗语。另一方面，她觉得如果只是把苗语译成英语，即使译得再精确也于事无补。她说："我不会称我的工作人员为口译员，而是称其为文化中介者。他们是我的老师。当我不知该怎么做时，我会请教他们。你也应该为自己找个文化中介者。"

因此我找了熊美罂（May Ying Xiong）。美罂二十岁，是默塞德县政府难民服务机构的打字员，名字中的"罂"代表"罂粟花"。她还小的时候，父亲熊查里（Chaly Xiong）担心她夏天到青年保育团工作会被狮子吃掉，之后才有丹带领"寻狮团"前往约塞米蒂一事。查里于一九八三年去世，生前是老挝皇家陆军的上尉，是少数受过美国中情局训练的苗族军官。他也是有名的端公，会骑上木制巫师长凳，让这具飞马的化身带领他去寻找流离失所的灵魂。他的出名之处在于，一开始出神，就会剧烈摇晃身体，动作大到需要两名助手扶着。除此之外，熊美罂的出色履历还包括十八岁那年得到每年在弗雷斯诺市举办的全国苗族小姐选美大赛季军。那时她穿了三套正式服装（分别是苗族、老挝和美式的服装），仪态、气质、美貌和口才也都列入评分标准。评审问道："如果你当选苗族小姐，会做哪些事为未来的苗族女孩树立榜样？"美罂回答："我会鼓励孩子上学，鼓励女孩不要太早结婚。"但一个月后，她却与一名叫李逢（Pheng Ly）的工程系学生结婚了，两人的婚礼结合了苗族传统与美国作风，既杀鸡祭拜，也畅饮大量德国啤酒。李逢的聘金非常可观，多达一千八百美金，熊美罂觉得很有面子。而她的嫁妆除了父亲留下的一笔信托基金外，还有一条银项链、一条银腰带、一对金耳环、三件绣裙、两套苗族传统服装、两件装饰着几枚法国殖民时期硬币的刺绣，另外还有一辆一九七三年的福特汽车。

尽管有七个医生劝阻，我还是决定去见黎亚的父母，但一定要带着美罂当我的文化中介者。我的想法是，如果她的仪态在全美苗族中排在前三名，就很可能有办法和李家人打交道。尽管美罂的资历很不错，我们这对搭档却由于性别和年龄而显得没什么地位——结果这点成了优势。我在李家不需要比这更高的地位，若能再卑微些甚至更好。李家到美国之后碰到的美国人，不论教育水平、语言知识或社会地位都优于李家，让李家自觉矮人一截。没有一个苗人能够忍受被贬低。当老挝还受法国殖民统治时，只要有老挝官员在场，苗人就得趴在地上，除非官员示意，否则不准抬头。难怪苗族流传着这样一则民间故事：颐指气使的官员变成了老鼠，被故事中的主角，亦即典型苗族英雄化成的猫扑着玩。有美罂在我身旁，对李家而言，我就不是官员，不构成威胁，不会批评，不会努力说服李家人做违背心意的事，他们甚至不必太把我当一回事。我的微不足道就是我的优势。

和苗人见面，就像去地下酒吧：一切要看是谁牵的线。我和李家人的会面，是由一个苗族头人马标耀（Blia Yao Moua）安排的。我通过苏姬认识了他，这人恰巧和医院或任何美国机构都毫无关联。此外，由于美罂的丈夫李逢和李家出身同一氏族（Ly 及 Lee 是苗族李姓的不同美国拼法），于是弗雅与纳高把我的"文化中介"美罂当成失散多年的侄女对待。相处三十秒，我便发觉这个家庭和医生描述的完全不同。李家人非常聪慧、幽默、健谈，且活力充沛。我真希望李家是拜我的访谈技巧之赐，才散发了这些美好的特质。但事实上，我请美麗帮忙翻译的问题却无比愚蠢，令她尴尬不已，因此在我更熟识李家之后，我开始感觉到我在李家的主要角色是制造笑料。美麗说我的提问（诸如"你们埋葬孩子的胎盘吗""老挝是不是有很多恶灵住在河中、湖里或树上""你们用猪献祭吗"）就跟"教宗是天主教徒吗"这个问题一样无知，就连傻瓜也知道答案。有一次我问："你们住在老挝时，都在房子的什么地方上厕所？"弗雅笑得几乎从小竹凳上跌下来。"当然在树林里！"后来她喘着说，笑得眼泪从两颊滑下来。

李氏夫妻外表不俗，弗雅外观年龄约四十五岁，纳高则年长十岁。夫妻都不记得自己的生日。两人身型矮小，但都不胖，结实而稳健，似乎只有强风或地震才能将其击倒。弗雅通常将乌黑亮丽的头发挽成髻，但在谈话中偶尔会不经意地放下来，让一头长发垂至腰际。纳高戴着粗黑框眼镜，看起来有些书呆气，颇像在学校里教授某种晦涩数学的老师。两人只在特殊场合穿苗族传统服饰，平常都穿着聚酯纤维制的浅色宽松美式服装。有时弗雅会穿着灰色的棉质长裙，身上的粉红色T恤则印有棕榈树图案拼成的"California"（加州）字样——当然，她读不出这个词。

我第一次见到弗雅和纳高时，两人的七个小孩也在家里。一家九口住在二层楼的三室公寓里，外墙抹上灰泥，北边有铁轨经过，东边是平价超市。这个破旧小区二十年前是美裔西班牙人住的，现在则大多是苗人。就像多数苗人公寓一样，李家除了一部整天开着的电视机外，没有什么家具，也没有书。墙上有些东西挂在接近天花板的高处，包括许多家庭照片、海报、泰国米厂的旧日历、一张《时代生活》杂志的世界战斗机图表和一张几十个蓝色小精灵聚在营火周围的图片，以示李家人对这些东西的重视。大孩子住的房间贴有 U2、邦乔维、白蛇和克鲁小丑等乐团的海报。这家人最宝贝的东西是一支九十厘米长的竹制芦笙，它稳妥地挂在厕所上方，只有纳高知道怎么吹奏。李家最重要的地方则是停车场，那里成了弗雅的私人菜园，她用数十个老旧的五加仑[1]塑料桶和废弃机油瓶栽种各种药草。她栽种的药草经煮沸或在研钵中捣碎，可以用来治疗各种病痛，如喉咙痛、胃痛、扭伤或产后疼痛。

日后我在这公寓里待了数百小时，通常是在晚间美罂下班之后。弗雅和纳高由于无法读写任何语言，因此对我的笔记极感兴趣，也很小心拘谨。然而两人却相当习惯录音机（默塞德的苗人大多利用卡式录音机和泰国难民营中的亲友通信，我不知道这种科技运用该说是与苗族格格不入，还是苗族口耳相传记事传统的自然延伸）。美罂向弗雅发问时都以"pog"开头，意思是"奶奶"，以示尊敬与亲密。几个月后，弗雅开始称呼美罂为"mi 美"，意为亲爱的小美，她也叫我"mi 安妮"。这时，两人也要我叫弗雅"外婆"，叫纳高"外公"。

李家很爽快地同意我调阅黎亚所有的病历，包括她在默塞德中心、山谷儿童医院、默塞德县卫生部及儿童保护局的就诊记录。读了这些数据，我很快就知道我请美罂问的某些问题只是白费工夫，例如："你可以告诉我，塞维奇医生在一九八六年六月二十八日晚上十点五十分发现黎亚的右上肺叶有肺炎症状时，让黎亚住进默塞德中心的情形吗？"医生的诊断无法译成苗语，那些诊断对李家也毫无意义。此外，弗雅和纳高把在默塞德中心遇

1　1 加仑（美制）约为 3.79 升。编者注

到的数十个医护人员混为一谈，全归到"黎亚的医生"这个大类别下。而且，即使尼尔和佩吉已经与李家见过无数次面，却以其无可动摇的崇高地位（或许也因为两人的名字对苗人来说很拗口），被归到"高不可攀，不得直呼名讳"的分类下。黎亚的医疗记录与家人照顾她的记忆之间，很难画出对照的年表，尤其李家使用的计时制又和医院的记录人员不同，问题更是雪上加霜。李家不用数字来记忆年代，而是用重要事件。例如，一九八二年是"恶灵首次抓住黎亚，使她倒下的那年"，一九八五年是"黎亚归政府所有的那年"。李家住在老挝时，就跟其他苗人一样，不用公历的月份，而是用太阴周期来划分一整年。太阴周期是为重要农事而设计的，例如，公历十一月底或十二月初的苗族新年庆典过后，就是第一周期，此时苗人开始储藏稻米、玉米，并开始收割罂粟。第五个周期是玉米播种期，而第十二个周期则是稻米收割和罂粟除草期。李家由于目前靠失业救济金维生，不再务农，每个月的活动（或说无活动）都很相近，不再依照苗历计算日子，因此会忘记在何时甚至哪个季节发生过什么事。但他们仍使用苗语词汇指称一天中的各个时段，如"第一声鸡啼""第二声鸡啼""日头偏西时""阴影笼罩小巷时""喂猪时间""天色全黑时"——即使在默塞德居民的记忆中，东十二街从来没有人养过鸡或猪。

每当我问到黎亚的事，李家人总是礼貌回应，也回答得很详细。不过，他们也有自己一套诉说的方式，正如纳高所说："必须告诉你苗族的文化，让你了解我们的行事方式，你才能向医生解释。"他们最喜欢在晚上十点半为我上这些"文化课"，尽管到了这个时刻，他们都已经说了四小时的话。某天晚上，就在美罂和我正准备离开时，弗雅决定向我解释灵魂走失。她说："你的灵魂就像你的影子。在你难过、生病时，灵魂会像蝴蝶一样飘走，假使灵魂回来了，那是因为你当时很高兴，或你的病已经好了。"纳高又补充说："有时灵魂会出走，可是医生不相信有这回事。我希望你去告诉医生，让他们相信我们的'neeb'。（"neeb"指被医治的灵，常用来简称端公所主持的治疗仪式"ua neeb kho"。这仪式会使用动物献祭，并以动物的灵魂换回病人在外漂泊的灵魂。）医生可以医治与肉体及血有关的病，可是对我们苗族来说，有些人是因为灵魂出了问题才生病，所以需要针对灵魂治疗。至于黎亚的状况，最好是接受一些医学治疗，也接受一些医灵的仪式，但医学治疗不能接受太多，因为会阻碍医灵的功效。如果我们两种都接受一点，她就不会病得这么严重，可是医生不准我们只接受一点医学治疗，因为他们不了解灵魂。"

另一次深夜谈话中，纳高解释苗人之所以生病，往往是因为遇上不怀好意的恶灵，但医生不了解这点，因此无法有效治病。他说："我来举个例子。熊先生和儿子一起去熊溪游泳。（熊溪在默塞德县中心的北方，流经阿普尔盖特公园，是条泥泞的小溪。）熊先生的儿子睡着时，熊溪里的恶灵来到他身边，对他说话，使他身体不舒服，情绪也变得焦躁狂乱。默塞德的医护人员让这个年轻人服药，而年轻人很气恼医生和护士，因为治愈他身上疾病的唯一方法就是杀狗献祭，但这国家不让你杀狗。"弗雅说上周她就在默塞德县的水库旁遇到了恶灵，她之所以察觉到这点，是因为她回家后感到非常恐惧，一闭上眼便能感受到恶灵就在附近。当天晚上她打开家里所有的灯，以此吓跑恶灵，于是她就没有生病。（几个月后我得知默塞德县的恶灵栖息地不限于自然环境。每周为比尔打扫房子的苗族女性马琼［Chong Moua］告诉我，县里每个苗人都知道有个恶灵住在九十九号高速公路与G街的交会口。这个恶灵喜欢让苗族驾驶人入睡，或在美国人驾驶的车辆互相接近时，让车辆隐形，借此制造事故。）

我和李家相处愈久，弗雅就愈照顾我。她通过美罂之助，教我学会说苗语的“请”和“谢谢”，也让我的表现更能符合苗族礼仪。弗雅知道我偶尔会犯头疼，就仔细地教我用鸡蛋包着硬币，上下来回按摩身体，以去除头痛。我不曾在她家中头痛，所以她还没机会当场示范，我想她一定很失望。但是她不断提醒我：“记得下次一定要照我的方法做。”

弗雅认识我快一年后，便决定要把我嫁掉。有句苗语这么说：“花儿蜜满满，等着蜂儿采。”这花指的是十五六岁已届适婚年龄的女孩。我当时三十五岁，空等蜜蜂已有二十年之久。某天我的男友到默塞德看我，弗雅终于找到机会解决这种令人震惊的状况。她事先并没告诉我，她打算把我打扮成苗族新娘，她确信这样的改造会让我美得不可方物。

我的改造计划在一个炎炎夏日举行。当天李家卧房的室温一定超过了三十五摄氏度。弗雅有一只破皮箱藏在衣柜后方，她从里面抽出一块块精美的刺绣。这些绣花布是苗族传统艺术的精粹，图案包括几何图形及动物主题，如蜘蛛网、羊头、虎眉、象脚等，并以刺绣、蜡染、贴花及倒贴花的手法表现。在老挝，苗族男子最重视妻子的两项才能，那就是吟诵诗词和刺绣。弗雅为女儿做的这些刺绣，是这个家庭最大的财富。

十四岁的梅是仍住在家中的最年长的女儿，弗雅在她和美罂的协助下，将我装扮成人偶。我完全任由她们摆布，因为我不知道接下来会穿上哪一件衣服，衣服来了，我也不知道该怎么穿。弗雅首先挑了一条粉红与黑色相间、至少有六米长的腰带缠在我身上，就像将缎带缠在柱子上一样。这条腰带的作用正好跟一般的束腰相反，目的是要让我看起来更丰腴，像个扛得起沉重米担的健康苗族农妇。接下来是一条带有粉红、绿色和黄色的裙子，上面有五百个手风琴般密集的褶，要是全拉平摊开，这条裙子的宽度一定远超过我的身高。裙子的十字绣非常精细，看起来简直像镶了珠子。后来美嚣告诉我，单是这件裙子就花了弗雅将近两年时间，完成后为了收藏这条裙子，弗雅也花了数小时用针线固定裙褶。我穿上这件裙子后，弗雅又为我套上一条粉红色的织锦裙，类似围裙，上面的绣花用美国的先进产品塑料膜保护着。我的上半身穿了一件蓝色与黑色的小外套，这种外套的名称与苗语中的"胎盘"（也就是人的第一件衣服）是同一个词。另外还有四个类似口袋的小袋子，上面悬着银币，像子弹带那样垂在胸前，让我感觉自己仿佛有一吨重。我的脖子上戴了一条五层的项链，是用镂空的银做成的。美嚣替我的小腿打上黑色绑腿。而我的头才是真正的重头戏：我戴上一顶有粉红、绿色和黄色的帽子，上面有一排宝塔状的银币，只要我一动，就会叮当作响。虽然在她们帮我打扮的这四十五分钟里，我热得几乎要虚脱，但在我不太注重流行打扮的成年岁月中，我第一次体会到一群女性在男士止步的房间内为彼此打扮，然后咯咯傻笑那种仪式性的乐趣。

当我的变装正如火如荼进行时，我的男友乔治正和纳高坐在客厅里吹着空调看电视播出的拳击赛，一面猜想我究竟在房里做什么。他和纳高语言不通，但用男人的共通语言沟通，就是对着空气出拳，然后发出激赏对方的声音。当我从房间走出来，乔治看到我时，表情只能用四个字形容：目瞪口呆。事实上他一点也不认为我这样是好看的，后来他告诉我，我这样很像卡通片里的调皮小猫被女主人绑起来，裹上了面团。然而弗雅的努力在某方面还是发挥了作用，一周后乔治向我求婚了！但当我们向弗雅宣布这个消息时，她一点也不惊讶。

之后我向弗雅称赞她美丽的女红，她平静地说："是啊，我的朋友都以我的刺绣为荣，整个苗族都以我为荣。"我从来没听过她给自己这么正面的评价。在平时，她是我见过最会贬损自己的女性。有一天晚上，纳高有事出门，弗雅冷不防开口道："我真笨。"我问她为何这样说，她说："因为我对这里一无所知，我不懂你们的话，美国话好难学。看电视看了一整天，还是不懂他们在说什么。我不会打电话，因为我看不懂数字。如果我要打电话给朋友，孩子们会告诉我电话号码，但我一下就忘了，他们会再告诉我，之后我还是又忘了。我的孩子负责去店里买吃的，因为我看不懂包装上的字。还有一次我到医院去，想找洗手间，但是走过大厅之后，还要走过一条又一条走廊，我根本不知道该走哪一条，我怕我走出去，就找不到路回来。我已经经历过太多伤心的事，我的脑袋再也不管用了。"

我告诉她，若要我在她曾经居住的老挝村庄里找路，我一定也会跟她一样，觉得困难重重。她说："可能吧，但是在老挝，容易多了。我除了种田之外，什么都不懂。"我觉得在老挝也不见得如她所说那么容易，就干脆请她描述胡亚绥村（Houay-souy）的一日生活。胡亚绥村位于老挝西北的沙耶武里省。她倾着头想了一会儿，说："在这个季节，你要照顾你的稻田，你必须在第一声鸡啼时起床。其他季节可以在第二或第三声才醒。第三声鸡啼时，天还很黑，所以你要做的第一件事是点灯，灯就像这样。"弗雅走进厨房，出来时手里拿着一个冷饮的铝罐，里面装满油及一支布做的芯，她说："在默塞德停电时，我们都是用这样的东西。"

接着她说："首先，你要煮饭给孩子吃。然后用自制的扫帚清理房子，扫完地后去割野草给猪吃，然后要多割一些给牛吃，然后喂猪、喂牛、喂鸡。之后你去田里，婴孩要背在背上，如果你有两个孩子的话，你丈夫也要背一个。如果你有很多孩子，那么你可以将较小的孩子留在家里让大的照顾。我们的父母种罂粟，但是我们只种稻子、胡椒、玉米和黄瓜。在播种期间，首先你要在地上挖个洞，就像这样。"她走进厨房，想找些东西示范如何用尖尖的小木棒挖洞播种，回来时她手里拿着卷纸的纸板卷筒，然后用卷筒戳客厅的地毯，每个洞间隔三十厘米。"就像这样，然后把种子放到洞里，你和丈夫一起做。在其他季节，你要清理田地，收割稻米，打谷，吹糠和磨玉米。"

她说到这里时，梅走了进来，身上穿着短裤及写有"海滩时光"（TIME FOR THE BEACH）的T恤，戴着粉红色塑料耳环。李家离开老挝时，她只有三岁半。她坐到母亲身旁的地毯上一起聆听。弗雅又说："农地离我们住的地方很远，比从这里到熊溪还远。你若在天还亮时离开农地，回到家时天已经黑了。当你回到家，你要去溪边背一大桶水回来煮饭、洗澡。"弗雅比手画脚地示范如何制作背桶，如何在木质桶板外箍上竹子。"你烧好热水，用小碗一瓢瓢舀起，帮小孩洗澡。较大的小孩可以自己洗澡。你拿玉米给鸡吃，喂猪之后要煮饭给家人吃。我们通常吃第一餐剩下的饭，配一点青菜，我们一个月才吃一次肉。你用煤煮饭，用上次杀猪后炸出的猪油炒菜。油烟从屋顶的隙缝排出。晚餐后，你坐在灯旁缝衣服。在农地工作时，你穿着又旧又脏的破烂衣服。但是小孩过年时要穿好衣服，所以你晚上要替他们缝衣服。"

我请弗雅谈谈房子。她说："那是用树林里的木头做的，有些木头像电线杆那么粗，屋顶是竹子编的。我能帮忙盖房子，我的亲戚也过来帮忙，以后他们需要房子时，我们也帮他们盖。我们的房子里是一个完整的空间，地板虽然是泥土，但是很棒，如果你要睡觉，可以把竹子剖开，劈成有弹性的小竹片，然后做成床。我们睡在暖和的灶旁边，因为我们没有毯子，我丈夫抱着一个小孩睡一边，我则抱着其他小孩睡另一边，较大的孩子就睡在一起取暖。"

当弗雅告诉我，她在老挝如何做一些她所谓"简单"的工作时，我正思索着她说自己很笨时，指的是什么。她真正的意思是，她以前的生活技能没有一项能在美国派上用场，除了当九个幸存孩子的好母亲之外，一项也没有。然后我又想到美国政府居然连这最后一项技能也否定了，因为法院宣告她虐待儿童。

我问弗雅是不是想念老挝，她沉默了几秒，在矮竹凳上前后摇晃，这时她的女儿看着她，好奇地等待她的答案。终于她说："当你想到老挝，会想到你没有足够的食物，会想到肮脏、破烂的衣服，你就不愿多想。这里是很棒的国家，你过得很舒适，有东西吃。但是你语言不通，你要靠别人救济，如果人家不给钱，你就没得吃，甚至还可能饿死。我想念的是在老挝时自由的心，你想做什么，就做什么。你有自己的田地、自己的稻米以及自己的果树。我想念自由的感觉，我想念拥有真正属于我的东西。"

9 半西医半巫医

纳高回想黎亚回到家的那一幕，他说："车子开过来，车门一打开，她便跳着飞奔进家门。她的哥哥姐姐开心得什么事都不想做，大家都出来拥抱她。那晚她就睡在我们的床上，我们很高兴有她睡在我们身旁。"

一九八六年春夏之间，大约是黎亚满四岁前后，她的病历上只有寥寥几笔记录。佩吉用几个字概括她从寄养家庭返家后几个月的情况：平淡无奇。李家人可不会同意。尼尔和佩吉曾花了数小时巨细靡遗地陈述黎亚复杂的病史，弗雅和纳高则只用了几分钟。现在情况正好相反：在医生看来平静无波的日子，在李家眼中，却是黎亚生命中最多姿多彩的时刻。

黎亚回来后，弗雅和纳高做的第一件事就是杀一头牛庆祝她回家，并为她祈求健康平安。在老挝，苗人养的鸡、猪、牛和水牛大多用于祭祀，以安抚祖先，或用这些牲畜的灵魂来赎回出窍的灵魂，以医治疾病。即使是养不起牲畜的穷人，也可以在较富有的村民请端公来做法事时受邀打打牙祭。康克古德认为，献祭是以"尊崇与敬畏"之心从事的神圣活动。他在书中写道："献祭牲口的灵魂十分珍贵，与人的灵魂休戚与共。在苗人的世界观中，动物和人类的距离比我们所想的近多了……病人与献祭动物两者的生命灵魂紧密相连，有如在婚姻关系中结合的灵魂。"加州大学伯克利分校东南亚研究中心主任埃里克·克里斯特尔（Eric Crystal）虽不把献祭看得那么崇高，但看法也和康克古德相同。他曾经有技巧地问我："如果苗族觉得需要屠宰动物来当祭品，又有什么关系？这有什么不好？苗人通常会邀亲戚一起举行重要的宗教仪式。不管你住在老挝的小村庄里，还是住在曼哈顿，都不大可能找来一大堆亲戚，却不给他们东西吃，于是你在活动中献祭，拿出了整只动物，仪式结束后也将整只动物吃掉。没错，就是整只动物，百分之九十八左右，包括肠子及所有东西。这样做很环保。美国人总是丢掉许多肉。我们多少刻意忽略了要吃肉就必须杀生的事实。说真的，要是美国人发现，为了吃1.99美元一磅[1]的鸡胸肉，必须有屠宰厂来割断鸡喉咙，或许会吓一大跳。所以当美国人知道苗人就在自己家里割鸡脖子时，确实吓到了。"

近十年来，许多美国人对其他宗教的杀生祭祀大感震惊，要求立法禁止。在佛罗里达州的海厄利亚（Hialeah），动物权益运动者和一些小区领袖在一九八七年通过了一项反牲祭条例，以制止非洲古巴萨泰里阿教（Afro-Cuban Santería）祭司屠杀动物。一个居民称这种献祭"破坏南佛罗里达州的形象"。禁令最后虽被

---

1 1磅约为0.45千克。编者注

推翻了，却花了四年，还上诉到最高法院。在洛杉矶，萨泰里阿教及其西班牙裔分支的信徒被怀疑将牛舌钉在树上，并将内脏弃置于人行道。当地在一九九〇年通过一项条例，把杀牲献祭列为犯罪，违者可处六个月徒刑及一千元罚金。虽然这条法令目前尚未实施，但仍是"书本中的法律"。在默塞德县，我碰到的苗族家庭几乎都会定期杀牲献祭。我认识的一个十四岁苗族男孩就向我抱怨，父母总要他在周末到处参加亲戚的医灵仪式，他几乎没有自己的时间。默塞德的美裔居民直到一九九〇年代中期大都还不知道有这些事，也无人在意献祭是否会破坏加州中部的形象。警察局长帕特·伦尼（Pat Lunney）几年前就逗趣地告诉我："我还没有在街上遇见过祭祀用的鸡。"公设律师史蒂夫·诺德（Steve Nord）说："献祭？他们真的这么做？"

　　苗族有句谚语"yuav paim quav"，意思是"真相终会大白"，按字面讲则是"粪将被排出来"。我知道苗族杀牲献祭的"粪"迟早会被"扒"出来。的确，在一九九六年，默塞德居民看到当地报纸报道弗雷斯诺有人杀狗献祭，开始怀疑自己住的城镇可能也有类似事件。即使动物宰杀过程快速利落（而且宰杀者诚心感谢动物——这点就与生肉包装厂不同），也无法减轻这行为给人的怪异观感。于是，禁止在城市里宰杀家禽家畜的法令应运而生。苗人大多觉得为家人治病远比守法重要，所以不理会这条法令，也很少有邻居好管闲事出面检举。然而，默塞德南方猫狗数量日渐稀少的传闻在这数年间本已消弭，现在却又流传起来。

　　传闻尽管不实，但不会因此停止流传。丹告诉我来龙去脉："几年前，某户苗人家里的小火炉着火，执勤的消防员中有人打开了冰箱，看见一只烤猪，却以为那是狗。消防员把这事告诉朋友，朋友又告诉其他朋友，很快就流言四起，大家谣传流浪动物数量减少，是因为被苗人吃光了，所以一入夜最好就把狗儿锁起来。马当（当地苗族头人）听到这消息，就去找消防局长，把他带到那户人家，打开冰箱问他：'这是猪，难道你的手下分不出猪和狗？'传闻本该就此平息，但你也知道，大家都比较喜欢聊故事是怎么开始的，不怎么爱聊故事是如何结束的，因此故事的结局并没有流传开来。"

默塞德的苗人知道美国的法律及习俗都保护狗，因此并不杀狗献祭。但纳高告诉我，还是有些人，例如在熊溪地区被恶灵害过的人，暗暗希望能够杀狗献祭。不过，这些人确实常常供奉猪和鸡，他们会向苗族或美国农民购买这些活体动物。不过杀牛献祭只会出现在重要场合。李家也是到美国六年后才首次杀牛。黎亚的牛要价三百美元，对一年只靠九千四百八十美元及食物券维生的一家九口而言，这真是一笔庞大的数目。我问纳高钱从哪里来，他说："黎亚也出了她自己的钱，是政府给的。"我花了一点时间才了解这是怎么回事：纳高用黎亚三个半月的身心障碍补助福利金买了祭祀用的牛。这可能是第一次有人这样使用联邦政府的补助金。

由于纳高无法运送活牛到东十二街，因此他向默塞德附近的美国牧场主人买了一头牛，宰杀后在族人帮助下切成小块，装入塑料垃圾袋，放进他表兄的小型轿车后车厢。回家后，端公开始念诵祝词，让这祝词跟着他进入看不见的领域。念诵祝词时，切下的牛头就摆在李家前门的门阶上，迎接黎亚的灵魂归来。我问李家当时是否有路过的美国人被这景象吓到，弗雅说："不，我想他们不会吓到，因为放在门阶上的不是整头牛，只是一颗头。"

纳高又说:"而且,美国人不会认为有什么不对,因为我们有买牛的收据。"

在端公主持仪式的这一部分完成后,李家和受邀的亲戚坐下来大快朵颐,有炒牛肉、煮牛肉和一种牛绞肉做的辣味菜"辣八"(laab),以及名为"夸刮"(kua quav)的炖菜。我问美罂什么是夸刮,她说:"那是将牛的肠子、心、肝脏和肺一起剁成碎末,牛肠里的东西也一起剁进去,然后用水煮,再放入一些柠檬草和草药。菜名直译非常不雅,我想你可以称之为'嘟嘟汤'。"("夸刮"直译的意思是稀粪。)接着她又说:"这是道经典菜肴。"

黎亚返家的欢天喜地在几天后慢慢散去。日子一周周过去,李家人愈来愈觉得,被送回来的,是一个受损的孩子。根据梅的说法,黎亚从前会用英语和苗语数数,也知道所有苗族传统新年歌曲的词和曲调。纳高说:"在美国人带走她之前,黎亚真的很聪明。当你走进家门,她会打招呼并拿椅子给你,但在她归政府所有的那几个月内,我不知道他们对她做了什么,也许他们给她服了太多药,或者她太思念我们而生病了。因为在那之后,她好像就认不出家里的客人了,而且只会说一点点话。"李家觉得法庭之所以把黎亚还回来,是因为寄养照顾让她病得更严重了,而这一点清楚地证明李家提供的照顾好太多了。当我告诉尼尔和佩吉这些时,两人很惊讶。两人也注意到黎亚发育不足的状况恶化了,但认为黎亚在离开父母之前就已经开始智能减退,在寄养家庭时由于规律服药,退化才暂时止住,但在一九八五年九月,黎亚暂时返家的一周内,父母没有给她任何药物,使她多次发作,才让情况严重恶化。然而,更让尼尔和佩吉吃惊及痛心的是,李家认为政府一开始将黎亚带走,不是为了她的健康,而是因为

"医生很气我们"不服从指示，所以用这方法惩罚他们。我告诉尼尔和佩吉，弗雅和纳高认为自己非常通情达理，愿意妥协并采取"半西医半巫医"的疗法，但医生却丝毫不肯让步。尼尔和佩吉听了，错愕不解地摇了摇头。

为了避免黎亚的病情持续恶化，李家让她接受更多传统疗法。我常听到默塞德中心的医生抱怨，苗人似乎比美国人更不关心孩子的病情是否改善，因为他们往往对医院的免费医疗照护嗤之以鼻。但医生有所不知，苗人实际上很重视孩子的健康，常常挪用大部分社会津贴，或向亲戚借贷，只为支付医疗保险无法给付的昂贵的传统疗法。举例来说，李家花一千美元买了护身符，里面装有来自泰国的神圣疗愈草药，黎亚一直将那戴在脖子上。他们也试过很多不那么昂贵但较花时间的疗法。弗雅将铸有"一九三六年法属印度支那"字样的银币塞到水煮蛋的蛋黄里，再以布料裹着蛋，用来擦揉黎亚的身体。蛋变黑，就表示病被吸出来了。她还用汤匙替黎亚刮痧，又为黎亚拔罐。她也捏黎亚的皮肤，释放她体内的风邪。她也将停车场草药圃的草药熬成汤给黎亚喝。最后，她和纳高尝试将黎亚的名字改成"蔻"（Kou），改名是苗族疗法的最后一招——两人相信病人一换名字，就可以骗过偷走灵魂的恶灵，以为那是别人，并把灵魂退还回来。根据弗雅的说法，这项计划之所以失败，是因为医生坚持叫她黎亚，拆穿了"骗局"。

李家为了治疗黎亚做了许多事，其中最大费周章的莫过于带她到明尼苏达州，接受一个知名端公的治疗。"我们听说这个端公非常特别，他会治病，开的药方也很好。"纳高说话的语气毕恭毕敬，因为此人来头不小，是他千辛万苦去梅奥医院（Mayo

Clinic）问到的。"这个端公年轻时也得过和黎亚相同的病，也就是被恶灵抓住然后倒下了。"苗人在成为端公前通常会得这种病，或许黎亚长大后也会成为端公。"这个端公也姓李，跟我们同族，这也是我们带黎亚去明尼苏达州的原因。"

纳高和他的一个兄弟、一对成年的女儿女婿开了三天车送黎亚去明尼苏达州。纳高说："我们在盐湖城和怀俄明州各休息了一晚，然后花一天去内布拉斯加州，再花整晚时间从内布拉斯加州到明尼苏达州，只有加油时才停下来。我在怀俄明州只开了三小时车，因为黎亚一直紧抱着我，我无法开车，只好换别人开，我只是抱着她。"他不记得那个端公住在哪里，但记得过了圣保罗市还要再开数小时车。"端公在黎亚的手腕上绑了一条安魂绳，又给她一些用植物根部等东西做的绿色草药汤，有些得煮成汤喝，有些则得熬到几乎变成固体，等干了再吃。"三个同来的家族成员留在明尼苏达州。纳高则再度动用补助金，带着黎亚搭飞机回家，对黎亚未来的康复非常乐观。

有一次我问比尔，为什么默塞德的医生似乎从来不问苗族病人如何为自己治病，他回答，那是因为苗人大多穿着美式衣服，有驾照，也在超市购物，所以他的医生同事从来想不到苗人可能会用某种神秘医术治病，就连他自己也很少想到。他说："假使你走进雨林，与亚诺玛米人（Yanomamo）谈话，他们却不谈各种奇妙的神灵故事，而是说：'我的青霉素到哪去了？'你会觉得奇怪。但假使你将他们带到这里，像苗族一样，让他们穿戴整齐，让他们开着车到默塞德中心，你就不会期望能够听到那些神灵故事了。"

尼尔跟佩吉不知道李家如何为黎亚治病，两人从没想过要问。只有一个美国人问过，她也因此获悉一千美元护身符及动物献祭等事，那人是珍妮。我本来以为李家会把珍妮看成带走黎亚的政府代表而迁怒于她，事实却恰恰相反，李家并未将她归类为夺走黎亚的人，反而将她视作黎亚的保护者，"她是给黎亚身心障碍补助福利金的人"。除了迪伊之外，珍妮是我接触过唯一一个没有把李家形容成"沉默、阴暗"的人，她也是我唯一听过弗雅和纳高用小名称呼的美国人。两人叫她小珍。珍妮的回报是牢牢记住黎亚八个兄弟姐妹的名字：绸儿（Chong）、卓雅（Zoua）、成、梅、叶儿、楚、麦，以及盼。相较于威严庄重、从不主动以名字相称的恩斯特与菲利浦医生，珍妮似乎温暖、随和多了。就连她一百五十五厘米的身高与圆润的身材，都与苗人相近。尼尔与佩吉则分别是一百八十八厘米和一百七十五厘米高，并因为体态良好而显得更挺拔。珍妮能顺利与李家沟通，部分原因在于她拥有社工身份，能够探访李家。（尼尔在医治黎亚的多年间从未去过李家，佩吉也只去过一次。）珍妮的方法很实际，就是请李家最美国化的女儿梅当她的翻译。梅的英文就跟我的口译员熊美罂一样好。她在美国的中学就读，词汇、语法比任何苗族成人都优秀，不仅如此，在珍妮离开后，弗雅和纳高只要有需要，就能请梅"再解释一次珍妮刚才说了什么"。

珍妮对李家的遭遇之所以感同身受，原因有二：其一是她本身患有严重的哮喘，了解慢性病人的痛苦；其二是她羡慕李家的亲密感情。珍妮没有孩子。她不像默塞德中心的护士那样认为黎亚是令人厌恶的负担，反而觉得她非常可爱。珍妮回忆道："我真心疼爱她。黎亚并不是典型会乖乖玩玩具、守规矩的孩子。她像一只绿头苍蝇般飞来飞去，完全失控，很野，很不社会化，却绝对惹人疼爱。我觉得她长得很漂亮，很可爱，也很爱跟人拥抱。我的意思是，其他孩子不会像她这么热情地拥抱你。她会攀着你的臂膀，坐在你的膝上，像熊一样拥抱你。她会摘下你的眼镜，捏你的双颊，捏到你发痛。"

珍妮对李家的态度很快就由专业工作变成投入个人情感。以下是典型的珍妮信件，带着她令人愉快的好管闲事风格。收信人为地区身心障碍福利单位的顾问朱迪思·埃普利（Judith Eppley）：

回复：李黎亚

亲爱的朱迪思：

　　请将前述病童的所有数据副本抄送予我，包括评估报告、工作记录、印象、研究、检讨、反思、评量、意见等。希望我要的都包含在内了。多谢协助！

社工珍妮·希尔特上

尼尔认为珍妮是"令人头痛"的家伙。他记得她曾无数次缠着他，要知道黎亚的病况，要处方，或索取尼尔认为并不需要的医疗器材，如电子体温计。但珍妮执意要教会弗雅使用，并让梅帮忙读数。不论她要什么，总是"马上"就要，而且不让李家花一毛钱。尼尔说："珍妮就像捍卫李家的十字军。她老是希望我们主动告知黎亚的病情进展。老天，好像我们手上没有其他几百万件事要处理一样。要是你忘记打电话给她，她会狠狠说你一顿。我想她很难理解，我们照顾的病人有成百上千个，黎亚只是其中一个，我们不可能放下所有工作，只为满足她的需求。但任何事都有两面，她非常善良，她对负责的病人极有耐心。为了那个孩子，她什么都肯做。"

珍妮安排黎亚一周三天搭公交车前往谢尔比特殊教育学校（Schelby School for Special Education），这是一所供智力及身心障碍儿童学习的州立学校。她希望这能帮助黎亚学习与人相处，同时让弗雅稍微喘口气。黎亚的老师桑妮·利珀特（Sunny Lippert）回忆道："黎亚被宠坏了。珍妮·希尔特告诉我们，李家觉得黎亚发作时是在跟神明交谈。他们心满意足，认为黎亚是公主，做特别的食物给她吃，无论她要什么，一定满足她。如果黎亚举起双臂，妈妈就会抱着她在屋子里走来走去。黎亚胖嘟嘟的，而她越是什么都不自己做，就越胖。她是漂亮的孩子。她妈妈把她打扮得无懈可击。她的魅力无人可挡，是那种让你忍不住想抱的孩子。但在我这里有个规定：任何人都不许抱黎亚。当然，只要她回到家，她的家人就把她伺候得无微不至。"

珍妮认为，黎亚的行为问题有部分源自日常生活缺乏纪律，于是她在李家墙上贴了一张每日作息表：

　　黎亚的作息表

　　7:00　起床、早餐、洗澡

　　8:00　吃药、上学

　　1:00　回家

　　2:00　吃药、午睡

　　4:00　玩耍

　　6:00　晚餐

7∶00　洗澡、换睡衣

8∶00　吃药、上床

虽然有梅帮忙翻译，但这张作息表从未发挥作用，大半是因为弗雅和纳高习惯以鸡啼衡量时间，不习惯看时钟。其他努力也都是白费，包括教他们在黎亚发烧时喂她服用泰诺和安定，以避免发烧性发作。珍妮千辛万苦将服药须知译成老挝文，却没发现李家无人会说或读老挝文。但她在最重要的事情上交出了漂亮的成绩单，那就是说服李家按时给黎亚服药。由黎亚的验血报告可以看出，她血液中的丙戊酸钠稳定维持在具有疗效的浓度。她回到家的前四个月只发作过一次，那是她出生以来的最佳纪录。珍妮把这段状况绝佳期归功于丙戊酸钠，李家则认为是明尼苏达州端公的功劳。

一九八六年九月，黎亚在谢尔比中心荡秋千时摔下来，撞到头部，于是出现癫痫重积状态。这把所有医生都吓坏了，因为在这种状态下，黎亚不会在发作数分钟后自动醒转，而是接续发作，在这中间都无法恢复意识。究竟黎亚是因为发作而跌倒，或是因跌倒而发作，无人知道。但她被送到医院时，医生发现她血液中有足够的丙戊酸钠，因此这次出问题显然不是父母不配合。纳高的判断是"老师让她从秋千上掉下来，她摔下来时很害怕，灵魂就飞走了，所以她又病了"。在默塞德中心的入院摘要里，黎亚的病史上注有"复杂"二字，而社会史则写着"非常复杂"。

尼尔记得这是黎亚第十四次住进默塞德中心，也是她最痛苦的一次。他说："黎亚在那段日子表现得非常好，真的非常非常好，接着就出现了这令人难以置信的问题。她严重发作，几乎吐出了所有吃下的东西，肺部也吸入不少呕吐物，无法呼吸，我们必须插呼吸管，但呼吸管又造成气管局部发炎，拔呼吸管后她无法顺畅呼吸，我们又得重新插管，结果气管又发炎，感染到呼吸道。她的父母必须适应许多事物，氧气罩、输液、验血，还有测量血液中氧气和二氧化碳浓度的动脉导管——都是真的侵入性的东西。"纳高记得这段时间黎亚"全身缠绕着各种塑料器具"。在黎亚住院的十四天里，他与弗雅轮流守在床边。他回忆道："医生让黎亚待在医院太久了，这只会让她病得越来越严重。"

尼尔和佩吉在《儿科传染病期刊》（*Pediatric Infectious Disease Journal*）共同发表了一篇关于气管感染的文章，名为《卡他莫拉菌造成的细菌性气管炎》（"Bacterial Tracheitis Caused by Branhamella Catarrhalis"）。几年后，尼尔把这篇文章拿给我看时说："黎亚登上杂志了！"文章写道：

> 我们所研究的案例清楚显示，在某小儿病人擦伤的呼吸道中，此种媒介（卡他莫拉菌）会伺机感染。病人之所以发生院内感染，很可能是由于气管内插管引发局部擦伤，以及静脉注射青霉素造成的口腔细菌群改变。

不是每个医生都愿意公开院内感染的案例，尤其是在这个案例中，需要为"局部擦伤"感染负责的，正是他自己，而不是任何缺乏经验的住院医生。我看到这篇文章时，内心深感震撼。尼尔和佩吉常给我这种感觉，两人不在意颜面，只在意真实。另一个令我震撼的事实是：纳高说得完全正确，黎亚病情加重，是院方的过失。

黎亚出院三星期后，再度入院，虽然用药量足够，她还是严重发作，而且发高烧。尼尔和佩吉吓坏了。尼尔回忆："我很高兴她用丙戊酸钠后病情一直控制得很好，然后她却在一个月内发作了两次。我说，天哪，又来了！丙戊酸钠不管用了。我想不出有什么办法能让她不再恶化。我记得我们考虑过下次她再发作的话，要将她麻醉，让她停止抽搐，这样至少可以帮她输液。我记得丹·墨菲和我商量过几次，讨论是否动手术，对黎亚的部分大脑施行烧灼治疗。我真的不知道该怎么做，只能做最后的挣扎了。"

　　佩吉说："她发作的时间越来越长。以前会自行停止，最近却不会停了，似乎需要更大剂量才能够止住，可是我们很怕有一天会没办法帮她插管输液，因为她实在太胖，而且我们早已切断很多条静脉。如果她发作的时间太久，很可能伤到脑部。那年初秋，我们开始有不祥的预感，也常常讨论这件事。我们很难想象，这段治疗黎亚的时光终将结束，但我记得，当时我们认为那时刻终究会到，我们只能等着迎接最严重的一次发作。"

　　尼尔说："我感觉就像有颗大雪球从山上滚下来，我们努力顶住，雪球却不断推动我们。我记得我告诉李氏夫妇，黎亚的发作将不断恶化，而且越来越密集，将来可能出现我们控制不住的发作。这个阴影始终挥之不去，我开始做噩梦，梦见坏事即将发生，刚好是我值班，但我束手无策，她将死在我面前。这件事躲也躲不掉，早晚会发生。"

10 战争

法籍传教士萨维纳于一九二四年搜集到一则民间故事，故事说，苗人过去居住在北方的蛮荒之地，那里昼夜各长达六个月。某次，苗人与几个邻近部族发生土地纠纷。为了化解纠纷，王决定让各族选出一个代表，在日落的六个月间能走多远走多远，并于最后回到王的金色宫殿。各个代表在旅途中踏过的土地都归族人所有，但如果他无法在规定时间内到达宫殿，他在日出那一刻所站的地方就成为族人永远的居住地。结果，破晓之时，苗族的代表正好站在一座高山之巅，此后苗人就住在高山上。在那里，他们最早看到日出，最晚看到日落。

如果那个两脚酸痛的行者最后停在平原上，苗族的命运就会完全改变。不论在哪个层面上，苗族的历史、民族性都源于苗人是高山民族这一重要事实。苗族有句谚语："鱼儿水中游，鸟儿空中飞，苗人山中住。"苗语描述山的形状、坡度和高度的词汇有数十种。萨维纳写道："问一个苗人来自何方，他会回答你山的名字。他会说，我是在某某山出生的。问他那座山在哪里，他会告诉你东西南北方，而不会告诉你是在中国、越南或老挝。"萨维纳观察到，你能从苗人独特的步伐轻易认出这是不得不下山到平地来的苗人。他们习惯在陡峭的岩石小径间穿梭，会忘了自己正走在平坦的路上，而把脚抬得过高，像在爬楼梯，或害怕跌倒。苗人在平地上就像水手在陆地上一样浑身不自在。

在战前的老挝，各种族之间就像普施咖啡[1]一样区隔分明。老挝人住在平地，克伦族和高棉族住在海拔约五十米处，瑶族住在海拔四百米以上。莫坦神父写道："最后，在这个区域海拔最高之处，大约一千到二千米，住着苗人。你到最高、最难攀登的山上搜寻，就会发现苗人。他们只有在那样的高山上，才觉得舒服自在！"平地老挝人或许比苗人更富有，人数更多，也掌握更多政治实权，但苗人每天都像老鹰俯瞰地上的老鼠一般，从高山上俯视这些自以为能统管他们的人，因此始终保有坚定的优越感。老挝的苗族始终维持纯净的血统。苗人鲜少与强势文化接触，能轻易抗拒同化。他们相信在平地很容易生病，因此很少踏上平地，并称平地为"水蛭之乡"。（这么想也不无道理，海拔较低的地方确实比较容易暴发热带传染病。）此外，也没有外地人会在旅行中经过苗人的领土。偶尔会有中国云南商人带着银子、布匹、线、鞋子和锅等货品造访，但苗族自给自足程度很高，总能够把交易量降到最低。苗人生产自己的食物，也生产牲口的饲料。用自制的燧火枪或竹、木、麻等材料制成的十字弓猎捕鸟类、鼠类、猴子、长臂猿、鹿、野猪，甚至老虎。在山涧钓鱼，

1　使用白兰地、红石榴糖浆与三种利口酒调制的饮品，外观带有五种层次分明的颜色。编者注。

也采集水果、野菜、野生蘑菇、植物块茎和竹笋。在寒冷的清晨从树叶背面抓住动作迟缓的蚱蜢，烤来吃。在蜜蜂的胸部绑上鸡毛，追踪到蜂窝，用烟熏出蜜蜂，取得蜂蜜后，挖出蜜蜂的幼虫，蒸来吃。在森林里若口渴了，就摘下向上翘起的碟状树叶，饮用上面的露水。

在苗语中，有数百个抒情的二字短语，但不是用来写诗赋词，而是日常使用的拟声词。从语言学家玛莎·拉特克利夫（Martha Ratcliff）搜集的头韵词语中，我们或可一窥老挝苗族与自然世界的亲密关系。例如，"之佼"是蝉鸣，"哩鲁"指蜜蜂嗡嗡叫，"啮挥啮呼"是野猪嚎叫，"眯摸"指老虎玩耍，"咿凹"是两只野猪激烈相搏，"推机退机"是田鼠或老鼠在蛇的口中哀鸣，"蛇耍"是蛇在地上爬行，"推福退福"是鸟儿啁啾鸣叫，"入积绕夫"是鸟儿掠过树叶寻找昆虫，"瀑立瀑劳"是鸟从地上的巢中飞起，"自个造个"是猴群在树梢快速移动的窸窸窣窣声，"次个创个"是猴子在树梢间跳来跳去的断断续续声，"扭即立夫"是树木迅速倒下的声音，"扭挥绕夫"是树木徐徐倒下的声音，"微个外个"是树木倒下时掠过其他树木，"那女个"是许多树木接连倒下，"毕波"是果子掉在地上，"毕不夫"是果子掉在水里，"续耍夫"是一整天都缓缓下着漫漫的雨。

苗人就像大部分平地人，都是农夫。弗雅有一次告诉我，在她的村子里，每个人都做一样的工作，没有谁比较了不起。苗人没有阶级制度。没有人识字，也没有人会因为不识字而感到不足或不方便。下一代需要知道的事，包括祭祖、吹奏芦笙、举丧、求偶、追踪鹿、盖屋、在裙子上刺绣、杀猪和打谷等，都是靠口耳相传或实际示范。

虽然苗族的稻子、玉米和蔬菜收获量都足以满足族人所需，但只有一种作物能毫无疑问地赢过平地老挝人，那就是特别适应高地低温和碱性土壤的罂粟。当然，这也有一段传奇故事。很久以前，苗族有个美女，她因为过度放纵而早早就香消玉殒。后来她的墓地长出一种花，所结的蒴果成熟后渗入了汁液，其芳香使每个闻到的人都再次感受到她生前带给众情人的销魂滋味。她也托梦给无法对她忘情的人，传授种植、制作鸦片的秘方。她的梦中指导想必相当成功，因为自十八世纪末英国东印度公司将鸦片引进中国以来，苗人就一直是种罂粟的好手。而不论苗人是否愿意，也都卷入了这桩既非由他们发起，也不受他们控制的国际贸易中。在老挝，法国殖民政府甚至鼓励苗人以生鸦片抵税，如此一来，政府核准的毒品贩卖网络就有了源源不绝的货源。苗人轻易达到政府的要求。他们知道怎么品尝泥土，以测试土中的石灰含量，找出最适合种植罂粟的土壤。他们也知道要在玉米田播种，让幼苗在玉米的保护下成长。他们懂得如何使用三刃刀划开罂粟花的蒴果（划太深汁液会滴到地上，划太浅则汁液无法流出），等到流出的汁液凝结并变成褐色时，就刮下来包在罂粟叶或香蕉叶里，再捏制成鸦片砖。我的苗语字典中共有二十九条与种植、吸食鸦片有关的词汇，包括划开蒴果用的小刀"riam yeeb"，及托住鸦片团以便吸食的针状工具"yeeb tseeb"等。令人意外的是，除了慢性病人和老人，苗族很少人对鸦片上瘾。苗族留下的鸦片主要用于端公的仪式，以及抑制头痛、牙痛、蛇咬的疼痛，还有退烧、止泻、减轻年老带来的各种不适等。年轻人一旦对鸦片上瘾（通常是男性），会受到莫大轻贱，也会烙下丧失工作能力的污名，不但很难找到配偶，也会拖累兄弟和表亲。

苗族人通常只保留不到收获量 10% 的鸦片自用，其他统统卖掉。鸦片可说是苗族唯一的经济作物。不但容易携带、不易损坏，而且可以卖到天价，你很难找到比这更适合在山地运送的商品。一公斤鸦片售价等于半吨米。平地商人只要带领一支普通规模的矮种马商队，就可以运走一座村寨整年生产的生鸦片砖。买卖鸦片时，苗人不收纸币，只收银条和皮阿斯特币，因为这两种东西可以熔掉铸成首饰，或存起来当聘金娶新娘。鸦片就等于财富，难怪许多基督教传教士第一次来老挝时，都会在奉献盘中发现慎重包装的鸦片球，也难怪我的苗族口译员的双亲会认为"美罂"是他们能给女儿的最美丽的名字。

苗人种鸦片一如种稻子和玉米，都是采用刀耕火种法。在旱季，妇女用小刀割除森林中的矮灌木，男子则用斧头砍树。然后男人会冲到山腰，用火炬点燃砍下的植物堆，焚烧的火舌常会蹿至一百多米高，从十公里外都看得见黑烟。当烧焦的植物冷却到能够触摸的程度，全家族会在耕种前一起清理残骸，只留下大石块和树墩。刀耕火种法不需要灌溉、整地等步骤，甚至不用施肥。树木的灰烬会使土壤暂时变得肥沃，但经过四五个雨季之后，这些富含养分的土壤便被冲刷一空，剩下的土壤因严重枯竭，往往在二十年后才能重获地力。据估计，一九五〇年时，老挝境内的苗人每年烧掉十万多公顷土地，表土从田里流失所造成的土壤侵蚀，足以改变当地河流的流向。但种植鸦片更伤地力，以刀耕火种法开垦的稻田，最后会重新长出森林，但鸦片田最后却只会长满一种叫白茅的杂草，而这种草连动物也不吃。

刀耕火种法和苗族的迁徙习性密不可分。居民会在村寨邻近的土地耕作，数年后地力一耗尽，就会放弃这块地，到步行可及的另一块地耕作，然后再放弃，在更远的地方盖起过夜的小屋，耕作另一块地，最后集体迁村。这就像轮流住不同城堡的英女王伊丽莎白一世。伊丽莎白女王的时代还没有下水道，当城堡的臭味变得难以忍受时，她就迁居下一座城堡。苗人则是在村寨的垃圾和动物粪便累积到令人不快或生病时迁居。有时村寨变得太拥挤，新家庭就会在村寨附近形成较小的卫星村寨。苗族的房子是用绳子和动物的肌腱捆绑竹片、木板建成的，这是为了便于拆解、搬运和重组。苗族连艺术品都很方便携带，他们没有巨大的雕塑，却有发达的织品、珠宝工艺品、音乐和叙事艺术品。由于苗人总是以群体而非个人为单位迁徙，所以无论搬到哪里，家族结构、宗教和文化认同始终不变。这一切都构成了强大的"家庭"感，尽管频繁迁徙，却免受思乡之苦。

使用刀耕火种法并不断迁徙的生活方式，意味着苗族无比信赖丰饶的大地，认为即使田地不再肥沃、村寨不再健康、地区不再富庶，也无关紧要，一如苗族谚语所说："永远都有另一座山。"但这种信念绝非怠惰的表现。迁徙很艰苦，当苗族决定前往中南半岛时，是将族群的命运完全交付在这场迁徙上，这也是当年苗人所能想到的解决方法中最辛苦的一个。一九六〇到一九七〇年间，老挝变成越战的战场，于是苗人再次迁徙，只是这次迁徙得更彻底：先是在老挝境内迁徙，最后则远离老挝。

一九六一年的老挝国王是西萨旺·瓦达纳（King Savang Vatthana），一个心地善良、个性软弱的知识分子，所属的王室可上溯至公元八世纪左右。他常常引用普鲁斯特的言论，开一辆福特汽车。他曾经叹息说："我国是举世最和平的地方……老挝人民从未想过侵占他人财产，或和邻居争执，更别说与人作战。但过去二十年间，我国却毫无和平与安全可言……各种敌人试图跨越疆界，摧残我国人民，毁灭我们的宗教与宁静和谐的气氛。这些国家无视我国的利益与和平，只重视自己的利益。"

一九五四年，法国输掉奠边府之役后签订了日内瓦协议，三个法属印度支那的国家——老挝、柬埔寨和越南——独立了。其中越南暂时分为南北两部分，预定两年后统一。老挝为中立国，在经济上无足轻重，一九六〇年首都只有一支交通信号灯，全年出口总值只有三百万美元（不含鸦片），却因战略位置而惹来灾祸。老挝西边是泰国和缅甸，东边是越南，南边是柬埔寨，这些国家都比老挝强大，人口也更多。老挝与这些国家之间没有任何天然屏障，难以长久保持中立。在越南独立同盟，也就是胡志明的军队协助下，巴特寮（Pathet Lao，又称老挝爱国阵线）发动军事政变，企图推翻老挝皇家政府，解放整个老挝。

美国从一九五五年起便秘密协助老挝皇家政府训练军队，这时也更进一步介入。克拉克·克利福德（Clark Clifford）曾做过杜鲁门、肯尼迪、约翰逊和卡特等美国总统的顾问，他在回忆录中写道："回想起来似乎难以置信，但（艾森豪威尔总统）认为这个东南亚内陆小国的命运正是美国当时面临的最重要的问题。"一九六一年，艾森豪威尔在任期的最后一天对继任者肯尼迪总统说，老挝民主革命一旦成功，南越、柬埔寨、泰国和缅甸等地迟早也会如此。肯尼迪总统也同意。当时唯一的问题是，在一九六一年至一九六二年间的日内瓦会议中，美国、苏联等与会国代表都在新签的协议中重申老挝的中立国地位，并保证不派遣

"任何外国部队或军事人员"到老挝。

苗族就这样被牵扯进去。美国急着支持老挝皇家政府，也想尽快切断越南民主共和国方面沿着胡志明小径（途经老挝南部、靠近越南国界的一系列道路与小径的合称）开发的直通南越的军事运输线。但是该如何又干预又至少维持表面上的正当性？美国部队或许可以到越南，而不进入老挝[1]，如此便不违反协议。解决之道是找佣兵替美国打这场仗。肯尼迪相当明快地派了一队中情局顾问到老挝。虽然这些人确实不是"外国部队"，但事后看来却是货真价实的"军人"，因为他们招募、训练、武装了一支秘密游击队，成员全是苗族战士。这支苗族秘密部队往后持续得到约翰逊和尼克松两任总统的支持，最后变成超过三万人的军队。这些士兵在陆地作战，在空中执行战斗任务，引导美国飞行员空袭，营救被击落的美国战机飞行员，从直升机跳伞到敌后作战，搜集巴特寮和其他武装力量的活动情报，破坏道路及桥梁，在敌军部队中秘密装置电子发报机以便空袭时精准定位敌军位置，也拦截胡志明小径运送的物资。

苗族秘密部队的巅峰时期，是中情局在全球进行最大规模的军事行动的时候，但在英籍记者克里斯托弗·罗宾斯（Christopher Robbins）于一九八七年出版《群鸦：在老挝为美国

---

1 历史学家在三十多年间不断争辩，美国派兵赴越究竟是否违反国际协议。一九五四年的日内瓦协议中声明"禁止任何外国部队、军人，以及所有武器、军需品进入越南"。美国和南越拒绝联署协议，但美国表示将"不会以威吓或武力"来打破协议条款。历史学家约翰·刘易斯·加迪斯（John Lewis Gaddis）指出："（一九五四年的）日内瓦协议由草匆促且用字遣词含糊，以国际法的观点而言，无论要说哪方违反协议，都不太站得住脚。"然而，一九六二年的协议仅处理老挝问题，规范却相当明确。

秘密作战的人马》(*The Ravens: The Men Who Flew in America's Secret War in Laos*)一书之前，美国大众对这件事几乎一无所知，只听到一些传闻和否认。（举个典型的例子，一九六二年七月四日，《纽约时报》报道：国防部发言人今天说明，有关美国飞机将武器空投给老挝苗人的说法，是不实的指控。）一九六五年，约翰逊总统道貌岸然地评论道："老挝的问题在于巴特寮不遵守日内瓦协议。"但他没有提到自己的国家同样不遵守日内瓦协议，只不过保密功夫比较到家。根据罗宾斯的说法，老挝的战争非常机密，甚至连中情局在越南经营的航空公司"美国航空"(Air America)所招募到的空军飞行员，在抵达老挝之前都不知道自己将前往哪个国家作战。老挝在当时只被简称为"另一个战场"(the Other Theater)。

乍看之下，中情局向老挝最偏远的少数民族募兵，似乎很疯狂，因为与平地老挝人相比，苗人最出名的，就是缺乏国家意识。不过中情局会这么做，其实是同时考虑到老挝人的缺点和苗人的特殊才能。当时的老挝还有一支皇家军团，但并不以骁勇善战闻名。当时《生活》杂志就有篇文章提出如下观察："（老挝人）是全亚洲最可爱的民族，也是最出世、最不好战的民族。因此，老挝族部队有时是朝敌人头顶上方射击，伤不了任何人，这让美国的军事顾问非常失望。"据说老挝族的士兵可能会在初次遭到攻击时放下手中武器，或把武器拿到黑市上卖掉。相反，过去四千年以来，苗人（中情局也像老挝人，称苗人为"Meo"，而非"Hmong"）一直以好斗闻名。老挝苗人在二战期间便已组成游击队，证实自己的作战才能。当时苗人和老挝、法国同一阵线，一起抗日。战后，苗人再次和同一批人结盟，对抗越南独立同盟。在这样的背景下，中情局顺理成章地接管了法国约二十年前在老挝北部组织的苗族游击队。一九六〇年代初至一九七〇年代初，美国媒体的战地报道对苗人既贬抑又钦佩，这令我十分困惑。苗人被刻画成"高贵的野蛮人"，但又生具令人害怕的残忍性格。报道这样写道："正如诸多原始民族那样，在他们的语言中，'敌人'和'陌生人'是同一个词。他们既会用十字弓射杀客人，也可能张开双手欢迎。""苗人是短小精悍的原始人，精通各种埋伏和夜袭技巧。""不停有粗略的传闻从山上飘来，苗族部落男子在支持政府的出征中重创敌军车队。""苗族杀人从不迟疑。他们随手就能使用武器，像山羊般在山间敏捷来去，设下埋伏，摧毁运输队，在敌军后方散播惊恐的气氛，再悄悄退回山间。"

苗人之所以支持老挝皇家政府，并因此与美国合作，大多有自己的理由。约有五分之一的苗人（大多是罗姓氏族的成员及支持者，与反共产党的赖姓氏族结怨已久）支持巴特寮，但大多数苗人，包括中情局接触过的那些人，都支持老挝皇家政府。这并不是因为资本主义思想比共产主义思想更具吸引力，而是因为后者更可能影响到苗族的自主权。共产主义主张平均地权的土地改革政策，似乎不可能赞同苗族的耕作方式。再者，在法属印度支那殖民时期，苗人大多站在法国那边，此时自然害怕遭到报复，而越南民主共和国近来没收苗族的鸦片，也再度引燃过去的敌意。若考虑社会地位，苗人也有充分动机为皇家政府作战。平地老挝人过去总看不起苗人，苗人若能帮国家打胜仗，成为英雄，社会地位就可能提高。最后，许多苗人之所以将一切赌在这场战争上，是因为他们就住在主战场石缸平原（the Plain of Jars）周围的山上，而石缸平原地处老挝东北的要冲，北方的越军若想占领靠近泰国边境的老挝行政首都万象，非经过这里不可。苗人对这个重要地区了如指掌，招募苗人的美军将领不可能不留意到这一点。虽然还有其他山地民族支持皇家政府，不过战争参与得最多的还是苗人。

一九七一年，在美国参议院军事委员会的听证会上，国务院官员 U. 亚历克西斯·约翰逊（U. Alexis Johnson）说："依我之见，虽说我们（在老挝）的作战方式既不正统，也无前例可循，但我方几乎没有任何人员死伤，从很多角度来看，还是能够让我们的国家引以为傲的。套句老话，我们的钱花得非常符合成本效益。"言下之意就是苗人的命较不值钱。当时美国政府每年花五亿美元资助苗族秘密部队（通过中情局、国防部和美国国际开发署三个途径），每年花在越战的经费却逼近两百亿美元。相差如此悬殊，原因在于一九七一年在越南作战的美国士兵月薪大约是 198～339 美元，而老挝苗族士兵的平均月薪则只有 2000 基普（kip，老挝货币单位，2000 基普当时约合 3 美元）。美国军人在越南吃的是美军粮饷（包括意大利面、火鸡肉派、火腿与蛋、法兰克福香肠和豆子），再加上定期补给品如牛排、冰激凌和啤酒等，而苗族士兵只吃白米饭。美国的飞行员服役满一年就可以返乡，若是在越南民主共和国地区飞行，只要出满一百次任务就可以回家。但苗族飞行员，例如最出名的李律（Ly Lue）中尉，在被击落坠毁之前已经出过五千多次飞行任务。罗宾斯写道："这条路走不到尽头，他们无法到和平之地休假，也看不到战争何时结束。苗族的飞行员说：'我们只有飞到死为止。'"当时苗族士兵的死亡率大约是越南美军的十倍。

苗族士兵往往被视为美国的佣兵，但我们若不明就里地沿用这个称呼，就忽略了一件事：佣兵不论是受到金钱或冒险欲吸引，都是自己的选择，但苗族士兵并非都是自愿从军。有些人是因为老挝北部被轰炸而失去生计，只能弃农从军。有些人是遭到强迫。有人说王宝（Vang Pao）将军，也就是当时得到中情局资助的苗族秘密部队领袖，会惩罚从军人数未达指定额度的村寨，做法包括中断粮食补给，或派遣部队攻击村寨。住在默塞德的苗族头人乔纳斯·范盖伊（Jonas Vangay）开始接受采访不久就告诉我："王宝以暴力募兵。我运气好，我父亲有钱，雇了四个人顶替我和三个兄弟从军。父亲偷偷送我们去上学，让那四人替我们打仗。"当时他的话只说到这儿。几个月后我和他更加熟稔，才敢问他，代替他们打仗的士兵最后怎么了？他说："四个都死了。"我们陷入一阵尴尬的沉默，然后转移话题。

王宝可说是这场战争里最重要却也最神秘的人物。这个天生的领袖十三岁就从军，最初在法军担任翻译员和传令兵，后来在老挝皇家军团里节节高升，直到一九五〇年代初期有人推荐他去读军官训练学校。在入学考试中，监考的上尉发现这个前景光明的考生几乎一个法文都不认识，便利落地解决了这个难题：直接说出答案给王宝听。（多年后，王宝仍对自己的作弊不以为忤，不过他强调，那个上尉只是把答案告诉他，而不像某些传闻所说的，拉着他的手写下答案。他对一个苗族采访者说："去他的，我当然会写字！"）值得一提的是，这次事件完全不像泰德·肯尼迪在哈佛大学的西班牙文考试作弊一样，伤了他的名誉，反而为个人神话平添一笔注脚——说明了像他这样的人，是不会被规则这种小小的绊脚石所阻挠的。到了一九六一年，中情局指派王宝领导游击队的时候，他已经官拜陆军上校，是苗人所获得的最高军阶，而他也娶了三个分别出身于不同主要氏族的妻子，借此巩固自己在苗族的影响力。一九六三年，他当上少将，将自己看成现代的改革者，支持教育，批评传统的刀耕火种法，并鼓励苗族融入老挝人社会。但另一方面，他也聘请知名端公举行仪式，并杀两头小牛献祭，拉拢一个举足轻重的苗族中立分子投靠右翼阵营。他至少曾有一次在用晚餐时发觉鸡腿骨的位置很不吉利，因而延后了轰炸机的突击行动。他用电击折磨战俘，并猛烈轰炸与巴特寮合作的苗族村寨。但他也认养了数百个战争遗孤，担任教父和代理家长的角色。就连他的敌人也承认他胆识过人。他常和士兵一起上前线，也多次从迫降和枪伤中存活下来。

根据当时一部宣传电影的旁白，中情局视王宝为"有个人魅力、热情且忠诚，没有祖国的爱国者"。他两度飞往美国，到白宫做客。《纽约时报》报道，一九六九年他到迪士尼乐园时，"有人开玩笑送了他一套蒙面侠佐罗的衣服。据他身边的人表示，最近他巡视新占领的重要地区石缸平原时，还穿了这套衣服"。中情局了解，要确保与苗人的合作关系，最好的方法就是支持苗人的鸦片买卖，于是利用越南的美国航空班机接运偏远村寨生产的生鸦片砖，并给予王宝一家他专属的航空公司，即川圹空运。川圹空运专门从苗族在老挝北部龙町（Long Tieng）的秘密军事基地运送鸦片到万象的鸦片市场，在当时被称为"鸦片航空"。许多精炼的鸦片最后都流入南越，根据估计，有三万名美军在当地染上了毒瘾。贩卖鸦片所得有一大部分间接用于补助苗族秘密部队，因此打这场仗对苗人而言好处颇多。中情局主管理查德·赫尔姆斯（Richard Helms）在一九八八年接受新闻纪录片节目《前线》（*Frontline*）采访时，对明显不相信他的记者说："我对此事一无所知。我们绝对没有这种政策。"

王宝将一部分招募来的士兵送到泰国的训练营，其他则集中在龙町一片三面都有石灰岩山脉屏障的荒废鸦片田。在战争期间，此处成为全世界最大的苗族避居地。新兵在中情局兴建的运输机跑道上出操，用美制 M1 步枪、M2 卡宾枪和战争中缴获的苏联制冲锋枪练习射击，靶纸则是妻子们用黄油纸盒剪成的。他们也学习操作迫击炮，使用自制的发射器发射美国空军的火箭炮。这些人不识字，侦查部队的士兵所使用的无线发报机都在按钮上贴着卡车和坦克车图案的标识。中情局的指导员大为惊奇，向来惯用十字弓和火枪的苗人竟能如此快速精通现代军事科技。一个美籍训练官在一九六一年这么说："你在早上发给一个小家伙一把 M1 步枪和五十发子弹，晚上他回来的时候，已经能够射杀一百八十米以外的敌人。"罗宾斯写过一则报道（可能是捏造的，也可能不是），提到战争刚开始的时候，苗族村民会盯着飞机的机腹猛瞧，想看出这架飞机是公的还是母的。可是不过数年，已有村民能够在 T–28 螺旋教练机改装的轰炸机上担任机员，甚至驾驶员。苗人的适应能力也让美国人大开眼界。当时木材取得不易，移居到龙町的士兵和家属就用米袋、拆开的子弹箱和压扁的五十五加仑汽油桶盖起房子。他们用手榴弹捕鱼，并把手榴弹塞在鸡腹里做成饵来捕老虎。他们也用降落伞的绳子拴水牛。

在美国，人们把这场老挝军事冲突称为"寂静的战争"——这是相较于喧嚷不断的越战而言，但由于越战情势升级，使得老挝内战渐渐转变成国际混战。苏联支持巴特寮，美国则继续支持老挝的保皇党。不过对苗族而言，这场战争一点也不寂静。战争期间，老挝境内被投掷了两百多万吨炸弹，而这些轰炸大多是美军为攻击苗族区域内的敌军部队而发动的。当时平均每八分钟就有一次空袭，如此持续了九年。在一九六八年至一九七二年间，单是投掷在石缸平原的炸弹就超过美军二战时在欧洲和太平洋战场所投掷的总和。一九七一年，美籍记者 T. D. 奥尔曼（T. D. Allman）报道，他搭乘飞机经过石缸平原时，看到光是一座三十米高的小丘就布满数百个弹坑，植被则因美军喷洒落叶剂而变成光秃一片，汽油弹更是日夜燃烧。直到今天，石缸平原仍然布满弹坑，此外还有未引爆的美制集束炸弹，一被锄头铲到或被好奇的孩子碰到，就很可能爆炸。

在战争后期，随着苗族死伤人数增加，招募的士兵年纪也越来越小，却得和年年轮调、训练有素的正规军队作战。在《悲剧的群山：苗人、美国人以及老挝的秘密战争，一九四二至一九九二》（*Tragic Mountains: The Hmong, the Americans, and the Secret Wars for Laos, 1942-1992*）一书里，简·汉密尔顿-梅里特（Jane Hamilton-Merritt）引述了前苗族军人王修（Vang Xeu）的话。他在一九六八年自愿从军，当年十三岁。他说：

> 大家都知道王宝是十三岁从军，有这么多小男孩自愿为保护家园而战。当时我矮小体弱，但我下定决心要保卫我的民族……我第一次上战场，就发现自己没办法用手拿着武器射击——武器太重了。我必须找石头或树稳住枪身才能射击。这么做很危险，所以我

问王宝，我可不可以改做伞兵。他同意了，于是我接受伞兵训练。我第一次跳伞的时候，又因为体重太轻，一直在空中飘来飘去，以至于降落的时候和我的部队距离太远。为了解决这个问题，我下次跳伞便带着一支 B-40 榴弹发射器，让我能够往下沉，但是落地后，我又因为不够强壮而无法有效使用那支 B-40。我就问王宝，我可不可以转向接受情报方面的训练，他也同意了，而这份工作很适合我。

一九六八年，比尔（Buell）负责主导美国国际开发署在老挝北部的救济计划。他告诉《纽约客》杂志的记者罗伯特·夏普伦（Robert Shaplen）："几天前，我和一些（王宝的）军官在一起，他们正把三百个（苗族）新兵集合起来。这些人当中有三成年纪在十四岁以下，有十几个人大概只有十岁。另外三成大概是十五到十六岁。剩下的则是三十五岁以上的成年人。那么年龄在这中间的人都到哪儿去了？我告诉你，他们全死了。"

一九六〇年，大概有三十万至四十万个苗人住在老挝，至于其中有多少人在这场战争或战争余波中丧生，各方说法一直有分歧。据估计，死亡人数少则十分之一（根据一九七五年《华盛顿邮报》的报道），多则一半（根据一九七〇年一篇参议院难民与流亡人民小组委员会所做的报告）。死者中有些是阵亡的军人，也有很多是平民，死于大炮、迫击炮、炸弹、地雷、手榴弹、战后大屠杀、饥荒和疾病。而其中争议最大的，莫过于是否有军民死于生化武器"黄雨"。这项争议转移了舆论焦点，苗人遭到传统武器屠杀的事实反而被忽略[1]。苗人平均死伤数远超过南越人，但美国媒体每天报道南越人受苦的新闻，却对苗人不闻不问。部分是因为龙町地区禁止记者进入。（有一次，三个分别来自美国、英国和法国的记者设法潜入龙町地区，王宝担心自己的秘密军事基地因此曝光，决定炸掉记者搭乘的吉普车，他的中情局顾问好

1　控诉使用生化武器"黄雨"的事件可简述如下：自一九七五年起，在巴特寮于老挝取得胜利后，逃到泰国的苗人难民表示他们在老挝时有头晕、皮肤瘙痒、起水泡、腹泻、腹痛、恶心和口鼻流血等症状，许多人因此死亡。他们说这些症状是在天空落下雨滴（通常是黄色，偶尔也有白、黑、蓝或红色）后开始出现，而雨滴的来源（说法不一且时有出入）是战斗机、螺旋桨飞机、直升机、炮弹、手榴弹，或是地雷。苗人相信，越军是为了报复苗人持续抵抗而使出这种被称为"黄雨"的生化武器攻击。排苗的其他报复行为已有详细记载。一九八一年，美国国务卿亚历山大·黑格（Alexander Haig）宣称苏联及其东南亚的同盟使用 trichothecene mycotoxin 此类真菌毒素的生化武器。这项指控十分严重，因为自一九二五年的日内瓦协议和一九七二年的《禁止生物武器公约》起，就已禁用生化武器。一九八三年，哈佛大学分子生物学教授马修·梅塞尔森（Matthew Meselson）对黑格的控诉提出异议，他指出苗人难民交出的枝叶、石头上的黄雨残留物样本有高浓度的花粉。他用电子显微镜检验一些样本，发现花粉颗粒中空，意思是那些花粉已经消化过，也就是，那些样本其实是蜜蜂的排泄物，当蜂群进行大规模排泄飞行时，排泄物就会像黄雨般落下。其中一份样本甚至有蜜蜂毛。梅塞尔森指出，苗人提供的黄雨样本大多未含真菌，而含有真菌的样本，其含菌量也低到不具毒性。他推测苗人生病是非人为因素（也许是腐坏的食物），且误判病因。（许多批评梅塞尔森的文章均误解其意，以为梅塞尔森宣称是无害的蜜蜂排泄物毒害苗人。）其他质疑黄雨论点的人则强调苗人文化中谣言的力量，有人认为黄雨不是真菌毒素，而是传统武器，可能是越军挪用了美军在越南遗留的美制催泪弹。一九八五年的一支联邦化学战争部队总结，对老挝苗人使用黄雨的信息仍旧不完整且难以置信，因此无法断定黄雨确实存在。我也同意此观点。值得注意的是，大量记载黄雨的报道都频繁地出现在新闻的政治版面，偏向保守主义的《华尔街日报》和《读者文摘》坚称黄雨存在，而偏向自由主义的《纽约时报》和《纽约客》杂志则质疑黄雨。

不容易才打消他的念头。）即使报道中提到苗族，往往也不会提到美国介入老挝内战这项重要事实——一方面因为记者无法证实，另一方面则因为这类消息会遭到封杀。

老挝北部有九成村寨遭战火波及，很多居民或流离失所，或在战争中死亡，或两者兼有。有些村寨遭到巴特寮或其他军队夜袭，房屋付之一炬，头人也遭殴打或杀害，只好集体逃亡。有些村寨则为了躲避美军或老挝皇家政府军的意外轰炸而迁村。（一九七一年，有人问龙町西北方约四十八公里外龙坡的一个苗族头人，他最害怕的是巴特寮的袭击，还是盟军飞机投下的炸弹？他回答说是炸弹。）有些村寨则被美国航空疏散，理由是这些村寨必然会被巴特寮攻陷，让巴特寮只占领土地却抓不到俘虏，至少能减少他们的战利品。有些村寨则因身强体壮的男人不是死去就是从军，剩下的老弱妇孺无法靠耕作养活自己，只好就此弃村。战争迫使苗族改变原有的迁徙习惯，到了一九七〇年，老挝境内有三分之一以上的苗人成了国内难民。苗族学者暨政府顾问杨道（Yang Dao）在当时做了以下记录：

> 在华潘和川圹等省份，战争波及每个家庭，迫使每个人，包括幼童，都必须在逃难和死亡间做出痛苦的抉择……（流离失所的人）前往南部的临时居住区避难，但那里粮食短缺，没有学校，卫生条件也差，只有挥之不去的绝望和无助。
>
> 在这段动乱时期，四处混乱失序，政府只处理最紧急的情况。平地的气温较高，常常下雨，再加上这个民族原本生活在偏远地区，缺乏保健常识，因此疾病和传

染病迅速流行，在拥挤的难民区夺走许多生命，特别是小孩。

　　石缸平原西南部原本是苍郁的森林，甚至有老虎出没，却在短短数年内因人口持续迁入而"都市化"。不过这些迁居行为和工业化所造就的经济发展无关。时至今日，仍有二十多万人住在临时居住区，每个军事基地通常住着五百到三万名不等的居民，这些居住区全都集中在一个五十公里宽、九十公里长的带状山区内，该省其他地区则是荒芜一片。

　　就某些层面来说，苗人面对这次战乱与过去遭受的众多苦难的方式并无不同，也就是紧守自身的传统文化。杨道记载，很多被迫迁移的家庭虽然失去牲口，仍在仪式里奉献牲礼，只不过是用石块取代动物。一夫多妻制在苗族本已逐渐式微，只有像王宝这类领袖人物才会为了彰显地位而迎娶多位妻子，但战争开始后却因男女比例悬殊而再度普遍起来。而转房婚，也就是寡妇再嫁小叔的习俗也因此复活。这个习俗让孩子和遗产得以留在父亲的家族中，但往往也让新丈夫（可能只有十五岁，或者本身已有十个子女）背负沉重的负担。

　　对大多数苗人而言，成为国内难民就像经历一场混乱的迫降，被强拉到二十世纪的文明。对于战后来到美国的苗族难民，一般大众的看法则如同某记者所说，认为他们"从石器时代被移植到太空时代"。但这种看法不仅大大低估了苗族传统文化的复杂程度，也忽略了一件事：许多苗人在这场战争中，早已遭逢社会、文化和经济上的巨变。苗族原本的生活方式已延续数世纪，却在短短数年内永久改变了（至少外在形式永远变了）。有一次我请乔纳斯概述战争对苗族的影响，他说："过去我的父母出门，不是赤足步行就是骑马。我们住在偏远的山区，从来没见过汽车或巴士。但在一九六〇年，一切突然走了样。过去法国打的那些仗并未严重影响我们，因为只有不到二成的苗人被卷入奠边府之役。但美国的这场战争却牵连到九成的人。你不能留在自己的村寨里，只得一直搬家。四年后我到万象时，最让我惊讶的是，已经看不到几个穿着传统黑色服饰的苗人，所有人都穿着卡其色和绿色的军服。还有，我们以前住的地方布满了森林，但经历多次轰炸之后……il n'y a plus de forêts, il n'y en a plus, il n'y en a plus, il n'y a rien du tout（那儿再也没有森林了，再也没有了，再也没有了，那儿现在什么也没有了）。"每当乔纳斯没办法用英语适当表达情感的时候，就会讲法语。法语是他继苗语、老挝语和泰语之后学会的第四种语言，英语则是第五种。

虽然有些苗人在二战期间及战后已开始接触平地生活，但仍有许多苗人是在被迫从村里迁移到临时收容所之后，才首次见到汽车、卡车、牵引机、脚踏车、收音机、手电筒、时钟、罐头和香烟。苗人的刀耕火种法已经濒临绝迹。由于士兵的薪资是以现金给付，市面上又买得到产品，因此新的市场经济开始浮现。老挝货币基普取代银币成为新的交易货币。龙町变成杂乱无章的人口稠密区，没有柏油路与下水道，却拥有三万人口。苗人就在这儿摆面摊、修理皮鞋、裁制衣服、修理收音机，开着军用吉普车做出租车生意，也有人为美国飞行员和救济人员做翻译。除了典礼仪式的场合以外，苗族妇女不再穿刺绣的黑色传统服装，而是改穿平地老挝人的筒裙和工厂成衣。不论男女都穿起塑料拖鞋。有些孩子去学校上学，其他的则跟在美国人后方乞讨口香糖或硬币，还有些孩子蹲在泥土里玩耍，但玩的不是玉米穗或鸡毛做的玩具，而是空弹壳。就连苗语也开始适应新环境，许多传统的拟声词含义扩大了，好让苗人表达对声音的新联想。如"劈波"（Plij ploj）原指竹子折断的声音，如今新增了"子弹撞击"的含义。"威威"（Vig vwg）原指风或火的呼啸声，现在也指"小型的飞机马达"。"霹雳波咿"（Plhij plhawj）原指鸟由一处栖木短暂飞往另一处栖木时发出的声音，现在也有"直升机螺旋桨"的意思。此外，"泥机泥差"（ntsij ntsiaj）是新造的词，意思是"拉或推M16步枪的枪机"。

战争给苗族生活带来的种种变动中，最剧烈的应该是让苗人从此失去他们最引以为豪的东西，也就是自给自足。苗人的田地荒芜，牲畜弃养了，山林也变得空荡荡，不见猎物的踪影，十万多个苗人只能依靠美军空投的食物维生。假使天气好，也没有敌袭，美国航空的货机每天都会空投五十吨白米。有个飞行员这么说："如果有人跟苗人说米不是长在天上的，大概有一整个世代的苗人都会大吃一惊。"提供粮食给苗人的后果是，助长了鸦片买卖——有些苗人生活的地区仍然可以耕种，他们有更多时间种植罂粟。不过并不是所有村庄及临时收容所都可以得到美援的白米，且即使是有空投白米的地方，每人每天的配给额也只有四百多克，那大约只等于苗人食量的一半。空投白米对苗人带来的心理伤害至今仍未褪去。我向乔纳斯问起这件事的时候，他说："你是在指控苗人偷懒或整天无所事事吗？你认为他们整天只等着吃天上掉下来的米饭？苗人过去都是自己种米。以前老挝人也常用盐和其他物资向苗人交换米，我们苗人从来不需要向老挝人买米！但是在石缸平原地区，因为打仗，米根本不够吃。Ils n'ont plus de choix（他们没有别的选择）。"

一九七三年一月，美国签署了《越南问题的巴黎协定》，宣布将从越南全面撤军。两周后，基辛格于前往河内途中在万象短暂停留，并与当时的老挝首相富马亲王对谈。富马担心美国也会从老挝撤军，将老挝置于邻国的刀俎之下。富马对基辛格说："老挝的生存，此时都靠你们的臂膀扛起了，你们的臂膀如此宽阔。我们只能靠你们让邻国了解，我们要的不过是和平。我们是小国，不会威胁到任何人。我们只能仰赖你们，让他们知道老挝人民在传统及宗教上都是爱好和平的。我们只希望能拥有主权与独立地位。我们请求他们，让我们在这古老王国所遗留下来的一块小小土地上和平生活……所以，我们必须依靠强大友邦美国的力量，帮助我们生存下去。"

然而基辛格的臂膀并不如这位亲王所期望的那样可靠。基辛格在一九七九年出版的回忆录中写道："时至今日，只要回想富马那番哀戚的恳求，我仍感到一阵剧烈的羞愧。"一九七三年二月，万象协定签署，老挝随之停火，组成了联合政府，美国停止空投援助，美国国际开发援助署的救援计划也就此结束。一九七四年，最后一架美国航空公司飞机飞离老挝。一九七五年五月三日，巴特寮的军队跨过停火线，进入王宝掌控的地区。五月九日，一份由老挝人民党经营的报纸宣称："苗人肯定被连根消灭了。"五月十日，在巴特寮和其他部队的包围下，王宝只剩下几个战斗机飞行员，也失去美军的战力支持，只能百般不愿地听从中情局官员的建议，承认自己不再掌控龙町。接下来的四天，约有一千到三千名苗人——大多数是位阶较高的军官及其眷属——包括我的口译员熊美罂的父亲，登上了美国派遣的飞机，飞往泰国。（在四月三十日西贡被占领前的一个月内，美国以空运和海运疏散了四万五千多名南越人。）苗人为了登上飞机大打出手。有好几次，飞机因为超载而无法起飞，于是坐在门边的数十个人硬是被推到跑道上。五月十四日，王宝召集了群众，含泪对他们说："再会了，我的手足同胞，我无法为你们再做什么了，我在这里只会使你们痛苦。"说完后，他搭上了撤退用的直升机。当最后一架美国运输机消失在视线中时，机场上仍有一万多名苗人满怀希望地等待飞机回来接他们。等到他们发现飞机不会再来的时候，人们开始号哭，哭声渐渐变大，不断在山里回荡。当天下午，针对龙町的军事行动开始了。苗人扶老携幼，排成长长的队伍，开始穿越高原，往泰国前进。

11 生死关头

一九八六年十一月二十五日，感恩节前一天，李家正在用晚餐。黎亚这些天有些轻微流鼻涕，但还是照常坐在厨房白色塑料餐桌的一角，和父母、六个姐妹及一个弟弟一起吃饭。她胃口通常不错，今晚却不太有食欲，只吃了点白饭，喝了点水。吃完后，她的脸上出现一种奇怪的惊恐表情，那是她发作的前兆。她跑到父母身边，抱了父母一下，然后倒了下去。她的四肢先是变得僵硬，接着开始激烈痉挛。纳高抱起她，把她放在客厅的蓝色垫子上——为了黎亚，那张垫子一直放在那里。

纳高说："黎亚被恶灵抓住倒下时，通常都只会不舒服十多分钟，之后就会恢复正常。如果你拿饭给她，她也会吃。但是这一次她不舒服得太久了，我们只好叫侄子来帮忙，他会讲英语，也知道怎么叫救护车。"以前每次黎亚发作，纳高和弗雅都会亲自带黎亚去医院。我问纳高为何当时他决定叫救护车？他说："用救护车送她去，他们才肯花更多心思医治。如果不叫救护车，那些'搓夫唐'（tsov tom）的人就看也不看她一眼。"美罂犹豫了一下，才决定译出"搓夫唐"。这个词的意思是"给老虎咬"。在苗族的民间故事里，老虎是邪恶和狡诈的象征，会偷走男人的妻子，吃掉他们的小孩。"搓夫唐"是很严重的咒骂。

不过纳高说的没错，不论是苗人还是美国人，只要坐救护车到医院急诊室，都可以直接看医生，不用等两个小时。但像黎亚当天晚上那么危急的情况，不论用哪种方式到达医院，都一定会排到候诊名单的最前端。事实上，如果她的父母亲自抱着她，跑过三个街区到默塞德中心，就可以省下那（事后来看）可能非常关键的二十分钟。而当时两人等侄子来家里打急救电话，花了五分钟。等救护车响应调度，花了一分钟。等救护车开到他们家，花了两分钟。等救护人员准备送黎亚上车则花了十四分钟。最后救护车又花了一分钟才开回默塞德中心。

多年后，尼尔找出当年的救护车报告，看完叹了口气说："那个急救人员真是完全搞不清楚状况。"根据这份报告，救护车在晚上六点五十二分到达李家位于东十二街三十七号的住处，当时急救人员对黎亚状况的判断是：

年龄：四

性别：女

病症：发作／痉挛

气管：塌陷

自主呼吸：无

脉搏：微弱

肤色：发绀

瞳孔：固定

胸口：紧绷

骨盆：尿失禁

对声音或痛觉是否有睁眼反应：否

对语言是否有响应：否

黎亚已经濒临死亡。急救员在她舌头上放了一支口腔导气管，避免舌头阻塞喉咙。吸去痰液和唾液后，用氧气罩掩住口鼻，用手挤压急救苏醒球，将氧气推入气管。接下来，他试着在黎亚的肘前静脉插管，以便注射抗抽搐药物。但他失败了，并且意识到自己浪费了太多时间，于是要求驾驶员全速（三号情况：最紧急的情况，应开启闪光与警笛）赶回默塞德中心。回程中急救员再度尝试为黎亚输液，两次都不成功。后来他以发抖的字迹写下："病人持续发作。"

救护车在晚间七点七分抵达医院。黎亚的病床被火速推往"B室"。在急诊室的六个房间中，这间是保留给最危急的病人的，配备有急救车、自动电击器和插管仪器，黎亚之前也用过几次。B室大小约四十平方米，墙面刷的是公共建筑常用的米色，空气中飘着微微的消毒水气味，从地板到天花板都贴着一种特殊的合成材料，以便清理溅上去的血液、尿液和呕吐物。相对于此处不断出现又刷净的无数悲剧，B室这个背景显得格外干净，冷冰冰。黎亚剧烈地扭动身体，嘴唇和指甲都变成了蓝色。情况已不允许医护人员好好帮她换衣服，一个护士扯掉黎亚身上的毯子，用绷带剪除去她身上的黑色T恤和内衣裤。一个急救员、两个住院医生上前，与护士一同围住黎亚，试着插入静脉导管。他们花了二十多分钟才把连着细管子的蝴蝶针插进她左脚上方。这只是权宜之计，因为只要黎亚一动，这根留置在静脉里的针就很可能戳穿血管壁，使原本应该注入血液的注射液流到组织里。他们接着从导管注入大剂量的安定，这种镇静剂一般能够抑制中枢神经系统，以终止发作，这时却完全无效。住院医生史蒂夫·塞格斯壮（Steve Segerstrom）回忆道："我们为她注射了安定，然后又注射了更多、更多。我们尽了所有努力，黎亚的发作却越来越严重。我很快就失去冷静，开始惊慌失措。"史蒂夫试着插上更稳固的静脉导管，但几次都失败了。黎亚仍以每次二十秒的周期继续发作，口鼻开始溢出米饭呕吐物。吸入的呕吐物加上横膈膜无法正常运作，使得空气无法进入肺部，黎亚开始呼吸困难。呼吸治疗师被叫来帮忙。动脉血液气体分析显示，黎亚的血氧量在过去一个多小时以来低到足以致命。也就是说，她一直处于窒息状态。虽然黎亚还在发作，牙关也咬得很紧，但住院医生费尽力气，终于还是将呼吸管插进黎亚的气管，并用手动呼吸器帮助她呼吸。

尼尔的呼叫器在晚间七点三十五分响起，当时他正和佩吉及两个儿子共进晚餐。这家人次日一早便要前往谢拉山麓的木屋共度感恩节假期，今晚原本打算待在家里打包行李。尼尔接到呼叫后回电给急诊室，得知黎亚的癫痫重积状态已持续许久，没有人能帮她插好静脉导管，注射安定也无效。他回忆道："一听到这种情况，我就知道，该来的还是来了，这次就是黎亚的生死关头。"

好几个月以来，尼尔一直担心这一刻来临时正好由他待命，而事实也果真如此。他以电话指示在场的住院医生为黎亚注射更多安定，如果无效再改用另一种镇静剂安定文——同样在高剂量下，安定文造成病人停止呼吸的风险小于安定。然后他跳上车，以限速内的最高速赶往默塞德中心。七点四十五分，他用急促的步伐（他的个人原则是再慌乱也绝不奔跑）走进急诊室大门。

尼尔说："眼前的景象真是不可思议，简直像电影《驱魔人》的场景。黎亚真的从桌上弹了起来，虽然身体被绑着，但肌肉活动力大得让人不敢相信。她一直弹离桌面，没有间断。我从来不曾看过这样的发作。我还记得当时看见她的父母站在急诊室外的大厅里，急诊室很多人进出，门一直开着，我想她的父母一定都看在眼里。我和两人眼神交会了几次，但是没时间说话。我们必须为黎亚插上更稳固的静脉导管，但老问题还是存在，那就是她体内的脂肪过多及过去使用静脉导管造成的血管硬化。而这次由于她的肌肉动作太过剧烈，使情况变得更加棘手。史蒂夫问我，是否可以试试隐静脉切开术？（也就是先将皮肤切开，再微微割开血管。当时对黎亚的施术方式则是用手术刀割开右脚踝上方的一条大静脉，用镊子把洞撑大，将静脉导管插进去，最后缝合伤口，固定导管。）然后我说，天啊，史蒂夫，在这种情况下，无论什么方法都值得一试，你就放手做吧！此时急诊室的气氛立刻像充了电一样振奋起来，史蒂夫开始施行隐静脉切开术，好几个人趴在黎亚腿上，把她固定住。结果史蒂夫成功了！之后我们给黎亚注射了成吨的药物，总之是很多、很多的药物。最后，她终于停止发作。终于停止了。虽然花了很长的时间，但她终于停止发作了。"

尼尔说起这件事的时候空前激动，我从未在他身上见过这样的情绪。虽然史蒂夫谈起这件事时，声音听起来也很激动，但他本来就比较容易激动，说话速度也快，描述当时 B 室情况的语调与平常相比，变化没有尼尔来得激烈。尼尔向来都很冷静，当他讲完这些事时，我却可以听到他的呼吸声，那声音并不粗重，但很清楚，仿佛他在晨跑时突然被打断而停下脚步一般。

这是黎亚第十六次被送到默塞德中心。医院里每一个人，从急诊室护士、住院医生、呼吸治疗师，到尼尔本人，都认为她发作的原因就和前十五次一样，只是这次特别严重而已。他们做了所有标准检验，包括细胞检验、验血、量血压，也照了胸腔 X 光以确定呼吸管是否放对位置。当然，他们也利用验血结果来判断她的父母是否给了她足量的丙戊酸钠。自黎亚从寄养家庭回家以来，每次验血结果都显示她的父母确实做到了这点，这次也不例外。直到尼尔回到家之后，才有人想起应该为黎亚量体温。她当时的体温是三十八点三摄氏度。此外还有两种不寻常的征兆：下痢及血小板浓度过低。相较于她超乎寻常的强烈发作，这两种症状显得微不足道，因此在病历表上都只是轻轻一笔带过，没有任何注解。没人怀疑黎亚可能遭细菌感染，所以没有用抗生素。

一般认为癫痫重积状态只要持续二十分钟，就足以造成生命危险。但这次黎亚却持续发作了将近两小时。发作停止时，她虽然还能呼吸，却已陷入昏迷。默塞德中心没有儿童加护病房，显然黎亚得和默塞德中心的其他儿科重症病人一样，转院到弗雷斯诺的山谷儿童医院做进一步治疗。弗雅和纳高不得进入急诊处 B 室，在忙乱的急救过程中，医护人员也无法为两人解释黎亚的情况。史蒂夫施行完隐静脉切开术后，在处置记录上写下"病况危急，默认同意"。在急救过程中，只有一个护士在某个时间走出来，将剪下的黎亚衣物交给弗雅。直到黎亚的生命迹象稳定下来，尼尔才缓缓走到大厅，当时他从腋下到腰部全被汗水浸湿了。他通过那个会讲英语的侄子，将黎亚的情形转达给弗雅。他回忆当时说的话："我告诉弗雅，这次发作让黎亚面临生死危险，这是她有史以来最严重的发作。要阻止这次发作非常、非常困难，但我们还是办到了。然而她的病情还是非常、非常严重。我对弗雅说，黎亚必须转院去弗雷斯诺，因为黎亚接下来所需要的治疗超过我跟佩吉的能力。我也告诉她，我们将要离开镇上，但下周就会回来。她了解我说的。"尼尔在黎亚的病程记录上潦草写下："安排转院至山谷儿童医院加护病房。已对病人双亲说明，双亲了解病人状况严重。"

实际上，病人的双亲所了解的"事实"和尼尔想表达的情况完全不同。我问两人，黎亚为何会被送到弗雷斯诺。纳高说："她的医生要去度假，这里就没有医生了，所以他们把她送走。"弗雅说："黎亚的医生对她的病很有一套。有时候她病得很严重很严重，我们就送她来，他可以让她在几天里就好起来，让她能够活蹦乱跳地走来走去。但是这一次他想去玩，所以他们只好把黎亚送到别人那儿去。"换句话说，李氏夫妇相信，黎亚不是因为病情严重而转院，而是因为尼尔准备去度假。他们也认为，如果黎亚留在默塞德，尼尔就能够像从前一样，使她恢复健康。

尼尔安排救护车送黎亚去弗雷斯诺，同时指挥医护人员为她做好转院准备，他还打电话到山谷儿童医院的小儿加护病房讨论黎亚的病历，然后在九点三十分开车回家。他告诉佩吉："就是这次了，这是她最严重的一次。"两人谈论起黎亚过去每一次的危急状况，以及当时尼尔所做的决定，一直谈到午夜。他回忆道："当时我非常激动，没办法平静下来。每到这种时候我就会难以入眠，暴饮暴食，我会不停塞东西吃。我得向佩吉说出一切。"佩吉早已习惯用聊天帮助尼尔平复急诊后的心情，但她也从未见过尼尔这么紧张。

尼尔说："那天晚上，我的心情很复杂。有件事像噩梦一样一直纠缠着我，那就是黎亚早晚会经历一生中最严重的发作，而这一切都是我的错，因为我无法救活她。但是这次她没有死。那几个人都很能干，在他们的协助之下，我让她停止发作，并做了适当的处置，我度过了这次考验。所以我确实得到了一些满足感。但是我同时也觉得很难过，因为我不知道经过这次发作，黎亚会变成什么样子。我唯一肯定的是，她不会再跟以前一样了。"

救护车花了七十分钟把黎亚送到弗雷斯诺，事后尼尔看着黎亚的病历，说她在这趟车程中"全垮了"。午夜前几分钟，她在另一阵大发作中抵达山谷儿童医院，四肢不断挥舞，手指和脚趾都变成蓝色，胸口变得冰冷且出现斑点。她的血压低得危险，白细胞浓度则高到让人不安。体温竟达到四十摄氏度。重症科医生马切伊·寇培兹（Maciej Kopacz）在给尼尔的报告中指出，有整整一小时他都无法帮黎亚插上动脉导管，因为"不论从哪个位置都摸不到脉搏"。他也注明，施行脊椎穿刺时（这时他的鼻子距离黎亚的屁股不到三十厘米），"病人严重腹泻，粪便混杂大量水分，呈现脓状"。很难想象有什么病例会比此时的黎亚更棘手，或更令人不舒服。更糟的是，这事还发生在感恩节的前几个小时。无论如何，寇培兹医生还是用一种如标准诊断书般一板一眼，又礼貌到有些超现实的口吻，写下长达三页、密密麻麻的病历报告书。报告中记录着一条又一条的可怕症状，署名前还留下一段愉快的结语："非常感谢您将病人送到小儿加护病房，小儿重症科的医生很高兴能为这位病人提供跟进治疗。"

无论高兴与否，负责重症照护的医疗团队（包括从旁协助的神经科医生、感染科医生、儿科住院医生、呼吸治疗师、放射科医生、医疗技师、护士和护士助理）还是为黎亚进行了全面治疗。他们拥有最先进的科技，临床治疗技术也无懈可击。不过，在一开始，他们也因为忙于抢救黎亚的性命，忽略了病情以外的其他事情。以寇培兹医生为例，虽然他连续十二个小时以上都在治疗黎亚，却还是弄错她的性别。他写道："他的代谢性酸中毒症状在使用重碳酸盐丸剂之后获得改善；他的体表水肿获得改善，脉搏血氧饱和度监测仪开始量出和动脉血氧饱和度相似的数据。"这就是美国医疗制度最坏同时也最好的一点：一个生病的女孩被简化成一系列可分析的症状集合体，而医生也因此能够集中精神，成功保住她的生命。

　　寇培兹医生一看到黎亚，就诊断她的情况为"严重休克，可能由败血症引起"。败血症休克是细菌侵入血液循环系统造成的结果，会影响全身上下所有部位，首先引起急性循环衰竭，如果仍无法去除毒素，血液将无法输送足够的氧气，身体器官便会一个接一个衰竭。通常肺脏会最先失去作用，跟着是肝脏和肾脏。身体组织全面受损也会使消化系统跟着受影响——黎亚的腹泻就是典型症状。最后，大脑会因缺氧而开始死亡——溺水或哽住的病人也会出现这种状况。败血症休克的致死率介于40%～60%之间。

　　黎亚身上同时出现太多状况，不可能按照标准方式制定周详计划后再开始治疗。她需要立即、持续、多头并进的紧急治疗。首先，就像在默塞德中心一样，医生必须止住她的发作，但安定还是未能发挥作用。在不得已的情况下，寇培兹医生只好为她注射大量硫喷妥钠（thiopental）。这是一种强效巴比妥类药物，会使黎亚进入全身麻醉状态。她很快就从原先痉挛的躁动状态进入一动也不动的昏迷状态。从此刻开始，她的病历就很少出现"癫痫"一词。医生要担心的事显然还很多。为了让她醒过来，他们为她戴上了呼吸器，输送百分之百纯氧气。为了监测血压和注射药物（因为腹泻，他们无法再让她用嘴巴摄取任何东西），他们又插了两条静脉导管，一条在左股动脉，另一条则在右股静脉。为了监测心脏功能，他们将一条肺动脉导管穿过心脏的两个心室，再插入肺动脉。做完这些高度侵入性的治疗之后，寇培兹医生写道，"病人完全能忍受这些处置"。他的意思不是黎亚没有抗议（她确实没有，因为整个过程她都昏迷不醒），只是陈述他没碰到技术上的困难，也没把病人弄死。

感恩节当天早上十一点，黎亚的身体崩溃了。败血症休克引起弥漫性血管内凝血，她的血液完全失去凝结的能力，体内插入导管的地方开始流血，同时也出现内出血。她在默塞德中心即已发生的血小板浓度过低就是这种病症的前兆，但当时没人看出来。寇培兹医生决定使用非常手段，为她进行双倍分量的换血。在十五小时内，她的全部血液会一点一点被抽出体外，并由凝血功能未受损的新鲜血液取代，这项程序进行了两次。旧血从大腿动脉抽出，新血从大腿静脉输入。在开始的一个半小时内，她的血压掉到足以致死的低点，但换血最后还是成功了。三十八小时以来，她的嘴唇和手指、脚趾第一次呈现粉红色。

黎亚在接受治疗时经历的所有折磨中，最让她父亲心痛的，就是脊椎穿刺（这是唯一能够测试败血症细菌是否已从血液扩散到中枢神经系统的标准措施，而且只带有轻微的侵入性）。纳高在医生完成脊椎穿刺后才听说这件事。他说："那些医生在我们到达医院以前，就在她背上开了一个洞。我不知道他们为什么要这样做。我不在场，而且他们也没让我签任何文件。他们就这样把黎亚的脊髓吸干了，这让我既失望又难过，因为我就是这样失去了黎亚。"换句话说，纳高把黎亚病情恶化归咎于脊椎穿刺。许多苗人都认为这项措施不但会毁掉人的今世，也会影响来生。弗雅的说法是："他们只是把她送到医院去，但没有医好她。她的病变得很严重，我认为是因为他们对她用了太多药。"

医生的确对黎亚用了一大堆药物：用血浆注射剂预防注射液渗出她的血管，用多巴酚丁胺（dobutamine）、多巴胺（dopamine）和肾上腺素提高血压并刺激心跳，用硝普钠（nitroprusside）促进血液循环，用氨苄西林、氯霉素（chloramphenicol）、庆大霉素（gentamicin）、萘夫西林（nafcillin）、头孢曲松（ceftriaxone）、克林霉素（clindamycin）、妥布霉素（tobramycin）和头孢他啶（ceftazidime）等抗生素治疗细菌感染，用胃长宁（Robinul）抑制口腔分泌物，用劳拉西泮（Ativan）预防再度发作（神经科主治医生特里比较想用丙戊酸钠，但是该种药物无法从静脉导管注入）。为了供给营养，医生还用鼻胃管灌入电解质水（Pedialyte）和安素（Osmolite）。

在山谷儿童医院的第一周，院方为黎亚做了一连串检查。为了找出是哪个部位的感染导致败血休克症，做了腹部超声波，并将放射性示踪剂镓注射到血液中，做发炎扫描。扫描结果显示，感染的位置可能是左腿，但并不明确。为了确认是感染何种细菌，医生也做了血液培养，报告呈现阳性反应，确定是绿脓杆菌造成的感染。这种破坏力强大的细菌喜欢侵袭免疫力弱的病人，感染往往在医院发生。

在这一切过程中，纳高和弗雅都住在山谷儿童医院的候诊室，连续九天都睡在椅子上。家中的小孩则由亲戚帮忙照顾。李氏夫妇不明白，为什么这次他们不能和在默塞德中心一样，在黎亚的病床边陪伴。在这里，两人必须遵守加护病房的访客规定，每小时只能探视黎亚十分钟。两人没有钱，住不起汽车旅馆，也无法在医院的自助餐厅用餐。纳高告诉我："我们的亲戚会从默塞德送饭来给我们吃，不过一天只有一次，所以我们觉得很饿。"而每次短暂探视黎亚时，两人看见的是她的喉咙里伸出塑料呼吸管，连到呼吸器上，鼻子里伸出喂食管，还有许多装满透明液体的管子弯弯曲曲地插在她的手臂和腿上。她的四肢被胶带固定在塑料板上，以稳定身上的静脉导管，手臂上的血压计臂套自动充气泄气，贴在胸口的电极则经由电线连接到床边的心脏监视器上。呼吸器不断发出嘶嘶声，静脉注射用的泵哔哔作响，血压计臂套则交错着爆裂声与类似叹息的声音。黎亚的父母注意到她的屁股附近红了一片，那儿的皮肤也因为腹泻而产生褥疮。黎亚的手脚因为注射液渗流到组织里而变得肿胀。另外，她发作时咬到自己的舌头，所以舌尖也布满血块。

医院里有个社工在黎亚刚住院时做了记录："我在小儿加护病房的候诊室，通过医院的翻译和她父亲谈话。我不确定父亲是否了解女儿的病情有多严重，因为他似乎以为黎亚这次住院和前几次一样。"山谷儿童医院的规模远大于默塞德中心，资金也更充裕，不但能为病人做大规模的治疗，还能雇翻译员到医院值班。虽然如此，李氏夫妇仍然无法了解大多数情况。此外，虽然山谷儿童医院以良好的病人家属辅导能力著称，但弗雅和纳高每次咨询后仍感到困惑和生气，因为两人不了解咨询的目的是帮助家属纾解压力。

黎亚来到弗雷斯诺的第七天，医生试图向弗雅和纳高解释，他们想再为她做两项侵入性检查。一项是支气管镜检查，用来查看感染是否来自右肺，另一项是鼻窦灌洗，用以检查感染是否来自鼻窦。他们还想做气管造口术，也就是从咽喉正下方切开气管，让氧气供应更顺利。医疗团队中的一个医生做了记录："已通过翻译向父母说明这些处置的风险与好处，以及其他可能的替代方案。两人看起来已经了解情况，并同意我们继续。"事实上，黎亚的父母毫无概念，然而这些医疗程序却将在接下来的两天内完成。两人也不知道黎亚为什么会昏迷不醒。弗雅通过亲戚问护士，医生是不是为黎亚注射了"安眠针"。

当天稍晚，黎亚的医生为她做了电脑断层扫描和脑电图，检查这次脑部缺氧过久带来的伤害。在这之前，有个神经科医生指出，黎亚没有呕吐反射和角膜反射，也"对强烈的痛觉刺激没有反应"。这些发现都给人不祥的预感，最新的检查结果揭开了惨况。一个住院医生这么记录着："头部断层扫描……显示出明显的脑水肿，大脑灰质和白质间几乎没有任何差别。脑电图显示，脑部基本上没有任何活动，脑波非常平缓。"黎亚实际上已经脑死亡了。

热心帮助李家的社工珍妮在某天傍晚六点接到一通电话，得知了黎亚的情况。于是她借了一辆公众服务部的面包车，载了六七个李家的亲戚到弗雷斯诺去。她回忆说："我不认识他们，他们就这么挤了上来。等我们开到那儿，医生正要李家为黎亚的死做好心理准备。"那天晚上，她在田野记录簿上用小而潦草的字迹为黎亚的情况做出沉痛而简洁的摘要："黎亚八六年十一月二十五日发作。转院至山谷儿童。大量败血。输血。腹泻。昏迷不醒。脑部受损。植物人。"

寄养家庭的柯达夫妇也赶来弗雷斯诺。迪伊回忆说："情况真的很糟，医生甚至连正眼也不瞧一下弗雅和纳高。他们只看着我们和珍妮。他们认为我们比较聪明，我们是白人，对他们而言，李家夫妇什么也不是。"

黎亚的医疗记录充斥着翻转、清洗和抽取等字眼，有个护士做了如下记录：

1986／12／1

17：00　脑电图呈现水平线。

18：00　辛医生（一个主治医生）与黎亚的家属在会客厅中谈话，请李家之子翻译。

家属进入病房。母亲呼唤父亲，场面感伤。

20：00　家属坚持留在病人床边。语言障碍使我们无法沟通，但仍设法安慰母亲。

21：00　父亲通过家属翻译提出问题。

21：15　父亲表示"要医脑的药"。

护士尝试向他解释，她们没有药可以医好黎亚的大脑。翌日凌晨三点，她又记载："母亲在她床边，非常伤心，边哭边唱。"

黎亚的加护病房医生为她拔掉静脉导管时，弗雅也在场。她说："那个医生看起来像是好医生，但她不是。她根本就是残酷无情。她一进来就说，黎亚快死了，然后她就拔掉所有的橡胶管，还一边，黎亚的脑子烂光了，马上就会死掉。所以她想把黎亚的药拿去给别人用。那时候我真的吓呆了，觉得自己身体里好像有东西在上下跳动，那时候我以为自己也快死了。"

但这个医生只是遵照特里医生的指示做事。特里以为家属已经同意他移除所有维生装置，好让黎亚用最自然的方式离世。他也取消了原本预定的支气管镜检查、鼻窦灌洗和气管造口术。他的最后一项指示，可说是黎亚在山谷儿童医院的漫长乏味记录里最令人震惊的一句话："（因为）脑电图不正常，停止为病人注射抗抽搐药物。"她的大脑皮层已经没有电波活动，也不会再引起发作了。从黎亚三个月大开始便控制她一生的癫痫，就此宣告结束。

黎亚的医生认为她很快就会过世，理所当然地认为她应该继续待在医院，这样她在剩下的几小时或几天中可以过得比较舒服。而一个想帮忙的社工人员认为李家可能需要准备后事，便介绍了当地的一家葬仪社。纳高气坏了。他回忆道："他们想把她留在那儿，不送她回默塞德，还帮她找好在弗雷斯诺的殡仪馆。可是我才不想听这些。我说，不行。我要他们送她回家。我要他们送她回默塞德，这样其他孩子才能在她临终的时候看着她。所以他们叫我在一些文件上签名，因为他们说，反正她一出医院，还是会死掉。"

其实那些文件是珍妮得知李家夫妇的意愿后帮忙安排的法院命令，山谷儿童医院在过程中也全力配合。虽然弗雅和纳高比较想接黎亚回公寓，但法庭最后决定黎亚应转院至默塞德中心接受安宁照护。加州最高法院记录了以下声明，是珍妮为弗雅和纳高拟的：

主旨：少年法庭监护之儿童李黎亚

我们的女儿李黎亚于一九八六年四月，在接受为期十个月的寄养照护后返家居住……之后感染肺炎，目前因无法复原的脑部伤害而昏迷不醒。山谷儿童医院无法提供进一步治疗，我们请求将黎亚通过救护车转送回默塞德医疗中心，接着若获尼尔·恩斯特医生同意，我们可以将她带返家中。我们希望在黎亚死前带她回到家人身边。

上述声明系根据我们所知的事实所做之确实陈述，若有不实愿受伪证罪处分。

一九八六年十二月五日加州默塞德县生效。

父 李纳高

母 杨弗雅

12 逃亡

黎亚的姐姐梅在默塞德的胡佛中学念八年级时，在语言艺术课程指定的自传作业中写道：

我三岁半那年，我们一家人和所有亲戚都决定搬到泰国。我父母永远不会忘记我们前往泰国路上发生的事。那是我这一生，或许也是我父母一生中所经历过的最恐怖的一段日子。我们必须徒步。家族中有些人丢下小孩，或是殴打、杀害他们。例如，我们有个亲戚就企图杀死他的小孩，但是孩子命大没死，还想办法跟上队伍。目前他人在美国，额头上还带着疤。

我父母必须带着我和我的两个妹妹楚和叶儿。我妈妈只抱得动我，而我爸爸只抱得动我妹妹楚，因为他们还要拿许多其他东西，如米（食物）、衣服和过夜的毛毯。我父母付钱请一个亲戚帮忙带着叶儿。我有个死在泰国的姐姐，她走路走到太累，说她再也走不动了。但是她一路上慢慢地走，还是走到了泰国。

到处都有人开枪，走到哪里都有离我们很近的士兵。只要听到枪声，我们就得找地方躲着。在去泰国的路上，我们听到许多枪声，我父母没有找地方躲起来，反而拉着我们的手或是把我们背在背上拼命地逃。行李变得太重的话，我父母就会丢掉一些东西。有些丢掉的东西对他们来说很宝贵，但是我们的性命更重要。

她的老师在文章的后方写道："你的一生真是多姿多彩！但请注意动词的过去式。"

一九七九年的"泰国行"，是李家在战后第二次尝试逃离老挝。第一次企图逃亡是在一九七六年，和大约四十个来自胡亚绥的亲戚一起逃难。上路的第三天，他们藏在一处荒芜的稻田中，被越军抓到。越军用枪顶着他们，押回村寨。纳高回忆道："连我们的小孩要到林子里上厕所，他们也拿枪对准——那枪就和小孩子一样高。"李家的女儿普亚回到村寨不久便病死了。"那时候很多人都病了，但是没有药吃，所以我们不再有八个孩子。我们只剩七个。"

李家人在胡亚绥待了三年，不时受到监视。胡亚绥村就像沙耶武里省大部分的苗族村寨一样，在战时并未受到摧残，村里的男人也不曾被王宝征召入伍。沙耶武里省是老挝境内唯一位于湄公河以西的省份，因为这道天然屏障而逃过漫长的战火，湄公河另一侧的数百座村庄则惨遭蹂躏。然而在战后，胡亚绥和老挝其他地方一样陷入政治动荡。村里的居民都是苗人，因此被视为叛徒，受到占领军的打击。

纳高说："假如你做错事，越南人会杀了你。假如你偷了刀子或食物，他们会把村民集合起来围观，然后当场枪毙你。假如你一年收三百斛稻米，越南人会拿走两百斛。假如你有五只鸡，他们会拿走四只，留给你一只。越南人只会给你两米布……"这时弗雅插话："而且不是好料子！""……给一家人做衣服。我问你，假如是你，你要怎么把布分给十个人？"

一九七九年春天，李氏夫妇的男婴义（Yee）饿死了。"我的小男孩又饿又冷，我也很饿。我什么都没得吃，而婴孩只能吃我的奶，但是我已经没有奶了。我只能像这样抱着他，他就死在我的怀里。"弗雅说。

一个月后，李氏、杨氏、王氏和熊氏决定再次逃难，共约四百人。这一次就是梅在作文中描述的逃亡之旅。

纳高说："最叫我心痛的，是我养了两三匹非常好的骏马，我只能放开绳索，任凭马儿跑到林子里，也不知道是死是活。接着我们就离开了。我们买了许多枪，藏起来，让年轻人拿着枪走在队伍前头和两边。越南人发现我们逃跑了。他们开始在我们四周放火，不让我们走。火焰蹿得像我们在默塞德的房子一样高。队伍前后都有火在烧，孩子都吓坏了。但是有些人很勇敢，硬是跳过火焰，我们终究活了下来。我们穿过大火之后，越南人以为我们走的是大部分苗人常走的路线，就在地下埋地雷。但是我们走的是另一条路线，越南人掉进自己设的陷阱里受了伤。我们抱着孩子走路，当我们来到高山时，我们用绳索绑住小孩和老人，将他们拉上来。天气冷，孩子又饿。我非常害怕，我们有很多孩子，越军很容易就能杀害他们。在我们前头逃亡的同村村民有两个孩子刚要跑过一片稻田，越军就开枪射杀。我不知道越军射了几次，但是孩子的头都被打烂了。"徒步走了二十六天之后，李家人穿越边境，进入泰国，在两处难民营待了一年，才被遣送到美国。女儿洁，就是梅在作文里写道"她走路走到太累，说她再也走不动了"的姐姐，死于第一处难民营。

李家从未考虑留在老挝。他们和其他十五万个在战后逃到泰国的苗人一样，表现出苗人的古老精神：宁愿逃走、抵抗甚至死亡，也不忍受迫害和同化。苗人很快便明白，由于他们大多数不是支持美国就是希望保持中立，因而被视为公敌。在王宝将军飞往泰国的三个星期后，有将近四万名的苗族男女老少徒步走到万象。有些人说，他们希望横渡湄公河，追随他们的领袖。有些人则说，他们想要求万象政府保证他们的安全。在新合（Hin Heup）镇外，数百名苗人走过南利（Nam Lik）河上一座小桥时，遭巴特寮的部队开火射击。至少有四人被击毙或溺死，数十人受伤。据说当时首相富马亲王听闻新合屠杀事件时（他在战时保持中立，战后继续在新政府担任"资政"），他向一个外国外交官表示："苗族人向来是好国民。不幸的是，老挝和平的代价却要让他们来扛。"

在默塞德的一个午后，我受邀到马标耀简朴的小公寓喝茶，当初安排我首次和李家碰面的，正是这个苗人头人。马标耀的父亲是川圹市市长，在马标耀九岁那年遭暗杀，主使者应是巴特寮。马标耀有两个兄弟在战时命。我问他，战败后苗人的遭遇如何，他以优美但独特的英文回答道（他和乔纳斯一样，能说流利的苗语、老挝语、泰语和法语，最后才学英文）："从西半球来的人不能明白这是怎么回事。新老挝没有理由让苗人活下去。假如你和巴特寮意见相左，他们会杀了你。"

李家人认为，他们在一九七六年被捕之后还能获准返家，已经十分幸运，虽然当时当地的生活条件奇差无比。更多高山苗人被迫迁徙到平地或台地，然后被分派到国营的集体农场。事实证明苗人自古对平地的恐惧其来有自。移居的苗族家庭常有人染上未曾染过的热带疾病，特别是疟疾，携带这种病原体的蚊子无法在高地存活。在保持原样不动的高山村寨里，任何苗人一旦被发现从事刀耕火种，都会遭到逮捕。大部分村寨都有巴特寮军人渗透。"一个看来像是领导者的人会客气地要求每个苗族家庭轮流接待两名同志，他们'愿为你效劳'。"苗族学者杨道写道：

> 但是苗人很快就明白，这两名巴特寮在自己家中的唯一任务，就是日夜监视他们……很快地，丈夫不敢与太太谈话，父母也不敢和孩子聊天。巴特寮监视着他们的一言一行。没有人敢相信别人。苗人不时在半夜被叫醒搜查，借口是家中藏有"反动分子"。接着丈夫或儿子会被人用枪抵住背部带走，带到无人知道的地方。

这个无人知道的地方，通常是老越边界的"研习营"。虽然有许多担任公职或为美国情报单位工作的苗人被送到这里，而且有些人一关就是数年，但这座结合劳改与政治教育的研习营并非专为苗人而设。有一万名以上的老挝知识分子、公务员、教师、商人、军人和警察，以及其他被怀疑是同情保皇党的人都被拘禁在这里。此外，国王、王后和太子也都死于这里。营中的囚犯要砍树，整地，耕田，造路，并像牛马一样被套上犁头。也有些人被枪顶着，被迫搜索和拆除集束炸弹。

马标耀告诉我："我认识两个去过研习营的人。其中一个也认识我太太，我邀请他来默塞德与我共进午餐。但他不想吃饭。我觉得很奇怪，因为他过去长年挨饿。他告诉我一个故事，他还在研习营的时候，有一天看见一只蜥蜴。他迅速抓起那只蜥蜴，因为要是守卫看见你这么做，会将你活活打死。他把蜥蜴放进口袋，趁没人看见立刻吃下去。他非常高兴，因为蜥蜴就是鲜肉！那个人每天都得写自白书，承认与美国人合作是错的。他的自白书一天比一天写得更好。两年、三年，五年过去了，自白成了他的一部分。踏进研习营之前的他性格强悍，但十年之后他变了。研习营完全摧毁了他的性格。"

当两三千名苗人在巴特寮的研习营中接受"再教育"时（这种迫使他人屈服的举动正好违背苗人天性），数万人得以用更典型的苗族方式来响应新政权，就是武装叛乱。王宝撤离之后，前秘密部队的成员组织了反抗运动，并以普比亚山（Phou Bia massif）为据点。这是老挝境内最高的山脉，位于石缸平原以南。一九七五年年底，巴特寮的部队攻击一群在普比亚山区工作的苗人，其中大部分是苗族妇孺。叛军展开愤怒的报复。他们用藏在洞穴里的武器射杀巴特寮军人，封路炸桥，炸掉运粮的车队，并从悬崖上推下石块，砸向下方的行进军队——一七七二年，苗族战士在贵州东部就对清军做了这一切。尽管有将近五万苗人丧命，但普比亚地区直到一九七八年才沦陷。此后苗族游击队继续住在老泰交界的丛林中，在两国间穿梭，不时突袭老挝人民军。

大部分叛军隶属于一个名叫"天主"（Chao Fa）的救世团体，领导人何百高曾是王宝的副官，但脱队没跟上王宝。部分叛军则属于"老挝民族联合阵线"（United Laotian National Front），这个团体成立于美国，领导人正是王宝。两个团体的零星抵抗（人数各自从数千减少到三四百）一直持续至今，距战争正式结束已经超过二十年。

然而对于战后老挝的恐怖统治，苗族最普遍的反应还是移民国外。大部分人是因为害怕遭到报复，不过有些人是为了更迫切的理由：躲避饥荒。饥荒的部分原因是全国粮食短缺，部分则是因为在战争接近尾声时，苗人越来越依赖美军空投的稻米及移居地的配给粮食，还有军人的薪饷。有将近一万个苗人无法收获农作。（有些因挨饿而背井离乡的苗人日后被冠上"经济移民"之名，而非符合资格的政治难民。）一九七五年六月，老挝首都的官方电台"万象国内服务电台"（Vientiane Domestic Service）播出政府对苗人大量迁徙的解释："泰国反动派系及美国帝国主义者勾结，目前已迫使苗人自老挝逃亡至泰国。这种大迁移并非建立在所谓的人道基础上，而是要廉价剥削劳力，并豢养他们成为走狗，以便日后将他们送回来，破坏这个国家的和平。"

每个苗族难民都有一段心酸的逃亡史。我的口译员熊美罂和她的家人，以及其他从龙町搭机而来的军官眷属，算是运气最好的一批。他们要做的，就是抛下非直系亲属以及所拥有的一切，然后在一夜之间，拿在老挝享有的优渥地位换来泰国难民营的一处公共宿舍。在这里，一家八口只有一张床，而每一餐都得大排长龙，拿着碗等着配给的米饭。"你很幸运！"某天晚上，美罂和李家比较起战后经历时，我听到纳高对美罂这么说。退而求其次（只有少数幸运的家庭才有这个选择），就是搭"出租车"自万象或其他城市逃亡。这些家庭得把一生积蓄交给老挝的出租车司机，但司机本人和乘客是否会在抵达泰国边界前被逮捕，则听天由命。

大部分苗族难民只能徒步逃难。有些以大家族为单位，有些则结伴同行，形成将近八千人的队伍。我从未听过苗人只身逃亡。龙町垮台后的最初几个月，巴特寮还未能有组织地阻断苗人逃亡，难民有时还能够赶着牲口，沿着主要山路逃难。纳高告诉我："那些人还可以沿路宰杀牲口，不会挨饿，走得轻轻松松。"之后的难民队伍便循着老虎、大象行走的林中小径，或绕过清晰的路径，尽可能沿着山脊线走，以避开地雷和军方的侦查。大部分家庭就跟李家人一样，花了一个月才抵达泰国，有些人还在森林里住了两年以上，不断迁移以躲避追捕。他们躲在竹叶下睡觉，靠着捕获的野兽（不过很快就变得稀少）、水果、植物的根、竹笋、树芯和昆虫维生。为了果腹，饥不择食，有些人将汗水淋漓的衣服剁碎，和着盐巴及水吃下。为了不让烟被看到，他们只在夜间生火。有时使用狐火（带有荧光的腐木）在黑夜里照路。

许多人将小孩背在背上。这些婴孩造成一个致命的问题：哭闹。保持安静事关生死。一个现居威斯康星州的苗族妇女回想：当年离开村寨时，儿子才一个月大，两年后抵达泰国，竟然一句话也不会讲——在整个逃难期间，除了偶尔窃窃私语，没有人说一句话。几乎我在默塞德碰到的每个家庭都有婴儿被喂食鸦片的故事可说，亲戚的小孩、邻居的小孩，或是逃亡同伴的小孩。名叫熊雅桃（Yia Thao Xiong）的年轻母亲告诉我："婴儿要哭闹时，我们会拿鸦片泡水喂他们，这样他们才会安静，敌军就不会听见。假如敌军听见婴孩哭闹，会把我们全杀了。通常婴孩会昏昏入睡。但要是你不小心喂太多，婴孩就会死掉。这种事发生过很多很多次。"听到这些故事时，我想起我读过一则以色列孩子躲避恐怖分子的故事。她开始哭闹时，母亲失手将她闷死。据说这场发生在一九七九年的死亡悲剧，曾使以色列举国同悲。而喂食过量鸦片故事的恐怖之处，不仅在于这类事件确实发生过，更在于事情发生得如此频繁，以至于非但无法得到全国人民的哀悼，甚至不会见报，也不会牵动国际视听。这类故事永远不会传出这群家庭之外，而这些人早已麻木地将这种事当成生活现实。

有时甚至会发生更糟的事。当我向纳高问起梅在作文中提到的那个额上有伤痕的男孩时，他说："你必须非常安静。那个小男孩的父亲试图杀了他，以免他的哭声害大家被杀。父亲拿刀挥向男孩的头。有人救了那男孩，他现在住在默塞德。"

身体健全的成人通常要轮流背负老弱伤病的人，直到背不动为止。这时他们就得开始痛苦地检伤分类。成为累赘的亲属被弃置在小径旁，通常会获得一点食物和鸦片。花时间埋葬死者过于危险，难民会任凭死在路上的人暴尸荒野。有鉴于苗人向来尊敬老者，并认为无法妥善下葬的人（苗族葬礼包括洗净尸身，穿上寿衣，亲人献上三牲，呼唤灵魂，引领死者回到埋藏胎盘的地方，击鼓、吹奏芦笙表示哀恸，并在山坡上将尸身放入手凿石棺，入土为安），灵魂注定永远漂泊无依，这种抉择显得格外沉痛。乔纳斯说："不埋葬死者很糟。弃你的亲人于不顾也很糟。你必须在自己和死者之间选择，则是世界上最痛苦的事。"

在前往泰国的路上，苗族难民走过荒村芜田，走过成堆的珠宝、银条与刺绣华服，那是前方的难民沿路丢弃的。弗雅也丢弃了所有嫁妆。他们同样也走过许多腐败的尸体。马当现在在默塞德经商，在马家长达三个星期的逃难旅程中，他以自制十字弓和淬毒的竹箭射杀小鸟为食。他看到数十个衣衫褴褛的孤儿在森林中吞食泥土和树叶，给了孩子食物后就离去。他的太太发现了一个不满一岁的婴孩试着从死去母亲的奶头吸奶，他们也走过去了。

胡亚绥位于湄公河以西，李家人可以徒步穿越泰国边境。更南的湄公河河面则有将近一公里半宽，构成老泰两国间长达五百多公里的国界。大部分苗族难民都需要渡河。乔纳斯说："湄公河比默塞德河宽十倍，你要怎么渡河？苗人大多不会游泳。假如你有钱，可以花钱雇用老挝船夫。你也可以抓住浮木。竹子比木头更好浮，你可以把竹子绑起来，但是后来就没有竹子了，都被砍光了，你必须从山里一路扛下来。横渡这条河是场噩梦，即使到了美国，大家都还会梦到。"

苗人试着用各种方法渡河，有人将竹子夹在腋下，有人用香蕉树搭成木筏，也有人向老挝商人买来内胎。由于巴特寮的边境巡逻部队杀了许多贩卖内胎的人，因此内胎不易购买，而且价格昂贵。父母将婴幼儿绑在背上渡河，许多孩童尽管一路熬到这里，却在渡河过程中溺死，尸体就这么留在湄公河中。"少数（苗族难民）设法找到空塑料桶，有些人就只能用杂货店的一般购物袋。许多难民即使在收容中心住了许久，仍然紧抓着临时拼凑的'救生圈'不放。他们就连进了医院，得到了良好的治疗，也都还带着这些袋子。"

默塞德有个居民在十六岁的时候与家族一同抵达湄公河。他们找来一艘能够载下半家人的船。他和另一个成年男性带着所有小孩先过河，男人再将船摇回老挝接其他成年人。船再渡回到河中央时，边境巡逻部队击沉船只，向船上的人开火。这个青少年就在泰国这边的岸上，眼睁睁看着父母叔伯姨婶全成为枪下亡魂。

马当的表兄马其曾试着为一个受精神疾病之苦的苗女取得联邦的残障补助津贴，却未能如愿。马其解释道，该女在十年前与一百七十名难民一同尝试渡过湄公河，"他们等待太阳下山，在夜间渡河。然后，一支巴特寮部队三挺机关枪同时发射。这位女士目睹超过二十人当场坠河死亡，包括她的丈夫。我想她或许是看到太多惨剧才生了病"。

一天下午，马标耀和我正如往常般闲话家常，我碰巧谈到苗族社会的团结。他说："没错，在外人眼中看来确实如此。但苗人内心怀有愧疚，许多的愧疚。你离开老挝北部，接着渡过湄公河，而当巴特寮的士兵开枪时，你没有想到家人，你只想到自己。当你到了对岸，你和渡过湄公河前的你已经是不一样的人了。到了河对岸，你没办法跟你太太说，我爱你胜于自己的生命。她什么都看在眼里，这话你再也不能说了。你试着修补破碎的关系，但那就好比拿胶水粘破碎的玻璃杯。"

有多少苗人在逃离老挝途中丧命，我们不得而知（有些幸存者估计有一半的人存活，有些人则认为比这少得多）。有人死于巴特寮及越南人的子弹与地雷，也有人死于疾病、饥饿、风吹日晒、蛇咬、老虎攻击、植物中毒或溺水。抵达泰国的人大多会遭遇泰国匪徒抢劫，有时甚至被强暴，最后前往当地的警察局，从该处被送往难民营。当他们到达难民营时，八成的人都有营养不良、疟疾、贫血和细菌感染，特别是脚部最常受到细菌感染。

苗族难民最初被安置在靠近老挝边境的一系列临时营地。就官方立场而言，由于泰国并未签署一九五一年关于难民处置的日内瓦公约，因此他们都是非法移民，但是只要有其他国家担负支出，并承诺给难民永久的政治庇护，泰国政府便愿意提供临时避难所。最后，大部分苗族难民（直到一九九〇年代初期仍络绎不绝地涌入）住在泰国北部湄公河以南二十四公里处的一座大型难民营。在一九八六年难民潮的高峰期，班维乃难民营住了四万两千八百五十八名难民，九成是苗人。这里成了有史以来最大的苗族聚落，甚至比王宝将军的前军事基地龙町还大。班维乃难民营事实上就像大型慈善机构，接续战时的稻米空投，继续腐化苗人自给自足的精神。难民营生活对苗人而言，若不是悲惨的失根，便是美国贫民小区（这是许多难民的最后归宿）生活的预演——根据你的观点而定。虽然这里缺乏电力、自来水与下水道，但人口稠密的程度不亚于大城市。根据天主教救援机构于一九八六年调查的结果，班维乃"就像其他城市的贫穷小区，面临医疗资源不足、过度拥挤、仰赖社会救济、失业、物资浪费、卖淫、社会失范（自杀、遗弃、孤独）等问题"。乔纳斯告诉我："在班维乃，除了领取配给的米饭和豆子回到帐篷以外，你没有权利做任何事情，而这样的日子一过就是五年、十年。难民生在那里，长在那里。年轻人踢足球、打排球。老年人则整天睡觉，他们只能等，看一看，再等，然后吃，再等，然后死去。"

　　康克古德是在班维乃发起对抗狂犬病大游行的民族学家，根据他的说法，难民营官员认为苗人应该为无法独立生活、健康状况不佳、肮脏负最大的责任。他观察到："他们看不到苗人在历史、政治、经济种种力量限制下奋力挣扎，最后从骄傲独立的高山民族沦为无立锥之地的难民，反而责怪苗人该为自己的悲惨遭遇负责。"难民营里大多数的西方人竟如此嫌恶他深爱的苗人，让他非常惊讶。他写着：

> 我开始搜集班维乃的官员常用来描述苗人的词句。最常听到的字眼是"污秽"，其次是"肮脏"，通常混杂在一连串字词中，包括"疥疮""脓疮""粪便"以及"成堆垃圾"等。他们常用"你知道的，他们才刚脱离石器时代"这个句子隐晦地嘲笑苗人的卫生问题。有个万用词汇几乎天天听到，那就是"难缠"，并衍生出"难相处""最难缠的一群""不知变通""死板""冥顽不灵""无法沟通""落后"等字句。有个认真负责的人道救援组织员工和苗人相处了好几年，他告诉我"此地有上帝的庇护"。至于住在这里的苗人，"他们是胆怯的民族……你无法和他们相处"。

康克古德相信，这种强调"肮脏"和"难缠"的说辞，事实上"表达出客居异乡的西方人遭遇'差异'，也就是非我族类时的不安。西方救援官员遇上了苗人，正是这种极端差异的正面对抗，不论是宇宙观、世界观、民族性，还是生活的组织结构方面……不幸的是，正如法国批评家茨维坦·托多洛夫（Tzvetan Todorov）的提醒，'面对陌生人的第一个直觉反应，就是把他想成不如自己，因为他不同于自己'"。

贬损苗人的，大多是美国人，但班维乃大多数的居民最后还是移民美国。移居法国、加拿大、澳大利亚、阿根廷、法属圭亚那和其他地方的苗人约有一万人，但由于苗人曾与美国并肩作战，且苗人领袖王宝已经在蒙大拿落地生根，因此绝大多数苗人都偏好移民美国。一九七五年，美国愿意接受的苗族移民人数不到三百人（大多是军官及其家眷），但相关配额和资格要求一年年宽松，仅仅在一九八○年就接受了两万五千个苗人。正如越南和柬埔寨难民，教育程度最高的苗人和老挝人在第一波移民潮来到美国，教育程度最低的则最后到。美国有几年拒绝接受八人以上的多代同堂家庭，核心家庭则不受人数限制，而苗人没有出生证明文件，便开始习惯在移民局官员面谈时撒谎，二太太变成女儿或姐妹，侄子侄女变成自己的儿女。

负责管理班维乃难民营的联合国难民署提出，每个难民问题都有三种"长久的解决之道"，即融入当地生活、自愿被遣送回国、重新安置到其他国家。泰国同时承受老挝、越南和柬埔寨三国难民所带来的连番冲击，断然拒绝第一种。苗人则断然拒绝第二种，并于一九八一年开始拒绝第三种。班维乃难民营似乎等不到落幕的一天，或正如美国难民官员所说的，成了"一种非长久之计的非解决之道"。一九八四年，联合国难民署驻泰国代表处的副处长埃里克·E. 莫里斯（Eric E. Morris）疑惑地说道："这是史上绝无仅有的事。苗人是我们所知第一群有机会移民，大多数人却二话不说就拒绝的难民。"有些官员担心难民一离开亚洲，老挝的反抗运动就会崩解，因为反抗运动的人力及领导者都由班维乃提供，甚至连所需的资金也是由美国的早期移民经由老挝难民营输入的。然而，大多数人听到早期移民传出的种种美国生活传闻后，都又惊又恐。这些传闻的内容包括廉价公寓、城市暴力猎獭、仰赖社会福利、永远无法再耕田、禁止以动物作祭品，以及祖父抽鸦片会招来牢狱之灾等，还有食人怪、恐龙，另外（正如一九八二年在班维乃足球场那场知名座谈会中所澄清的），医生会吃掉苗族病人的肝、肾和脑。

班维乃开始变得有模有样。也许肮脏、拥挤、疾病丛生，但在文化上还是表现出强烈的苗族色彩。妇女刺绣（虽然有些人放弃了象腿和山羊角的古老花样，改绣带刺刀的士兵图案），男人则制作珠宝（拿不到银，便熔掉废弃的铝罐），许多人家养鸡或种一小畦蔬菜。根据康克古德的观察，最令人动容的是：

> 在难民营里，不论你走到哪里，任何时候都能同时听到两三种表演，从说故事、唱民谣到礼节完备的集体丧葬仪式……包括击鼓、唱哭调、念诵祝词、摆设陪葬品、焚香、生火、舞蹈以及献祭。几乎每天早上我都会被执礼巫师击鼓及念诵祝词的声音吵醒。

年纪越大的苗人越不愿意离开。马标耀告诉我："在难民营里，文化传统仍旧存在，父权社会也还存在，孙子还听祖父的话，要是这一切都将改变，去美国到底有什么好处？许多老年人最担忧的，还是到了美国以后无法得到好的葬礼与墓地，这对他们来说比任何事都重要，但他们绝不会对外人提起这件事。"

泰国在一九九二年关闭了班维乃难民营。难民营里一万一千五百名居民被告知自己只有两个选择：申请移民到另一个国家，或是回老挝。此外没有商量余地。在过渡期间，选择移居的人与选择遣返的人分别搬迁到不同的营地。于是恐慌暴发。十多年来拒绝移居美国的苗人，经权衡后认为美国是比较安全的选择，然后却遭到拒绝。泰国政府和联合国难民署在反移民情绪日益高涨的美国的支持下，制定出更严苛的移民资格要求，于是将近两千名苗族申请人无法取得难民身份。自从一九九一年起，有将近七千名苗人惴惴不安地返回老挝，当局要他们相信，当地的压制已经趋缓，集体农场和研习营已不复存在。集体回国的人尽管会被分发到平地，很可能无法重返家园，也无法从事火耕农业，但至少一家人不会再置身险境（或者说当局是这么保证的）。然而还是有传闻指出，有些苗人被泰国当局强制送回老挝后，随即遭到处决或杀害，但所有传闻都被老、泰、美三国政府和联合国难民署一口否认。

有上万名苗人（多数是班维乃难民营的居民）拒绝了这两种选择，逃到曼谷北方"竹洞寺"（Wat Tham Krabok）圣地，没人知道是暂居还是永久定居。他们重演顽抗的历史：在四面八方的高压强迫下，从所有看守者未能预测的方向中找到出口突围了。

据报道，泰国当局相当震惊，这上万名苗人竟能从泰国逃脱。他们早该料到会有此事。只要有苗人的地方，就有脱困的方法。苗族民间传说中最重要的一则，是关于诗曳（Shee Yee）的传说，他能施行法术与医术，即今日端公的开山祖师。有一回他中了埋伏，被九个吃人肉、喝人血的恶灵兄弟围住。在查尔斯·约翰逊搜集的故事版本中，这九兄弟埋伏在山里一处九岔路口，走这九条路径就能到达世上的任何角落，此处的岩石看起来就像猛虎蛟龙。这九兄弟变身为水牛，诗曳也跟着化成水牛。他们以牛角顶撞诗曳，诗曳就变回人身，以法剑将他们碎尸万段。

这些碎片凑在一起并起死回生，他便化成云，凌空而去。九兄弟变成一股暴风，他便化作一滴水。其中一个兄弟变成能抓住这滴水的叶子，他便化作鹿奔入林中。九兄弟变成狼群紧追不舍，直到夕阳低垂，八个兄弟累到跑不动了，大哥仍穷追不舍。诗曳看见一处废弃的鼠洞，便化作老鼠。于是大哥变身为猫，在洞旁等候。诗曳化作扎人的毛虫，猫只好将它吐回洞中。诗曳在洞里等待，越想越气，等猫一入睡，便化作小小的红蚂蚁，快又狠地咬了猫的睾丸一口，然后回家找他老婆了。

13 代号 X

那晚李氏夫妇向我诉说战后经验，我一时无言以对，只记得自己说："那一定很糟。"弗雅瞟了我一眼说："没错，是很悲哀。当我们逃出老挝时，心里至少希望日子能好过一点。但是真正悲哀的日子是从黎亚去了弗雷斯诺，并得了病之后才开始的。"

起初我以为自己误解了她的话。弗雅和纳高在老挝的那三年失去了三个小孩。他们躲避子弹、地雷和火墙，远离自己的村寨、国家，知道自己不会再回来。有什么事比这更糟？即使最疼爱的孩子命在旦夕，也不会比这更糟。但我并没有误解。不论是暴力、饥饿、穷困、流亡异乡或死亡，这些悲剧再怎么凄惨，也仍在可知之列，或至少在可想象的范围内。发生在黎亚身上的事则超出了这个范围。

黎亚在山谷儿童医院的儿科加护病房待了十一天，之后于一九八六年十二月五日搭上救护车，转往默塞德中心。负责检查的是戴夫，工作第二年的住院医生，以聪明和容易紧张闻名。他在检查报告中将黎亚描写成"昏迷不醒、体重过重的老挝小女孩"，住院诊断则是：

1. 缺氧性脑损伤。

2. 绿脓杆菌菌血症。

3. 严重癫痫。

4. 弥漫性血管内凝血。

5. 败血性休克。

戴夫回忆道："当时我在儿科值班。当我听说李黎亚从弗雷斯诺回来，而且基本上已经脑死亡时，心直往下沉。我跟这家人不太熟，但我听说他们不好沟通。大家都这么说。黎亚来到这里时，我对她的印象就是如此。她就这么躺在床上，不像过去那样东张西望。她因高烧而全身发烫，两眼上吊，只露出眼白，呼吸急促而不规律。喉咙里卡着许多脓和痰，但由于牙关紧闭，我们几乎无法为她抽痰。她的动作毫无目的，两腿伸直，双臂不断伸展又屈起来，这说明她大脑皮质的运动神经出现异常。当我紧捏她指甲甲床的时候，她对疼痛刺激确实有退缩反应。你对病人这么做时，对方通常会咒骂你去死。黎亚无法这么做，但是在某个程度上，我确定她希望我去死。"

黎亚被送进儿科病房。佩吉说："我记得第一次去看她的时候，她的情况很糟。她过去是人见人爱的小孩，虽然发作起来很严重，但总是很有活力。然而现在，她就只是……躺着，但看起来却不像安稳地入睡，跟你想象的昏迷病人并不一样。我的意思是，假如她像睡美人一样美丽而安详地躺着，那是另一回事，但她不是。她似乎非常痛苦。你一摸她，就会发现她全身僵硬。她正在挣扎。她的呼吸声大得吓人。"佩吉模仿了黎亚发出的痛苦喘息声，然后说："而我不停地想，老天，她没办法再这样下去，她的精力正一点一滴耗尽，她随时可能耗尽气力而死。我记得我真的很生哈奇森的气。"她说的是黎亚在弗雷斯诺的神经科医生特里·哈奇森，"我是说，天啊，你把这样的病人送来给我？"

佩吉说完后，我转向尼尔，问他对当时的印象。他不自在地改变坐姿。"我没有在第一时间见到她。我知道她转院回来，将要死在我们这里。她就在那儿，而这正是我一直害怕看到的，我是这么……我要说的是，急诊室的一连串事件让我筋疲力尽，感情也榨干了，当时我真的很难面对黎亚。"

"所以由我照顾她。"佩吉插话道。

"是的。事实上，几乎完全是你一个人在照顾她。我选择躲到一边，躲远一些。事实上我选择完全避开。我得承认，我落荒而逃了。"

尼尔在黎亚病房前来回无数次，三天后才鼓起勇气去看这个占据了他的职业生涯与心思长达四年的病人。我问他，当他终于见到她时，他看到了什么。

"她处于植物人状态，不过却是个愤怒的植物人。"

对我而言，称黎亚为植物人似乎只是另一种形式的逃避。他和佩吉描述黎亚的遭遇时，用的都是电视剧《陆军野战医院》（*Mash*）中医生爱用的字眼，也就是在极端压力下的苦笑，这种行为背后的心理是，假如你取笑了某件事，这件事就伤不了你的心。"黎亚昏了。""她爆了。""她把脑袋炸了。""她呆了。""她输了。""她挂了。""她死透了。"

黎亚入院后，护士的第一笔记录写着："脉搏将近每分钟一百三十次，体温三十八点九摄氏度。无知觉，无意识。插鼻胃管。"接着是："家人在病房，巫师做法事。"未做任何评语。

我请教当天的值班护士，她说："噢，的确，他们请来巫医。他带了一些白色的油膏，他们一边念念有词，一边在黎亚全身上下涂抹油膏。油膏闻起来像伏特加和草药。我记得她母亲不让我们给她洗澡，那会洗掉她身上的白色东西。"

总之，弗雅宁可自己照顾女儿。她二十四小时坐在黎亚床边。护士如此记录："我们鼓励母亲在换床单时抱着她小孩。母亲抚摸小孩，轻声唱歌。"护士向她示范如何在黎亚干裂的嘴唇上涂凡士林，在她的尿布疹上涂抹舒缓乳霜，用湿抹布冷却她的额头，抽她的分泌物，通过鼻胃管喂她配方奶粉。有一回弗雅和纳高带草药来，佩吉记得那是"一种浓稠、黏腻、恶心的绿色液体"。两人试着喂黎亚，在明白黎亚不能吞咽时，决定从鼻胃管灌食，而佩吉笃定对黎亚已经无力回天，指示护士放手让他们做。

苗人每年十二月依照传统庆祝苗族新年，这个为期多日的节日从半月开始转为满月那一天的第一声鸡啼开始。黎亚住在默塞德中心时，正好碰上新年，那是苗族一年中最重要也最喜气的节日，也是驱邪、祈求家庭守护灵庇佑，以及召请祖先灵魂返家的日子。总的来说，就是为未来一年祈求好运的日子。苗族新年也是唱歌跳舞，求爱，穿漂亮衣服的日子，即使在美国，许多苗族妇女仍会在数月前开始制作新衣。苗人认为，在新年穿旧衣会使家族穷困。那一年，弗雅为所有女儿缝制新绣衣，她使用泰国布料、美国织线，并以中南半岛的古铜币做装饰。她有一回拿这些衣服给我看。黎亚的裙子是我见过最华丽的，上头绣有粉红、青绿和黑色的线条，褶裥繁复而细致，看起来就像香菇的蕈褶。弗雅告诉我："这些是黎亚要穿的，都是最漂亮的衣服，因为我们如此疼爱她。别人都不准穿，这些是黎亚的，只属于黎亚。我缝这些衣服，因为我相信黎亚在新年时将会醒来，在家里跑跑跳跳。但是她病了，没有穿上这些衣服，我们这一生只有这一回错过新年的庆祝活动。"梅说："新年我们什么都没做，甚至连招魂仪式都没有做，因为医生说黎亚就快死了，我们全家哭个不停。"

弗雅带了一套截然不同的衣服到医院来，那是寿衣。纳高解释："这是苗族的文化。我们苗人如果不为垂死的人穿戴整齐，那人过世后，就会常梦到他赤身裸体，所以我们会为垂死的人穿上特制的衣物。这是黎亚的母亲为她缝制的。"这些特制的衣物包括一顶黑帽、一件黑外套、一条高腰贴绣裙。护士告诉弗雅，黎亚其实不能穿外套，他们需要动到她的上半身。所以弗雅先将外套盖在女儿的病袍上，护士一离开房间，她就偷偷为黎亚穿戴整齐。

黎亚的房间总是挤满兄弟姐妹、堂亲表亲、伯叔姑舅、婶母姨母，以及从外地赶来参加"守夜"（护理记录上是这么写的）的李氏和杨氏宗亲。尽管有些护士尽量做到将心比心，但大多数人还是被无止无休的吵闹激怒了。护士伊夫琳回忆道："这些人会放声大笑，比手画脚，高声交谈。他们完完全全受够我们了。他们会问我们在做什么？为什么这么做？我们每个问题都回答了十遍以上。我们做的每件事都被认为是错的。"迪伊也常来。佩吉记得曾看到她坐在床边哭泣，珍妮也是每天探访。珍妮回忆道："现场通常没有口译员，但是你知道弗雅和我心灵相通。我们常常彼此拥抱。当有人在场翻译时，弗雅和纳高总是说自己有多爱黎亚，黎亚有多么特别。我告诉两人，她对我也意义非凡。我只庆幸那次发作不是发生在寄养家庭。我最担心的就是她在寄养家庭大发作。老天，这很有可能，而且假使成真了，他们永远会怪罪在我头上。这件事会在苗人社会产生不良影响：小孩被儿童保护局偷走后就死了。"

黎亚转院回默塞德中心的第二天，纳高要求拿掉黎亚的锁骨下静脉注射管，并停止一切用药。那条中央静脉注射管是山谷儿童医院费了好大工夫才插上的。佩吉在黎亚的病程记录上写道：

> 我通过口译员与病人的双亲长谈。儿童保护局员工珍妮·希尔特也在场。双亲了解抗生素正在对抗严重感染，还有若是不给药，黎亚可能感染复发并立刻丧命。他们了解，只要拿掉静脉注射管，我们就不会重新插管。他们了解这点后仍拒绝药物治疗。因此，药物与静脉注射都将撤除。

佩吉回忆道："我的想法是，他们希望黎亚走得安详，不再受折磨。基本上他们希望她死得有尊严。"佩吉错了。她以为弗雅和纳高希望停止用药，是因为这些药物是以不自然的方式延续黎亚的生命。事实上，虽然李氏夫妇确实相信黎亚已经病危，但他们希望停止用药，是认为这些药正是残害黎亚的凶手。

拿掉静脉注射管后，弗雅和纳高表示要带黎亚回家。黎亚的脑部损伤已经影响到她的体温调节机制，她的体温上升到四十一点八摄氏度，有致命之虞。因此，佩吉告知李氏夫妇，黎亚需要留在医院观察几天。她回忆道："我确定她就快死了。但这就是西方医学矛盾的地方，你不能袖手旁观，看着病人死去。"珍妮很在乎黎亚在生命最后几天能否过得舒服，她写下以下的备忘录：

致：恩斯特、菲利浦

寄自：希尔特

答复：关于黎亚回家一事

在我们让黎亚回家之前，让我们重新评估这家人对此事的渴望……他们在身体、感情以及财务上有能力接下这个重担吗？他们手边有床铺、床单、处方饮食、听诊器、尿片等吗？他们必须备齐以上这些东西，再加上家庭看护，我才会点头。你确信他们可以妥善喂食黎亚吗？他们表现出自己拥有正确的知识和技术了吗？他们会每四小时喂她一次吗？

到了十二月九日，珍妮和佩吉已经安排好家庭看护及一切必需品，包括为黎亚抽痰的机器，还有正如戴夫所说的，"为大小便失禁又正好腹泻的孩子准备的一大堆尿片"。护士所写的出院指示如下：

1. 格拉斯洛克医疗服务局的人将在今晚八点到访。给予处方。

2. 一定要在十二月十一日本周四早上八点来门诊。

3. 任何时候都要使用蛋形床垫。

4. 每隔两小时为她翻身，避免生褥疮。

5. 尽可能多为她抽痰。

饮食指示：白天每四小时喂她喝处方奶粉，每天共喂五次，每次二百九十五毫升。所有食物都要经由鼻胃管喂食。

弗雅并不明白这些指示，反正她也不打算通过鼻胃管喂黎亚任何药物或食物。（鼻胃管能够避开黎亚受损的吸吮反射及呕吐反射，并防止食物流进她的气管。）然而她还是在"这些指示已充分解释，本人也都明白"这句话下方签名。正如四年半前黎亚在默塞德中心出生后她在出院文件上所签的，她签下一个字符串：FOUYANG。

当天纳高也被要求签署文件。这份文件并未放在黎亚的病历里，所以没人知道内容，虽然那可能和李氏夫妇让黎亚出院的决定有关。院方很可能告诉纳高，只要办完出院手续，两小时内黎亚就可以出院，他就可以带她回家咽下最后一口气。纳高对事情则有不同的诠释。他回想起"有一个人给黎亚吃药"，也许是给她退烧的泰诺，然而护理记录上记着"父亲拒绝"。纳高说："接着又来了个人，他拿来写字夹板，上面夹着一张纸，要我签名，并说，黎亚两小时内就会死。他们见死不救。我想，即使他们救她，她也要死在这里，他们不救她，她还是要死在这里，那我何不马上带她回家，这样哥哥姐姐还见得到她最后一面。我很不满意。我对医院非常失望。我很生气。这是救命的医院，还是草菅人命的医院？"

在过去两周内，医院已经不止一次告知李氏夫妇，黎亚即将失去生命，但不知何故，这次却让纳高暴跳如雷，也许是因为纳高认为这次告知包含了明确的时间预测。在苗族的道德观里，预言死亡是大忌。向年迈的祖父母说"你往生之后……"是大不敬的行为，所以他们会改用"当你的小孩一百二十岁的时候……"这样的说法。我问了几个认识的苗人，假如医生告诉他们，他们的小孩就要死了，他们会有什么感觉。有三个小孩的马琼大叫："医生绝对不可以说这种话！这会让恶灵更靠近小孩，这就等于说，好吧，带走她吧。"卫生部的口译员侯柯亚说："在老挝，这表示你要杀人，也许是下毒。除非你要取某人的性命，否则你怎么能确知那人就要死了？"有一天晚上，我告诉比尔，李氏夫妇把医生的话当成威胁，而非直白的预告。他说："这我倒不惊讶，问题出在动词时态！黎亚快死了，黎亚也许会死，黎亚有95%的概率会死。这些语意的细微差异经由口译员翻译后，只会让听的人一头雾水。假如黎亚的父母认为，默塞德中心的人说的是黎亚应该死，他们也许是对的。我想，默塞德中心有很多人都认为，假如黎亚昏迷不醒，无法与外界沟通，而她唯一的感觉是疼痛的话，还不如早点解脱。"

当纳高认为他眼前的文件是在告诉他，他女儿将在两个小时内死亡，而他被迫要在这文件上签字时，他拔腿就跑——上自传说中的巫医诗曳，下至任何苗人，在走投无路时都会这么做。他从三楼儿科病床上抓起身穿寿衣的黎亚，跑步下楼。一个护士呼叫代号X。（每间医院都有一套广播用的紧急状况代号，蓝色表示有垂死病人需要做复苏术，红色表示火警，X表示安全系统遭到破坏。)纳高回忆道:"他们在后头追我。他们叫了两名警察来。"其实那是医院的警卫。"他们要我回医院。当他们叫警察的时候,告诉我黎亚快要死了的那个女士跑来骂我说,你在做什么?当时我气得很,我推那名护士,她的头撞到墙。"戴夫被紧急叫来。当时是礼拜五下午接近傍晚,让他很不好过的一周已接近尾声,可是接下来的时间却让他更难过。他已经被住院医生的压力,值班三十三个小时、心怀不满的病人不断出言不逊、担心犯下致命的错误等,弄得筋疲力尽。戴夫向默塞德中心请了三个月长假,他希望放假前的几天能风平浪静。他告诉我:"我这辈子没有这么消沉过,而我没有心情去忍受那个父亲无理取闹,不论这个担忧女儿的父亲跟我属不属于同一种文化。我的意思是,我并不想和他讨论文化上的差异。"

当戴夫匆匆跑到儿科时,警卫已经将纳高和黎亚押回黎亚的病房。"他们发现这个老挝人抱着这个基本上已经无法动弹的小孩,当我赶到时,他们和护士用他不懂的语言对着他大吼大叫。我没有大吼,但我气坏了。真正让我火冒三丈的,是他拔掉了她的鼻胃管。他不承认,但鼻胃管被丢在楼梯上。显然他们想把李黎亚带回家,让她的生命结束,我们也愿意这么做,但是必须以一种医学上能接受的方式,而不是将她活活饿死。假如她没有鼻胃管,就一定会饿死,所以我们才要教他如何使用鼻胃管和其他事。她父亲却一把将她抱走,跑下楼梯,拔掉鼻胃管。我的意思是,再过几分钟,或顶多一两个小时,我们就会让他们带她回家,但他们就是等不及。"

戴夫一再高声告诉纳高,假如他有点耐性的话,黎亚是可以早点出院的,但现在不行了,因为要重新插上鼻胃管,而且得照

X光来确定位置。事实上，院方重新插管插错了位置，只得再重插一次，并再照一次X光，加上文书作业，最后折腾了将近四小时。医院的职员，包括被纳高推到墙壁上的护士（她没有受伤）各忙各的去了，仿佛这场日后被称为"挟持事件"的意外，只是家常便饭。尽管他们都很愤怒，但没有人打算告纳高人身伤害，或故意不让他带女儿回家。

晚上十点十五分，黎亚由母亲抱着离开默塞德中心。她出院时的体温是四十摄氏度。父母将她带回公寓，脱掉她的寿衣，将她放在预先摊在客厅地板上的一块浴帘上。纳高说："黎亚留在医院，只有死路一条。但我们煎了一些草药来清洗她全身。她在医院病得太重，汗水完全浸湿了她睡的床。她药吃得太多，身体垮掉了。但是当我们煎草药，以药汤为她洗澡时，她不再流汗，也没有死。"

14 民族大熔炉

　　李氏一家人，也就是纳高、弗雅、绸儿、卓雅、成、梅、叶儿和楚，在一九八〇年十二月抵达美国，行李包括几件衣服、一条蓝色毛毯、一组弗雅在胡亚绥时用木头凿成的杵臼。他们从曼谷飞到檀香山，接着到俄勒冈州的波特兰，在那里待了两年才移居默塞德。我从其他难民口中听到的飞行经历（这种旅行方式把苗人认知中的迁徙推到极限）充满了焦虑与羞辱：他们晕机，不知道怎么用厕所，也害怕会弄脏身子，他们以为机上的食物要花钱买，却身无分文，他们试着吃厕所的清洁洗手液。李家人尽管也十分困惑，却勇敢面对这趟旅程的种种新奇事物。在纳高的印象中，飞机"就像巨大的房子"。

　　然而他们在波特兰的第一周却无比混乱。在当地难民局把他们安置在一间租赁的小房子之前，他们在亲戚家打地铺，借宿了一周。弗雅说："我们什么都不懂，亲戚得从头教起。他们已经在美国住了三四个月，已经懂这些事。亲戚告诉我们有关电的事，还说小孩子不应该碰墙上的插座，免得受伤。他们告诉我，冰箱是冷冰冰的箱子，可以存放肉。他们教我们如何开电视。我们从来没看过抽水马桶，以为里面的水可以喝或拿来做菜。后来亲戚告诉我们那是什么，但是我们不知道该坐还是站在上面。亲戚带我们去商店，但是我们不知道那一罐罐、一包包里装的是食物。我们懂得分辨不同肉类，但是无论鸡、牛或猪都被切成一片片，外面还包了塑料膜。亲戚告诉我们，炉子是用来烹调食物的，但是我不敢用，怕炉子爆炸。在美国的亲戚告诉我们，食物若不吃了就丢掉。在老挝，我们总是拿剩菜剩饭来喂动物，这么浪费很奇怪。这个国家有很多怪事，到现在很多事我还是不懂，需要我的孩子帮忙，这里看起来还是一个奇怪的国家。"

十七年后，弗雅和纳高已能使用美国的家电，但依然只会讲苗语，只庆祝苗族节日，只奉行苗族宗教，只做苗族菜，只唱苗族歌，只演奏苗族乐器，只说苗族故事。他们对老挝、泰国现况的了解，比对美国还要多。我第一次遇见他们时，他们来到这个国家已是第八年，受邀到他们家做客的美国成年人仍只有一个，就是珍妮·希尔特。移民被要求压抑自身的文化差异，以拥抱共同的国家认同，很难想象有什么比这更背离美国大言不惭的民族融合。"合众为一"也就是由多元走向单一。

二十世纪一二十年代初期，在密歇根州迪尔伯恩（Dearborn）的福特车厂工作的移民工人都必须上免费的"美国化"课程。课程内容除了英语之外，还包括工作习惯、个人卫生和餐桌礼仪。他们背下的第一句话是"我是美国好公民"。在毕业典礼上，他们聚在巨大的木桶旁，老师用三米长的勺子在桶里搅动。学生穿着祖国的传统服饰，唱着母语歌曲，从木桶上的门走进桶里。几分钟后，木桶的门打开，身着西装与领带的学生走出来，手里摇着美国国旗，唱着美国国歌。

从福特汽车的大熔炉冒出来的欧洲移民之所以来美国，是为了融入美国的主流社会。苗族来到美国的原因则是拒绝被同化。正如人类学家雅克·勒莫因（Jacques Lemoine）所观察到的："他们来到我国，不单是为了保全性命，更是为了拯救自我，也就是苗族的民族性。"假如在老挝能够保全民族性，他们情愿待在那里，就像他们的祖先宁可待在中国。对他们而言，迁移向来是解决问题的手段，而非自由不羁地冲动行事。高唱美国国歌的福特工人即便称不上兴高采烈，至少也是心甘情愿，苗人却不同（弗雅和纳高对美国国歌一字不通），他们属于社会学家所说的"非自主移民"。非自主移民最显著的特点是，不论丢到哪个熔炉，都不会熔化。

美国苗族只想不受干扰，继续当苗人，一起群居在苗族飞地务农为生，自给自足，不受政府干涉。有些苗人甚至带着锄头来到美国。王宝将军曾说："从多年前开始，我便开门见山地告诉美国政府，我们只需要一小片土地种菜、盖房子，就像在老挝那样……我告诉他们，不需要上好的土地，只要一小片足以供给生活的土地就好。"但美国从未认真考虑这个建议。美国国务院难民计划的发言人说："根本不可能，花费太高，不切实际，最重要的是，这会让没有得到土地的其他难民（及美国人）反弹。"（如果比较一下王宝土地计划所需的预算是多少，而过去二十年来联邦及州政府在仰赖社会福利的城市苗人身上又花了多少钱，相信结果会很有意思，但就我所知，没有人这样比较过。）

正如早年刚到美国的移民都被称作 FOB（Fresh Off the Boat，刚下船），苗人及其他越战后来美的东南亚人初到时，也被某些社工戏称为 JOJ（Just Off the Jet，刚下飞机）。第一波越南和柬埔寨难民大多会在地区的"接待中心"接受为期数月的语言及职业训练，而苗族新移民却是在接待中心撤除后才抵达美国的，因此被直接送往新居所。（后来有些难民得以在泰国接受文化适应训练后才飞往美国，训练课程包括如何分辨一元和十元纸币，以及如何使用门上的窥孔等。）至于移居新地所需的生活物资，联邦政府则发包给非营利的志工单位负责采买，或由全美移民志工机构寻找当地赞助厂商供应。移民家庭刚到美国的前几周内，可能得应付志工单位的职员，以及移民局、公共卫生部、社会服务局、劳工局和公共救助计划等部门的官员，而苗人向来不太敬重官僚。诚如苗族谚语所说，"见虎则亡，遇官则穷"，一份研究中南半岛难民适应问题的报告指出，在苗族受访者心中，"和美国官员处不来"是比"战争记忆""家人失散"更严重的问题。志工单位大多具有宗教背景，因此苗族新移民常得和牧师打交道，而这些牧师也毫不意外地反对泛灵的萨满信仰。在明尼苏达州，有个资助难民的牧师向当地报社表示："带他们来此，给他们温饱，然后放任他们下地狱，这岂不是很恶毒？创造我们的上帝希望他们归信。假如有人认为传福音的教会将他们带来，却不会与他们提及主，那个人一定头脑有问题。"但向苗人宣教只会得到反效果。研究苗族移民精神健康问题的报告显示，相较于其他难民，受牧师所属宗教团体援助的难民，需要心理治疗的比率要高上许多。

苗人习惯在山里生活，大部分人都没有见过雪。但几乎所有苗人移居地都是地势平坦、冬天酷寒的地方。大部分人被送到明尼阿波利斯、芝加哥、密尔沃基、底特律、哈特福德和普罗维登斯等城市，因为这些是难民服务最集中的地方，包括医疗照顾、语言课程、工作训练和国民住宅。为了鼓励融合，并且避免让任何小区负担过多难民，造成不公，移民及归化局采取化整为零的做法。初来的苗人被分送到二十五个州的五十三座城市，也就是分散成容易掌控的极少分量，搅进大熔炉里，或者如难民移居服务罗得岛办公室中负责处理苗人事务的约翰·芬克（John Fink）所形容的，"像奶油般薄薄地涂抹在整个国家，于是他们就消失了"。某些氏族被拆散至不同移居地。某些移居地的移民则全部来自同一氏族，由于苗族严禁同氏族通婚，年轻人在当地都找不到结婚对象。团结一致是苗族社会两千多年来的基石，现在却完全遭到忽略。

虽然苗人大多被安置在城市里，但也有些核心家庭被安置在孤立的乡下地区，与亲戚分开。这些失去传统援助网络的家庭，都表现出异常强烈的焦虑、消沉与偏执。有个在艾奥瓦州费尔菲尔德的案例，当地唯一接受第一浸信会援助的苗人家庭姓杨，杨家的父亲狂躁，并受妄想之苦，他曾试图与妻子及四个孩子一起在小木屋的地下室上吊自杀。母亲最后悬崖勒马，阻止全家自杀，但已来不及拯救唯一的儿子。艾奥瓦州的大陪审团拒绝对这对夫妻提告，原因是父亲受创伤后应激障碍所苦，而母亲的信息来源限于父亲，无法建立自己的现实认知。

前联合国驻泰国的难民协调员罗森布拉特（Rosenblatt）在数年后重新审视早期的苗人移居情形，以后见之明坦承，政府对待苗人的方式大错特错。"我们一开始就知道苗人的状况不同，却未能提供特别的应对措施。我依然相信将苗人迁来美国并没有错，但如今回顾这段历史，也只能说'我们做得真是糟透了'。"前总统里根的难民事务特使道格拉斯淡淡地说："他们就像堕入了地狱。说真的，我们做得真是糟糕透顶。"

在美国寻求庇护的苗人当然不是同质群体。有一小部分苗人（主要是最早入境美国的高阶军官）通晓数国语言又具有国际观，较大比例的苗人则是在战时或住在泰国难民营期间零星接触到某些美国文化与科技。但仍有数万苗人的经历与李家十分相似。只要浏览一下难民局为东南亚新移民制作的宣传小册、录音带、录像带，便能理解这项适应环境的任务有多么艰巨。举个例子，华盛顿州语言及适应资源中心所出版的手册《美国新生活》中，包括以下这些守则：

知道马路上"通行"及"禁止通行"的号志代表什么。

寄信要贴邮票。

电话使用方式：

1. 拿起话筒。

2. 听是否有拨号音。

3. 逐一拨号。

4. 铃声响起后等对方接电话。

5. 开始说话。

紧闭冰箱的门。

绝不可以把手伸进厨余绞碎机。

不可以站或蹲在马桶上，马桶可能会破裂。

绝不可以把石块或硬物放置在浴缸或水槽里，以免造成损坏。

摘取邻居的花果蔬菜一定要事先询问。

在较冷地区必须穿着鞋袜和适当的外衣，否则会生病。

在公共场所或在公共建筑内擤鼻涕一定要用手帕或面纸。

绝不可在路上小便。美国人厌恶尿味，认为随地小便会造成疾病。

在公共场所吐痰既不礼貌也不卫生。请使用手帕或面纸。

美国人不赞同在公共场所挖鼻孔、掏耳朵。

苗人必须遵守的风俗习惯看起来稀奇古怪，规矩多如牛毛，语言更是艰涩难学；美国人这么重视识字和解读其他陌生符号，让许多苗人难以招架。乔纳斯告诉我："在美国，我们有眼睛却看不见，就跟瞎子一样。我们有耳朵却听不见，就跟聋子一样。"有些新移民会穿睡衣上街，将水倒在电炉上熄火，在客厅里烧炭，将毛毯放在冰箱里，在马桶里洗米，在游泳池里洗衣服，用清洁剂洗头，用机油和家具护理油做菜，用漂白水漱口，吃猫食，在公园里种菜，射杀臭鼬、豪猪、啄木鸟、知更鸟、白鹭、松鼠与秃鹰果腹，还有人在费城的街上用十字弓猎鸽子。

若说在苗人眼中，美国难以理解，美国也同样无法理解苗人。每隔一阵子就有新闻记者抓着某个标签不放，兴奋地大做文章，例如"美国境内最原始的难民团体"。（这句话出现在一九九〇年《纽约时报》的报道中，一个苗族计算机专家因此投书给《纽约时报》，愤怒地评论道："显然我们太原始了，无法挺身为老挝的美军作战"。）一九七〇年代晚期至一九八〇年代的报章杂志常可见这类用语："低阶层山地部落""石器时代""从时间迷雾中现身""活像掉到兔子洞的艾丽斯"。关于苗族的错误信息漫天飞舞。一九八一年，《基督教科学箴言报》有篇文章指称苗语"极其简单"，该文宣称，苗人数世纪以来在绣衣上只懂得绣基本花样，无法"连接树的图像与真实的树"，并指出"苗人没有口传文学……显然也没有民间传说"。有些记者对苗人大发议论时简直口无遮拦，甚至也不经大脑。我印象最深的一篇文章是一九八一年的《纽约时报》社论，文中谈到许多苗族男性被自己的梦魇杀害[1]，于沉睡时猝死（当时大众普遍相信这样的说法）。作者说明苗人"认为自然物有生命意识"后，问道：

> 这些梦魇是什么？是棕榈叶变成骇人的手指？还是森林开始移动，气势汹汹地行走？还是玫瑰伸展茎梗，扼死沉睡的人？
>
> 或者加油管如蟒蛇般缠卷，勒毙了死者？还是四处巡行的邮筒压死了睡梦中的人？或者是被狂乱的剪刀刺死？

---

[1] 直至一九八〇年代早期，美国年轻苗人男性的主要死因仍是猝死症，时常在噩梦中或噩梦后由心脏衰竭诱发。没人能够解释心律为何会失常，多年来提出的理论包括缺钾、缺维生素 B_1、睡眠呼吸中止、忧郁、文化冲击和幸存者愧疚感。许多苗人将猝死归因于梦魇恶灵坐在死者胸口，导致断气。

（"或者是社论作者嗑了药？"第一次读到这篇文章时，我在空白处写下这句批语。）

语言人类学家蒂莫西·邓尼根（Timothy Dunnigan）在明尼苏达大学研究所开了一门课程，讨论媒体如何呈现苗人及美洲原住民。他对我说："我们用来描述苗人的隐喻语言，与其说勾勒出苗人的样貌，实则暴露了更多我们的本质，以及我们对于自身参照系统的执着。"邓尼根的评论正呼应了康克古德的观察，后者察觉了西方人面对"非我族类"的不安感，谁能比苗人更"非我族类"？他们不仅蹲在马桶上，还吃臭鼬，不但敲锣打鼓，更杀牛献祭。在许多人看来，他们只挑对自己有利的风俗习惯来学习，这种接受主流文化的方式十分令人不快。例如，许多苗人很快就学会了打电话和开车，因为这些技能符合他们和其他苗人沟通往来的日常所需，然而他们却学不会英文。一九八七年，参议员辛普森（Simpson）是参议院移民暨难民事务小组委员会里的少数党要角，他曾说苗人是"这个社会最难消化的群体"。

苗人确实令人捉摸不透，这点无可否认。他们比同时期涌入美国的越南人、柬埔寨人更神秘。几乎没有人知道"Hmong"这个字怎么发音，而因为美国政府成功地让"寂静的战争"保持寂静，因此也几乎没人知道苗人在战时扮演的角色（发现自己不需背井离乡，就能以《异族通婚的父系氏族结构》为题写作论文的人类学研究生除外），甚至没人知道这是场怎样的战争。几乎没有人知道，苗人拥有丰富的历史、复杂的文化、有效率的社会体系，以及令人羡慕的家庭价值观，苗人因此成了任人投射排外异想的理想画布。

最方便的投射模式就是谣言，而许多关于苗人的谣言都是子虚乌有，这并不令人意外。若将美国人流传的苗人谣言与泰国难民营里流传的美国人谣言相比，两者广泛流传与恶毒的程度可说平分秋色。以下是一些例子："苗人买卖白人奴隶""政府送苗人汽车""苗人强迫小孩跑去撞车，以得到巨额理赔""苗人卖女儿，买老婆""苗族妇女把路面的减速垫当成洗衣板，结果被十八轮大卡车碾过"，还有"苗人吃狗肉"[1]（这则谣言与以下种族歧视的笑话相辅相成：苗族食谱的书名？《一百零一种烹调你家爱犬的方式》）。这则吃狗肉的谣言如今也跻身永垂不朽的都市传说行列，与"下水道有鳄鱼出没"及"大麦克食材中有虫"并列。罗杰·米切尔（Roger Mitchell）是威斯康星大学奥克莱尔分校人类学系的荣誉教授，他搜集了几种版本的谣言：

> （谣传）取得（狗）的方法有几种。有些是由苗族小孩把狗哄回家。有些是从收容所领养（直到收容所的主管注意到领养率大幅提升为止）。有些则是流浪狗。最常见的指控是偷狗，通常从后院下手，有时会留下头和项圈，让人以为有汽车来过……
>
> 狗的价格通常不便宜，饲主大多是医生。有人看到

---

1 世上谣言总有几分真实，这里提到的苗人谣言也是如此。买卖白人奴隶的谣言源自加州报纸记载的越南人犯罪事件，多数受害人下落不明。送汽车的谣言源自苗人会联合数个家庭合资购买汽车和其他只靠一个家庭负担不起的昂贵物件。诈领保险的谣言源自威斯康星州一个苗人家庭的十四岁儿子被车撞死后获得的赔偿金七万八千美金。卖女儿的谣言源自苗人习俗的聘金，或称"养育费"，如今在美国有时以养育费代称，以避免误解。路面的减速垫谣言源自许多无伤大雅的国内脱序行为，苗人承认确实这么做过。吃狗肉的谣言，如我提过的，源自默塞德现在仍在施行的牺牲仪式。

偷窃过程并记下了车牌。当警察查验车主时，狗早已进了苗族家庭的锅。

有各种蛛丝马迹可让人推测。收垃圾的人，也是这类都市传说的固定班底，说在苗人家庭的垃圾桶里看到狗。抄表员、推销员或任何人看到地窖里吊着尸身。小学学童认出苗人同学的午餐三明治里夹着狗肉。有人说苗人家庭的冰箱里装满冷冻狗。还有人加油添醋地说，狗可能会被活活剥皮以提升美味。

那些想让苗人觉得自己不受欢迎的人当中，有些人采取的行动不只是造谣中伤。借用明尼阿波利斯一个青年中心主任的话，他的苗族邻居在一九八〇年代中期有如"俎上肉"。在老挝，苗人夜不闭户，有些住家甚至没有门。市中心低收入小区犯罪率太高，而苗族文化对于偷窃及部族内暴力的禁忌，使得大多数苗人不易适应这里的生活。苗人承受的暴力不完全来自种族因素，有些人纯粹只是看苗人好欺负。但有许多暴力事件，特别是发生在城市里的，则被认为是暴力犯罪者对苗人享受的优渥福利不满所致 [1]。

在明尼阿波利斯，苗人的汽车轮胎被割破，车窗被砸。有个高中生一下公交车就被重击脸部，并遭到警告："滚回去。"有个妇女大腿、脸和肾脏被踢伤，装有全家积蓄共四百美元的皮包被

1　如同其他低收入难民，刚到美国的苗人自动成为难民现金补助计划的补助对象。在某些州失去补助资格的苗人（像是家中有肢体健全的男性），通过此计划便得以获取救济金，但苗人家庭因此领到的补助金并不会比美国家庭多。难民现金补助计划在预定情况下的补助金额永远比照家庭儿童资助计划（一九九六年福利改革法案前最普遍的补助形式）。

偷，她从此禁止小孩在户外玩耍。她的丈夫过去在秘密部队领导五十人的连队，如今却待在家里捍卫家中财产。在普罗维登斯，学童在放学回家的路上遭到殴打。在密苏拉，青少年被人丢石头。在密尔沃基，苗人的花园遭人破坏，一台车遭到纵火。在加州的尤里卡，一户人家的前院草坪被插了两支燃烧的十字架。伊利诺伊州春田市近郊发生一起突发暴力事件，三个暴力犯罪者强迫一个苗族家庭把车子开下州际五十五号公路进行勒索，过程中十二岁苗族男孩遭到枪杀。男孩的父亲对记者说："打仗时，你认得你的敌人。在这里，你却不知道迎面而来的人是否会伤害你。"

在一九八〇年代早期的费城，针对苗人的行凶、抢劫、殴打、砸石块、破坏案件层出不穷，市政府的人际关系委员会因此召开公共听证会调查暴力事件。造成种族不睦的一项原因似乎是联邦政府拨款十万美元补助苗人就业的政策引起当地居民不满，其中多数是失业者，他们认为这笔钱应该分配给美国公民，而不是居住在此地的外国人。各种案件中，最令人痛心的是苗族男性王森（Seng Vang）遭遇的攻击：王森从魁北克来到费城西区探望母亲及兄弟姐妹，却遭人以钢条及大石块袭击，两腿骨折，脑部受伤，倒卧街头。当天稍晚，王森母亲所住的公寓遭人以步枪射击，洗碗槽一旁的窗户玻璃因此碎裂。王森在宾州大学医院治疗时，输入的血疑似遭到感染。他患了罕见的肝炎，重病长达数月，并因此得了妄想症，开始认为他的医生也意图杀害他。

在这些事件中，有一点格外引人注目：苗人打不还手。有一天我一面随意翻看查尔斯·约翰逊的《苗语故事：老挝苗族之民间传说及神话故事》，一面思考这件事。书中的索引列出了以下项目：

　　书中最后一则民间故事的部分内容为："公鸡迅速飞下来，抓住猫，将猫丢到碾米坊的石臼中，立刻以粗重的石杵捣击它。公鸡不断地捣，直到野猫筋骨俱裂。野猫就这么死去，故事也就此结束。"显然苗人并非一般人刻板印象中顺从、消极、温和的亚洲人。那么，为什么折磨苗人的美国人没有落得故事中那只野猫的下场？

约翰逊为书中另一则故事所写的背景说明提供了部分解答：

　　我们所做的访谈显示苗人很少打斗，真的动手时也只用拳脚。（相较于邻近民族动辄干戈相见，不把打斗当一回事，而且事后仍可交好，苗人一旦打起来，就是真的打起来，可能一辈子都不会和好。）……苗人的确视克己自律与耐心为美德，苗语有个惯用成语，专门用来训诫缺乏耐心、行事冲动的人，父母也用这成语教导小孩，那就是"Ua siab ntev"（指坚忍，换句话说，遭遇冤屈或困厄时，要忍耐）。

　　虽然苗人在战场上以骁勇善战而非坚忍闻名，然而在美国，他们太过骄傲，不愿自降身份和小奸小恶之辈一般见识，甚至不愿承认自己是受害者。人类学家斯科特二世（George M. Scott, Jr.）有次在圣地亚哥问一群曾遭人身或财务损伤的苗人，为何不自卫或报复。他写道："几个苗族受害者，不论老少都回答道，这么做不但只会陷入互相报复的轮回，更会让自己'难堪'或出丑……此外，现任老挝同乡会（苗族互助组织）会长被问到为何他的同胞在这里打不还手，而不像在老挝有仇必报时，他只是简单回答：'这里没有一件事值得我们挺身而战。'"

　　当然也有例外。若碰上苗人眼中无可忍受的丢脸事件，他们有时会认为不还击更丢脸，更难堪。有些住在弗雷斯诺的苗人听到传言说由于他们有车，福利金将被终止，便寄信恐吓社会服务部（你拿走我的福利金，我就轰掉你的脑袋）。为了加强威胁感，他们还在信中附上利剑图案和子弹（福利金没有中断，子弹和利剑也没派上用场）。在芝加哥，一个美国司机向一个苗族长者及其儿子大声长按喇叭，他们便用汽车防盗锁重击对方的头部。美国司机头上缝了十三针。当这对父子因伤害罪应召出庭时，他们要求法官先让双方各自陈述事发经过，再喝下和有献祭鸡血的水。根据苗族传统，撒谎后喝下鸡血，一年内必死无疑，所以愿意喝鸡血就表示说的都是真话。法官驳回了这项请求，判儿子坐牢两个周末，并参与六百小时的小区服务。法官也命令两人学习英语及美国文化。

这类事件极为罕见。美国刑罚体系与苗族大相径庭，苗人大多敬而远之。老挝的苗族村寨里没有囚犯。苗人追求的正义既重视实际效果，也讲求直接对当事人：囚禁犯人对受害者有什么好处？体罚在苗族社会也是闻所未闻。但是，苗人会以各种形式当众羞辱犯罪者，在这个丢脸比死还难受的社会，这是非常强力的犯罪遏阻手段。举个例子，偷了四条银砖的小偷必须归还五条银砖，并绑缚双手，在全村的冷嘲热讽中被押到村长面前，受害者因祸得福，罪犯受到应得的羞辱，无辜的罪犯家庭也不至于失去劳动力，而村里任何有意偷窃的人目睹了这可耻的场面，可能就打消了念头。来到美国的苗人早就听说，假如他们伤了人，不论原因为何都得坐牢，而他们大多数人宁可尽一切手段也要避开这难以想象的灾难。住在弗雷斯诺的王朝万，经历一场死亡车祸后被控过失致死，他在出庭前就在县监狱里上吊自尽了。他不知道自己有受审的权利，以为自己将在狱中过完下半生。

无论如何，遭迫害的苗人除了诉诸暴力，还可以选择一项历史悠久的对策：逃亡（别忘了，当恶灵九兄弟要置诗曳于死地时，诗曳只做过一次自卫反击，接着便改用逃亡策略）。在一九八二年至一九八四年间，费城有四分之三的苗人搬到其他城市的亲戚家中。约在同一时期，全美有三分之一的苗人移居到另一座城市。苗族家庭迁居时通常选择不告而别，这当然会使援助者不悦。假如苗人无法把电视机之类的家当塞进汽车、公交车或搬家卡车，他们会当场丢下，头也不回地离去。有些家庭会单独迁居，但仍以集体迁移较为常见。当他们大批从俄勒冈州波特兰迁出时，一队由塞满杂物的车子组成的长长车队沿着州际五号公路浩浩荡荡地前进，开往加州的中央谷地。政府将苗人搅入大熔炉的努力，显然随着这波社会学家口中的"二次移民"而功亏一篑。

地方暴力通常是苗人迁移的主因，不过也有其他原因。一九八二年，当所有在美国住满十八个月的难民无法再拿到难民现金补助时（过去的补助期限为三年），许多没有工作、前途茫茫的苗人就迁移到双亲家庭可领取福利金的州，而原本的州也乐于丢掉这个烫手山芋。俄勒冈州由于预算紧缩，人力资源部有一段时间便致信难民，详细说明其他几州可领取的福利金。其中以加州金额最高。也有数千苗人在听说加州是农业州时，怀着再度务农的希望移居当地。但移居最主要的考虑还是氏族团聚。苗族的氏族间不一定和睦，但氏族内数以千计的成员都亲如手足，彼此患难相助。试图得到其他氏族接纳的苗人会被称作"蝙蝠"（puav）。蝙蝠因为身上的毛皮而遭鸟类排斥，也因为拥有翅膀而得不到鼠族接纳。苗人只有找到自己专属的群体，才能停止在不同氏族间的不断寻觅，也不再因无处可归而觉得受辱。

或许苗人一直都奉行一句古老的苗族谚语，"自有他山"，而在过去，每座山头也都孕育了新生活。不幸的是，二次移居的热门地区大多失业率较高，苗人的失业率则更高。中央谷地（一九七六年尚无苗人居住，七年后高达两万人）自一九八二年起经济衰退，许多工厂和公司纷纷倒闭，失业率居高不下，即使是最不需要技术的饭碗，苗人也得和失业的美国人争抢。务农的美梦，除了少数几百人能实现外，可说成了泡影。虽然苗族农夫非常了解刀耕火种法，还有如何使用穴播棍种植高粱、黍，以及如何采收鸦片，但他们仍得好好学习（以下引述来自一份不大成功的苗人训练计划课程大纲）：

> 作物品种、整地机械与设备、种植时间与次序、采种与移栽、肥料、病虫害、草料管理、疾病控制、灌溉、土壤侵蚀控制、撰写记录、收成、清洗与处理、分级与筛选、包装、干燥、市场选择、生产计划、定价策略、物流、广告、贩卖，以及与客户交易的沟通技巧，等等。

直到一九八五年，默塞德、弗雷斯诺和圣华金县至少仍有八成苗人仰赖福利金为生。但移居潮并不因此受阻。氏族团聚带来的效应如同滚雪球。越多同姓族人聚居一地，就越能守望相助，越能完整地延续文化，社群也越稳定。然而美国人倾向把二次移民看成漂泊不定与仰人鼻息。康克古德如此描述刻苦自励的美式个人主义典范与苗人群体互助理想间的鸿沟：

> 我们的分离主义与个人主义伦理正日复一日以千百

种方式变得明晰，例如为个人设计的用餐空间、重视每个人甚至孩子的"个人空间"，以及"由你做主""全心为你"这类响亮的广告口号，等等。另一方面，苗族的文化规约就有如交响乐，每个部位都演奏着回归、召返、恢复、重新结合、联结彼此，以及破镜重圆等主题。

苗族谚语说得好："一根树枝没办法做饭或筑篱笆。"要做到这些事，除团结以外，别无他法。

苗人重新分布到他们认为合适的落脚之处，成为当地的一大经济负担，因此联邦政府的难民安置局试着减缓移居潮，提出"一九八三年高地老挝法案"，编列高达三百万美元预算，提供职业训练、英语课及其他让苗人愿意留下的待遇，以维持加州以外苗人居住区的就业率与社群稳定。据称该法案在不少地方颇有成效，但加州移民潮依然汹涌。由于现今大部分的苗族新移民是由美国的亲戚而非义工团体资助，美国政府无法再掌控苗人移居何地，因此泰国和美国其他地方的难民如潮水般涌入（如今依然源源不绝，只是增幅较小）。难民安置局除了阻止苗人迁移到高福利州，也开始鼓励已住在这些州的苗人离开。一九九四年制订的二次移居计划平均为每个家庭花费七千美元，协助他们搬家，找工作，支付一两个月的房租和食物津贴。难民安置局重新安置了将近八百个失业苗人，将他们自所谓"拥挤地区"迁移到具有"良好就业机会"（也就是不需技术，工资低到无法吸引当地美国人的工作）的小区。

蓝领工人的经济能力让那八百个家庭过得还不错。95%的家庭能够自给自足。他们在达拉斯的制造工厂、亚特兰大的电器生产线、摩根顿的家具及纺织厂工作。有四分之一以上的人存够了自力购屋的钱。宾州兰开斯特县更有四分之三以上的苗族家庭也做到了这点，这些家庭的男性或耕田或在食物加工厂工作，女性则为门诺教徒工作，例如缝制号称"当地生产"（如今也名实相符）的被子。在其他地方，苗人受雇为杂货店店员、木工、家禽饲养者、机工、焊工、汽车技工、工具及染料制造者、老师、护士、口译员和社区联络人。在一项关于明尼苏达工人的问卷调查中，受访者被问到"你认为苗人是什么样的工人？"，86%的人把他们列为"非常好"。

> 这项调查结果尤其能反映苗人在组装或按件计酬工作上的情形……整体而言，雇主都对苗族劳工的生产能力颇有好评。苗族工人由于英语能力不足，在职业训练初期往往会遭遇困难，然而一旦上手后，据称表现比美国劳工更佳。

少数年轻苗人成为律师、医生、工程师、会计师和公职人员。以协助苗人自给自足为目标的"全美苗人发展协会"（Hmong National Development）也鼓励这些专业人士担任其他苗人的指导者或赞助人，希望有更多苗人追随他们踏上成功之路。互助的文化使得苗人在美国适应得非常好。数以百计的苗族学生通过网络聊天室交换各式信息和小道消息，包括传统习俗的适用性、大学入学的建议、交友广告等（包括黎亚的姐姐楚，她每天在学校花两小时埋头在计算机前，父母对此大惑不解）。网络上有个苗人网站以及数个日渐蓬勃的苗人论坛与电子通讯簿，包括 Hmong

Forum 和 Hmong Language Users Group[1]。

获得医学、法学博士学位及深谙数字科技的苗人形成一个规模不大但不断成长的少数团体。尽管这些能说英语、在美国受教育的年轻苗人拥有比父母更好的就业记录，但仍落后于其他大多数的亚裔美国人。至于三十五岁以上的苗族劳工，大多仍只能勉强挤到低阶或接近低阶的职位，既无法谋得需要较佳英语能力的工作，也无法在现有工作中学习英语。根据联邦政府的《苗人安置研究报告》(*Hmong Resettlement Study*)，一个在达拉斯工作三年的苗族劳工仍无法说出他操作的机器名称。他表示，除非生活成本带动基本工资增长，否则并不期待自己能够升职或加薪。此外，苗族劳工也因为重视群体团结更甚于个人奋斗而遭遇挫败。在圣地亚哥，一家电子工厂的经理努力要将一个苗族劳工升至管理职位，该劳工却羞于接受这个将使他高于其他苗族同事的职位。

对许多住在高失业率地区的苗人而言，升迁问题通常不具实质意义，因为他们根本没有工作。苗人总被认为是美国"最不成功的难民"，原因正在此。值得注意的是，苗人未能达到的美式成功标杆几乎全与经济有关。假如我们用社会指标，如犯罪、虐待儿童、私生子和离婚的概率来评鉴，那苗人的表现也许比大部分难民群体都要好，甚至优于大部分美国人，只是我们的文化并不重视这些形式的成功。我们训练大众把眼光聚焦在我们最爱的失败指标——福利名单上。加州、明尼苏达州以及威斯康星州的

1　苗人频道几乎只有苗人在收看。苗人网站和电子邮件列表则有对苗人文化感兴趣的美国学者或爱好人士使用，使用者中也包括一群被指派到苗人小区传教的摩门教成员。

福利金较为优厚，申请资格也较宽松（这点并不叫人意外），以福利金为生的苗人比率大概是45%、40%和35%（比起五年前的65%、70%和60%已有改善）。老挝的稻米产量锐减开启了苗人失去经济独立的第一步，泰国难民营的每日粮食配给则推动这个过程，直到美国终于完全夺走苗人的经济自主能力。苗族文化与美国文化的结构性冲突，加上美国社会福利体系的设计，使得一般苗族家庭根本不可能独立生活。例如在加州，有七个小孩（这是苗族家庭的一般情况）的男人必须每小时赚10.6美元，每周工作40小时，所得才能与福利津贴及食物券补贴相比。但是他们既没有市场所需的技能，对英语又几近一窍不通，连最低工资时薪5.15美元的工作都不太可能取得。即使他取得最低工资，也得一周工作82小时才能赚到相当于福利配给的收入。此外，美国大部分的州都有项规定：福利金的领取者若每个月工作一百小时以上（例如为了习得工作技巧而兼差，或刚开始务农），家庭就会失去所有福利金、食物券和健康保险[1]，这项规定直到一九九〇年代才取消。

　　一九九六年的福利改革法案让州政府得以取消合法移民的福利金，在苗人社会引起轩然大波，令他们寝食难安。面对经济援助可能断绝，有些苗人选择申请公民身份，尽管许多中年苗人发觉申请程序对英语能力的要求是无法跨越的障碍（如果是老挝战

1　在本土社会援助机构的要求下，声名狼藉的"一百小时条例"在一九九四年至一九九六年间从加州开始在多数州内废止，该条例使许多苗人无法在经济上自给自足。在条例有效的最后数年担任默塞德卫生与公众服务部部长的约翰·卡伦表示："基本上，该条例要求人们不能去工作。"取代"一百小时条例"的是依照收入来逐步递减救济金的方案。

争结束后不久就来到美国的年长苗人，门槛则较低。五十岁以上且居住美国满二十年的苗人，以及五十五岁以上且居住美国满十五年的苗人，可免去语言测验。考虑申请公民身份的李氏夫妇便符合这项条件）。有些苗人已经迁移，或正打算迁移到就业市场较好的州，有些人则靠亲戚接济。有些州会运用自有的经费协助合法移民，部分苗人干脆继续仰赖形式有所改变、额度减少且较不稳定的福利金为生。

最能有效激怒苗人的，莫过于批评他们仰赖公共补助度日。他们认为那是自己应得的钱——几乎所有苗人都曾取得各种版本的"承诺"，那是在老挝时中情局人员和苗人签订的口头或纸面协议，允诺只要苗人为美国打仗，最后若不幸巴特寮胜出，美国会援助苗人。苗人出生入死拯救美国飞行员，却眼看着自己的村寨在美军意外空袭下被夷为平地，又因为协助"美国人的战争"而被迫逃离自己的国家。他们以为自己将在美国获得英雄式的欢迎。许多苗人认为，美军的运输机只载走龙町的军官而抛弃其他人，是美国人第一次违背承诺。在泰国难民营申请移居美国却未立即通过，是第二次违背。当他们来到美国却发现自己不符合退役军人津贴的领取资格，是第三次违背。美国人谴责他们"吃掉福利"（引述苗人的话）是第四次。美国人宣布中止福利则是第五次。

除了把福利金视为退休金的老人之外，多数苗人宁可选择其他任何选项——假如有其他选项的话。哪个苗人会选择让全美国最官僚的机构扼着自己的脖子？（《美国新生活》提供一则申请现金补助的小秘诀："你应该尽可能备齐以下证件：I94［尽可能准备正本］、房租账单或租赁契约、社会安全卡、任何收据存根、银行账户明细表或存折、水电账单、医疗账单或残障证明、职业登记证。")哪个苗人会选择这种被某些族长比喻为抽鸦片的生活方式?又有哪个苗人会选择屈辱地当条等人施舍剩菜的狗(dev mus nuam yaj)?马当在默塞德做生意,当年在前往泰国的路上用自制的十字弓猎捕鸟类来养活全家,他告诉我:"我刚到美国时,一个韩国人告诉我,假如有人懒惰不工作,政府还是会付钱。我说,你疯了!我完全不能接受!我不怕工作!我的父母把我养育成男子汉!我要一直工作到离开这个世界的那一天!"的确,马当同时做三份全职工作:杂货店老板、口译员和养猪。他过去是美国驻老挝大使馆的打字员,会说五种语言。一般苗人无法期待自己赶上他的成功。以下则是两个中年男性在圣地亚哥接受难民适应访谈的回答,较能代表一般苗人的状况。其中一人说:

> 过去的我是不输给其他男性的男子汉,但现在的我不再是了……我们只是一天一天过,就像鸟巢里的幼鸟,只能张大嘴等着母鸟带虫子回来。

另一个难民说:

> 我们不是生来等别人喂饭吃的,像这样靠人吃饭,我们只会感到无地自容。我们在自己的国家时,从来不像这样处处求人帮助……我很努力学英文,也一边找工作。我不排斥任何工作,即使是洗马桶也接受。但别人还是不信任你,甚至连这样的工作也不给你。我看着自

己，觉得自己连狗屎都不如。说到这里，我真想立刻一死了之，这样就不需要面对未来。

这两个人都深受彻底的绝望之苦，经济上的不独立，只是这种绝望的众多因素之一。在这项访查中（这项访查隶属于一份纵向研究，对象为苗人、柬埔寨人、越南人与华裔越南人），苗族受访者在"快乐"与"生活满意度"两项中得分最低。在伊利诺伊州，一项针对中南半岛难民的研究指出，苗人"与环境疏离"的程度最高。根据一项明尼苏达州的研究，在美国住了一年半的苗人表现出"非常高度的沮丧、焦虑、敌意、恐惧与妄想、强迫症，并觉得低人一等"（在往后十年中，其中某些症状稍有减缓，但是难民的焦虑、敌意与妄想程度少有改善，甚至完全没有改善）。最令人灰心的研究结果来自一九八七年的加州东南亚人心理卫生需求评估，这是难民安置局及全国心理卫生学会资助的全州流行病学调查。报告中有份直方图比较了苗人与越南人、华裔越南人、柬埔寨人和老挝人的生活品质（这些群体的生活质量都严重低于一般水平，柬埔寨人过得尤其穷困），苗人的惨况不免令人惊讶。他们最沮丧，精神障碍最严重，最可能极需精神治疗，教育程度最低，文盲最多，就业人数比率最低，最可能的移居原因是"恐惧"，最不可能的则是"追求更美好的生活"。

俄勒冈州波特兰的公共卫生公职人员毕里雅图（Bruce Thowpaou Bliatout）则从苗人的观点讨论这项严峻的事实。这个苗族医生在一篇阐释心理健康概念的文章中解释道，苗人认为人只要活着，就得面对工作适应与家族福祉等问题。假使正如约翰逊在《苗语故事：老挝苗族之民间传说及神话故事》中所提到的，坚忍是长寿者（也就是健康有活力）的特质，美国人所谓的精神疾病则是丢失灵魂而生病或受伤的人所表现出来的特质。毕里雅图指出，美国苗人常见的疾病包括：

疾病名称：Nyuab Siab

译名：生活困难

病因：失去家庭、地位、国家，或任何具有高度情感价值的重要事物。

症状：过度担忧、哭泣、困惑、谈话混乱无章、无法入眠及进食、妄想。

疾病名称：Tu Siab

译名：生活破碎

病因：失去家庭成员、与家庭成员争执、家庭不和谐。

症状：悲伤、忧虑、孤独、罪疚感、失落感、不安。

疾病名称：Lwj Siab

译名：生活腐化

病因：家庭关系紧张、长期无法达成目标。

症状：失去记忆、脾气暴躁、妄想。

在我来到默塞德之前，比尔向我描述他见到的第一个苗族病人。如果是毕里雅图，或许会将该病人诊断为生活困难，比尔的诊断则大同小异——"心碎"。比尔说："陶先生五十来岁，他通过口译员告诉我，他背痛，但我听了一阵子之后才明白，他来求诊，其实是因为沮丧。原来他患有广场恐惧症。他害怕出门，是因为他认为自己走出几条街就会迷路，再也找不到回家的路。这隐喻多么贴切！他目睹所有至亲死在老挝，看到国家覆亡，而他再也找不到回家的路。而我所能做的，却只是开些抗忧郁的药。"

在陶先生来看诊后，三年内有许多罹患抑郁症的苗族病人陆续前来求医。比尔精准地道出该病人深刻的丧家之痛。对于美国的苗人而言，不仅是社会习俗，就连鸟鸣、花草树木、空气的味道和泥土的质感都是陌生的，思乡之情使他们无力面对生活。在《背井离乡之恸》这首诗中，苗族诗人侯朵雅写道：

> 我们记得日出时的鸟鸣。
>
> 我们记得破晓时跳跃的蚱蜢。
>
> 我们记得沉重雨滴落在叶子上的声音。
>
> 我们记得长臂猿的啼声。
>
> 我们记得果树……菠萝、香蕉与木瓜。
>
> 我们仍听得见鸱鸮朝彼此啼哭，如我们泣诉的声音。

芬克在罗得岛难民安置局工作，有一次他带着一群普罗维登斯的苗人参观普利茅斯移民村，那是重现英国清教徒移民聚落的观光景点，村里四处是茅草屋，还有鸡四处晃荡。要离开时有个年长的苗人问芬克："我们可以搬来这里，把这里变成我们的家吗？"

马当是活力充沛的杂货店老板兼口译员兼养猪农，他有一次提到自己在美国住了十三年，没有一晚梦到过美国，老挝却夜夜入梦。他说："我跟上百个苗人谈到这件事，我也和王宝将军聊过，每个人都这样。"在明尼苏达州的一项调查中，苗人强烈否认自己将老死他乡，只有一成的受访苗族难民肯定自己会在美国度过余生，其他人则是确定或者期望自己能回到老挝死去。默塞德的苗人头人熊约翰告诉我："所有老人都说，我们想回去。我们生在那里，却来到这里。这个国家很好，但我们不会说他们的语言，我们不会开车，我们只是孤孤单单待在家里。在老家，我们可以有一小片田地，养些鸡、猪和牛，不会忘记一大早起床，及时收成，今年有余则收藏以待来年。这就是我们的生活。我们能得到平静美好。在这里，我们做对的事，他们说是错的。做错的事，他们却说是对的。我们该怎么做？我们要回家。"

这个让老一辈苗人魂牵梦系的家园——他们称之为"peb lub tebchaws"（我们的田，我们的土地）的地方，是战前的老挝。战时的老挝则带给他们难以忘怀的伤痛，这种"无法承受的丧失"更大大加深了其他面向的压力。协助创办"波士顿中南半岛精神诊所"的精神科医生理查德·莫力卡（Richard Mollica）发现，在战争期间和战后，平均每个苗族难民都经历过十五次"重大的心灵创伤事件"，例如目睹酷刑与杀戮。莫力卡观察他的病人后说道："他们的心里既充盈又空虚。他们心中'充满'过去，对新的观念及生活体验却'一片空白'。"

苗人心里充满过去的伤痛与想望，也发现要捍卫过去的认同无比困难。我有一次参加东南亚精神健康研讨会，澳门出生的心理学家伊夫林·李（Evelyn Lee）在会上邀请六个听众到演讲堂前练习角色扮演。她让听众扮祖父、父亲、母亲、十八岁的儿子及十六岁与十二岁的女儿。她告诉这些人，"根据自己在祖国的社会地位排成一排"。于是众人根据传统的年龄观及性别观，依照上述顺序排成一排，祖父威风凛凛地站在队伍前方。李博士说："现在他们到了美国。祖父没有工作，父亲只会切菜。母亲在祖国没有工作，但她在这里找到成衣厂的工作。大女儿也在同一家工厂工作。儿子学不好英文，于是辍学。最小的女儿则是家里英文学得最好的，进了伯克利大学。现在请你们重新排序。"这家人重新排序时，我了解到这户家庭的权力结构完全颠倒了，最小的女儿站在队伍前方，祖父则神情落寞地屈居末座。

李博士借由角色扮演练习将社会学家所谓的"角色丧失"诠释得淋漓尽致。在苗人社会所有的压力中，角色丧失（也就是一系列让弗雅认为自己很笨的不称职表现）对自我的伤害最大。每个苗人都可以说出一些上校变工友、军事通讯专家沦为鸡肉加工业者、飞机机组人员完全找不到工作的悲惨故事。马当的堂兄马其以前是法官，现在白天在纸盒工厂工作，晚上在机具店上夜班。"没有了国家、土地、房子、权力，每个人都一样。"他耸耸肩说。少校康万生（Wang Seng Khang）过去是军队指挥官，在难民营中统御一万名苗人，他花了五年才找到一份兼职工作，在教会当联络人。即使如此，他还是得仰赖太太在珠宝工厂上班的工资来付房租，靠他的小孩帮他翻译。对于自己以及和他同辈的领导人，他说："我们在这个国家变成了小孩子。"

在这个国家，真正的孩子反而拥有过去属于长辈的权力。他们说英语，了解美国文化，并因此获得社会地位。这种社会现象在大部分移民群体中十分常见，但苗人的认同永远离不开传统，因此特别难以接受。"动物听主人的，小孩听大人的。"这句苗谚流传了无数个世代，从未受到考验。在战前的老挝，一家人白天在田里工作，晚上挤一张床，小孩和父母二十四小时在一起，稀松平常。地处偏远，使得苗人的村寨和主流文化隔绝。而在美国，苗人的小孩一天有六小时待在学校，通常还有几个小时在小区吸收美国文化。美罂有一次告诉我："我的妹妹不觉得自己是苗人，有个妹妹梳飞机头，幺妹则大多说英语。我在她们那个年纪比她们更尊敬长辈。"黎亚的姐姐梅说："我知道怎么做绣衣，但我讨厌缝纫。妈妈说，你们为什么不做绣衣？我说，妈，这里是美国。"

尽管美国化会带来一些好处，如更多的工作机会、更多的钱、较少的文化隔阂，苗族父母还是可能把任何同化的标记视为侮辱和威胁。马当难过地说："在我们家里，小孩子吃汉堡和面包，但父母比较喜欢吃青菜、热汤、米饭，还有像牛肚、猪肝、腰子这些小孩不想吃的肉。大人也许没有驾照，会要求年轻人带他们去某些地方。有时候小孩子会说，我没空。要是孩子不听话，事情就麻烦了。大人真的会很难过。"叛逆的苗族年轻人除了拒绝载父母之外，甚至会染上毒瘾和暴力。一九九四年，加州班宁市的十九岁高中辍学生杨修抢劫并杀害了一个德国观光客。杨修的父亲是老挝战争的老兵，他告诉记者："我们已经完全管不了他了。我们的小孩不尊敬我们。对我来说，最难接受的事是当我告诉小孩一些道理时，他们回嘴说：'我早就知道了。'我太太和我试着告诉儿子一些苗族文化，他对我说，这里的人不一样。他不会听我的。"

苏姬是个特立独行的心理学家，她回忆自己参加过的苗族社群聚会，说道："一个坐在最前排的七八十岁的老人站了起来，问了一个我听过最尖锐的问题：'我们过去两百年过得好好的，为什么现在什么事都不对劲了？'"我明白为何老先生会问这个问题，但我认为他说错了。的确有许多事不对劲了，但并非每件事都是如此。勒莫因分析道，苗人在战后逃亡到西方，不仅为了苟全性命，更是为了拯救民族性，而美国的苗人至少部分证实了勒莫因的分析并没有错。我想不出有任何移民群体的文化根基能够像苗族一样不受族群融合侵蚀。几乎所有苗人都仍在族内通婚，且依旧早婚，并遵守同氏族不通婚的禁忌。男方要付聘金，并组成大家庭。氏族及家族的结构依然完整，团结互助的伦理也维持不变。默塞德的周末往往充斥着苗族葬礼的鼓声，或是端公做治疗仪式的敲锣声。婴儿的手腕系上安魂绳，以免灵魂被恶灵绑走。人们靠解梦卜算未来（梦到鸦片会倒霉，梦到全身覆满粪便则会走运，梦到大腿上有蛇，你就有喜了）。即使是信仰基督教的苗人，也常以动物祭祀。我知道这件事，是因为熊美罂告诉我，有一个周末她不能为我做口译，因为她的家人要宰杀一头母牛祭祀，保佑她侄女的心内直视手术平安。我说："我不知道你们一家人信仰这么虔诚。"她回答："没错，我们是摩门教徒。"

更重要的是，苗族的民族性格至今未变，包括独立、保守、反独裁、多疑、固执、骄傲、易怒、精力充沛、情感强烈、健谈、幽默、热情好客、慷慨大方等。的确，正如斯科特二世所观察的，面对艰辛的美国生活，苗人的反应是"更强烈地展现苗族本色，而非收敛"。萨维纳神父在一九二四年概述他对苗人的整体印象，认为苗族之所以能够坚守民族传统，有六个因素：宗教信仰、热爱自由、传统习俗、拒绝与外族通婚、生活在寒冷干燥的山区，以及战火的淬炼。尽管苗人在美国经历了无数绝望与失落，就前面四项而言，这十八万美国苗人[1]的生活还算过得去，或者过得不错。

有一次我在默塞德有幸目睹了苗人重新适应美国生活的过程。我来到李家公寓时，惊觉公寓里挤满了我没有见过的人。我后来发现，那是纳高的堂弟一家人，包括堂弟李庄财（Joua Chai Lee）、堂弟媳罗妍（Yeng Lor），还有九个小孩，年纪从八个月到二十五岁不等。这家人在两周前从泰国来到美国，十一个人只有一件行李，里面装了一些衣服、一袋米，还有李庄财担任端公助手所用的一组响器、一面鼓，以及一对占卜用的水牛角。这家人在找到自己的住处之前，就一直住在李家。这两个家庭已阔别十多年，小公寓里充满了欢乐气氛，小孩子穿着新买的美国运动鞋在屋里横冲直撞，四个赤足的大人不时仰头大笑。李庄财通过美嚣的翻译告诉我，"虽然屋子里人多，你还是可以留下来过夜"。美嚣后来向我解释，李庄财并非真的要我和他的二十个亲戚一起打地铺。尽管他身在异国且几乎一无所有，还是要展现一下苗族的待客之道，给自己留点面子。

我问李庄财对美国的印象，他说："真的很好，但就是不同。地非常平。每个地方都长得差不多。有很多东西都是我以前没看到过的，像是那个（他指向电灯开关），还有那个（指向电话），还有那个（指向空调）。昨天我亲戚开车带我们到一个地方，我看到一个女人，我以为她是真人，结果是假人。"原来他说的是默塞德购物中心的模特儿。"我在回家的路上一直笑个不停。"他

---

1 约有十五万苗人逃离老挝，其中一部分人在美国以外的国家落脚，也有一部分留在泰国。现今在美国生活的苗人数量也达到此人数，是由于苗人的高生育率。

说。想起自己的糗样，他再度开怀大笑。

接着我问他，对家庭在美国的未来有什么期许。他说："假如可以，我会工作。但也许我没办法工作。我年纪一大把了，很可能一个英文字都学不会。我的小孩只要用心就能学会英文，也能变聪明。但是我，我没指望了。"

15 黄金与炉渣

　　当我在李氏夫妇的公寓遇到纳高的堂弟一家人时，当然有个小孩没有和她未曾谋面的堂亲玩在一起，也没有坐在门阶上，看着路上的车辆在春天的暮光中沿着东十二街驶去。李家仍称这个黄昏时刻为"喂猪时间"。黎亚被背在母亲背上，以一条艳粉红色的背巾裹着，弗雅在这条围裙形状的背巾上绣了黑黄绿三色的十字绣，并用十八个毛茸茸的粉红绒球做装饰。这可能是条苗族史上最大的背巾，因为黎亚已经九十厘米高、十六公斤重了。弗雅比较喜欢用背巾，而不愿用默塞德县卫生局提供的儿童轮椅。轮椅静静地放在客厅角落。一张大披肩裹着两人，黎亚的身体又直挺挺地靠在母亲背上不动，所以远远看去，母女俩像是结合成了一个人。

　　黎亚快七岁了。有两年多时间，她的医生一直等着她去世，她的父母却让她活了下来，医生百思不得其解。尽管黎亚未死，但四肢瘫痪，痉挛，大小便失禁，并且无法做有目的的动作。她的情况名为"持续性植物人状态"。大部分时候,她的手臂牢牢贴住胸膛,拳头紧握,这是脑部运动中枢受损的迹象。有时她两腿发抖。有时她又会频频点头,但不是猛点头而是慢慢点头,像人在水里点头回答问题。有时她会呻吟或哀鸣。她继续呼吸,吞食,睡觉,醒来,打喷嚏,打鼾,喉咙咕哝作声,还会哭泣,这些功能是由她未受损的脑干控制的,但她不具备自我意识的心理活动——这种功能由前脑控制。她身上表现最异常的器官是眼睛,眸子尽管明亮,有时却呆滞地望着远方,有时则像受到惊吓般斜视。看着她,我不禁感觉到她的大脑皮质神经除了传导功能之外,似乎少了点什么,而她父母将这少了点的什么称为她的魂(plig)——这么说真是贴切。

我曾对弗雷斯诺山谷儿童医院的神经科医生特里说:"她一定有些意识。她会哭,但她母亲一抱起她摇晃,她就不哭了。"他回答:"以捕蝇草为例吧。这种植物捕捉叶片中的苍蝇前需要思考吗?我认为是不需要的。黎亚就像捕蝇草。那只是她的反射动作。然而,尽管我们没有办法问像黎亚那样的人有何感觉,但我相信,或许她没有思想、记忆,只是无意识地生活着,至少理论上是如此,但她却对母亲的抚摸有反应。"我问黎亚的父母,两人认为黎亚能感受到什么。纳高说:"她知道我们在对她说话,还会微笑。"弗雅说:"有时我叫她的名字,她似乎认得我,但我不确定,因为黎亚好像看不见我。我的小孩没做过坏事。她是好女孩,但她伤得这么重,好像死了一样。如今,她每天都看不见我。"

一九八六年十二月九日,黎亚从默塞德中心出院回家,高烧四十度,呼吸不规律,无法吐出或咽下口腔分泌物,医生预测她即将过世。过了几天，她的体温降至正常水平，呼吸变得规律，吞咽与呕吐反射也恢复正常。医生搔搔头，认为她大有改善，是因为延髓与下丘脑已经消肿。她的父母则认为这要归功于她刚回家的几天内都泡在草药里。珍妮回忆道："他们将浴帘铺在客厅地上，将黎亚放在上面，弗雅会把黎亚泡在她煎煮的草药水里，用海绵将她全身上下连同头发和头都用药水擦过一遍。这令人平静，充满了母爱。"

黎亚刚回到家的那几天，珍妮每天都来探望。因为有她，弗雅和纳高深恶痛绝的那根鼻胃管才得以留在原位长达一周——根据医生指示，黎亚在所剩无多的日子里都得使用这根鼻胃管。两人在珍妮的指导下每两小时把六十毫升的配方奶倒进鼻胃管，并以针筒打进空气，用听诊器听气泡声来判断配方奶流到什么位置。纳高回忆说："真的很慢，我不太懂得使用这东西。食物如果塞在这根管子的两个塑料部位，就不能再喂食了。"最后两人从黎亚的鼻子拔出鼻胃管，开始用奶瓶将配方奶灌进她嘴里。尽管医生认为黎亚不使用鼻胃管就会噎死，这招却十分管用。唯一的问题是，不使用这根医生指定的管子，加州政府就拒绝给付奶粉钱。于是尼尔和佩吉把一箱箱添加铁质的心美力奶粉送给李家，而这些其实是厂商送给新手母亲的赠品。

加州政府愿意给付轮椅及抽痰机的购买费，儿童病床则不在此列。结果这张李家从未开口要求的病床，却让珍妮对黎亚病况累积的悲愤一举爆发。"当加州医疗保健计划人员表示不会支付病床购买费时，我愤怒到极点。某个地方机构高高在上的医生说，反正苗人都睡在地上，不需要病床。他这是种族歧视，而我也这么告诉他了。总之我气疯了，暴跳如雷。我开始到处打电话。最后我在电话簿上找到一家医疗器材公司愿意寄全新的病床到李家，而且完全免费。"珍妮从来不知道，黎亚并未使用这张病床。这张床多年来一直放在她父母的双人床旁边，占据小小的空间。弗雅告诉我："黎亚总和我们睡，家里只有她和我们同床睡。夜里我会抱着她，我们会轻拍她的脚一整晚，因为我们好爱她。如果不轻拍她的脚或膝盖，她就哭个不停。"

黎亚第一次回院检查时，正好是尼尔值班。黎亚上次住进默塞德中心时，他成功避开了这个烫手山芋，因此黎亚由弗雷斯诺回来以后，他虽然见过黎亚，却没有见过弗雅和纳高。多年后，他调出黎亚的病历，看到那次医院检查的记录时，愣了好一阵子。我纳闷这段记录为何激起他那么大的情绪："今天黎亚没有发烧，腋温 36.7 度，体重 18.9 公斤，血红蛋白 11。"他清了清喉咙："那是她第一次回医院做检查，对我来说意义十分重大。当时场面十分感人。我记得珍妮也在场。口译员也在。我告诉黎亚的母亲，看到黎亚那个样子，又和她同处一室，我心里很难受，我一直害怕的事终于发生了，我感到非常遗憾。我害怕李家怪罪我，但她母亲却对我表示同情，这让我的情绪完全失控。她能明白……好像了解……"尼尔不安地搜索适当的字眼，但是他决定继续说下去，"这么说吧，我想有一部分是因为我在哭。她的反应是向我道谢，然后拥抱我。而我也拥抱她。"他又清了清喉咙，"总之，就是这么回事。"

我向弗雅问起那次见面的事，她只是淡淡地说："黎亚的医生确实为她感到痛苦。"纳高则绷着脸，一语不发。对于默塞德中心和在那里工作的人，他一直愤恨难消。弗雅的个性比纳高宽和，她把一切归咎到"下太多药"给黎亚的弗雷斯诺医生的头上，并不那么苛责尼尔和佩吉。在她眼里，这对夫妻档医生并非铸下天理难容的滔天大罪，只是犯了怠忽职守这个较轻微的过错：为了跑去度假，把黎亚托付给错误的人。

几个月过去了，黎亚变得生气蓬勃，让专家跌破眼镜。尽管她病历的每一页都写着"低血氧性缺血性实质脑病变，静止"，即无法恢复的脑部损害，一份临床报告也写着：

问题：服用丙戊酸钠后癫痫发作→已解决
问题：过胖→已解决

换句话说，黎亚的脑部损害已经治愈了她的癫痫，而随着时间流逝，她愈长愈高（或说愈长愈长，因为她再也无法站立），只能吃流质食物也让她的肥胖症不药而愈。佩吉带着嘲讽的口气说："她从来没这么健康过。她真是再完美不过了。完美的植物人。"

突然之间，正如比尔曾冷冰冰告诉我的，黎亚成了"护士最爱的那种病人"。她从患有可怕癫痫、找不到血管的过动小孩，变为呆滞、不吵闹，或许也不再需要输液的小孩。在家庭服务人员的眼中，她的父母也从虐待儿童的狠心父母脱胎成了模范父母。住院医生特蕾莎见识过这两个阶段的黎亚，她告诉我："她能够长到那么大，一定是父母把她照顾得很好。脑部受伤这么严重的小孩大多会萎缩成皮包骨。我看过一个十七岁的青少年，体型只有四岁小孩那么大。"尼尔说："每次两人用背巾背着黎亚到医院检查，总是将她梳洗打扮得完美无瑕。真的是完美无瑕。令人印象非常深刻。"佩吉补充道："他们做得比大多数白人家庭更好。大部分白人家庭会立刻让她住进看护中心。"

弗雅和纳高永远也猜不到医院员工的态度为何比以往好。在两人眼中,女儿是完全改变了,但自己身为父母的行为却丝毫未变。纳高唯一能想出的解释是,"黎亚不太上厕所,所以她很干净,因此他们喜欢她。"(当我听到他把黎亚突然受欢迎一事归因于她的便秘时,我不禁想起某次我告诉他,有天我想去老挝看看。他有感于美国人对科技与卫生的着迷,对我说道:"你不会喜欢那里。那里没有车子。但你会认为泰国的清迈很棒。"我问他为什么,他说:"因为那里有很多收垃圾的。")

既然医生不再开抗抽搐药,两人是否依指示喂药也不再是问题,默塞德的医护人员、儿童保护局员工、公卫人员和少年法庭官员突然间都闭嘴了(这群喋喋不休的官方人士四年来不断训诫李氏夫妇没有好好照顾女儿)。一九八七年三月五日,原本列入观察的李氏夫妇监护权撤销观察了(观察期自黎亚从寄养家庭回来后开始)。就少年法庭抚养的小孩李黎亚一事,加州最高法院宣判如下:

> 鉴于本院已感到满意,终止少年法庭之管辖权当能符合上述儿童之最大利益,在此命令,此前本院所做……将李黎亚交由少年法庭抚养之命令就此撤销,该儿童就此自所寄养的家庭释回。

弗雅和纳高从来就不相信这一纸文件。当然,两人看不懂,而这文件也几乎无法译为苗文。两人一直担心女儿会再次归政府所有。黎亚被送到寄养家庭那一天,弗雅正好不在家,她对此事耿耿于怀了数年，因此她现在二十四小时守在黎亚身边，以确保她不会再被"警察"抓走。纳高说："假如我们不管，他们也许会再次把她带走，但我们太爱黎亚了，我们不希望别人带走她。我太太每天守着她，这样他们才不会带走她。我太太不会让他们得逞。"人类学家斯科特二世曾写道，在老挝：

> 孩子大多深受疼爱……即使是有身心障碍的孩子也都是父母的心头肉，而且比正常孩子更受疼爱。部分原因出于信仰因素，父母认为，孩子的残缺正如流产或死胎，都是父母过去犯错所遭受的报应，唯有慈爱地对待孩子，才能赎罪。

弗雅与纳高颇肯定（但也不完全笃定），犯了错的是医生，而非自己，报应却落在黎亚身上。然而，两人即使不是为了赎罪，也会百般疼爱黎亚。两人无法想象自己少疼爱黎亚一丁点儿。黎亚在两人心中永远像受膏者，是公主。如今她在父母及兄弟姐妹的二十四小时看顾下，在家中的地位更显得庄严高贵。她成了家庭生活的重心。坐轮椅时身旁一定有人随侍，用背巾背负她的人，不论是父亲、母亲或姐姐，一定会轻轻地持续摇晃以安抚她。挂在墙上的黎亚照片比八个同胞都要多。珍妮为黎亚写下的每日行程表——"起床、喂药、上学、游戏时间"，也在墙上挂了许多年，即使她已不再吃药、上学或玩耍。就连她每天是否仍会"起床"，都成了文字游戏。

黎亚是李家唯一过生日的小孩。每年的六月十九日，东十二街公寓外的人行道上便挤满了李家的亲朋好友与苗族小孩。珍妮会带来飞盘、海滩球和水枪。弗雅请大家吃包着绞肉与洋葱的苗族蛋卷和蒸香蕉饭。当天早上会杀鸡祭祀，鸡头骨和舌头用来占卜，然后炖汤。还有美国玉米片，美国的生日蛋糕也是少不了的。珍妮点上蜡烛，切第一块蛋糕。寿星当然无法吹蜡烛或吃蛋糕。她坐在轮椅上，一动也不动，表情木然，而在学校里学了许多美国经典歌曲的小朋友则高唱生日快乐歌。

黎亚还是漂亮的小孩，丝毫不像我在医院看到的植物人病童。那些病童就像一具具苍白的尸体，张着嘴，头发像稻草，即使洗过澡还是散发着尿骚味。黎亚的黑发依然亮丽，皮肤依然柔嫩，双唇依然粉红，形状有如丘比特的弓。她闻起来香气熏人。即使她的家人仍把她当成特别惹人怜爱的小婴孩，我也不觉得奇怪，她就是包着尿布、需要以奶瓶喂食、爱耍小脾气的婴孩，只不过身高已有九十厘米。弗雅搂抱她，爱抚她，摇晃她，将她轻轻抛起，唱歌给她听，用鼻子磨蹭她的脖子，呼吸她头发的香气，玩她的手指头，挠她的痒。有时黎亚也像宠物，也许是摸起来很舒服的温驯的金毛猎犬。她的妹妹盼喜欢紧紧抱住她，拉她的耳朵，接着和梅、楚一起层层叠在她身上——看过去就是三个扭成一团的咯咯笑的小孩，和一个沉默不语的孩子。

在老挝，弗雅在泥土地上给孩子洗澡，用小碗舀来溪水，用火烧热。现在她每天在搪瓷浴缸里给黎亚洗澡，天气热的时候一天洗两次。她说："我通常跟她一起洗，因为我帮她洗完澡后，自己也会湿透。"洗完澡后，她会帮黎亚做一系列肢体运动，抓着黎亚的手脚一会儿弯曲，一会儿拉直，就像小孩子玩芭比娃娃——这些是卫生局的人员教她的，以防止永久性的萎缩。她用汤匙喂黎亚，或用一百八十毫升的奶瓶，上面附有容易吸吮的宽扁奶嘴，那是专为兔唇婴儿设计的。默塞德中心有个住院医生的记录写着："父母喂她吃配方奶加米糊。"事实上，黎亚也吃猪肉和鸡肉，她母亲用老挝带来的手雕研钵将猪肉和鸡肉捣成糊。有时弗雅先将鸡肉嚼烂，然后像母鸟一样将肉泥塞入黎亚的嘴。弗雅每天要煮大量的"糟菠菜"喂黎亚，这菜和菠菜相似，是她特地为黎亚种在停车场的。黎亚通常跨坐在弗雅的大腿上，长腿伸展在弗雅的两侧，弗雅用嘴唇尝尝食物，确认食物不会过烫，再耐心地将食物一小口一小口地塞进黎亚的嘴里。她通常用手，而不是用纸巾或毛巾擦掉黎亚的口水。有一次她边喂黎亚吃米糊边对我说："一顿饭要吃好久，你必须打开黎亚的嘴巴，往里头看。假如她嘴里还有，你又喂进去，她也许会全吐出来。你必须用手一直托住她的颈背，不然她咽不下去。"接着她笑了起来，亲亲黎亚沾满米糊的嘴。

有时候我想这样也不算太坏。黎亚住在家里，而不是住在长期照护中心。身集三千宠爱，而非烫手山芋。苗族社群毫无保留地接受她。她的母亲并未像黎亚被送到寄养家庭后那样寻死觅活。的确，有时弗雅和纳高会忽视她的兄弟姐妹，特别是盼，她从来不曾因为老幺的身份备受宠爱。当盼刚学会走路时，她在公寓进进出出，没人在一旁看顾，任凭她玩塑胶袋，有时甚至是菜刀。然而李家一家人，甚至是青少年，都不以黎亚为耻，而我所认识的大部分美国小孩都不免如此。黎亚持续不断的癫痫危机已经结束，家中的长女梅也卸下了担任医疗口译员的重担。她在八年级的自传里写着："我必须跟着我的父母到医院做翻译。"她指的是黎亚从寄养家庭回来的那一年。"我绝对躲不掉，因为我父母最倚重的堂兄总是忙东忙西。不管父母走到哪里，我就像是两人的翻译员。"以背巾背负她妹妹，喂她喝牛奶，上折扣店采买生活用品，对她而言反而是小事一桩。

当我开始沉浸在这样一幅天伦美景中时，纳高突如其来的怒火（"我的小孩就毁在那些庸医手里！"），或更常出现的弗雅不经意流露的忧伤，往往将我猛然拉回现实。前一分钟弗雅还在笑，下一分钟却泪潸潸。她可能好几周都不说一句抱怨的话，然后忽然大叫："黎亚那么重！背她好累！别人都去看一些漂亮的地方，我却从来没有。"有两年时间，她除了帮黎亚织大型背巾外，都不碰针线。她说："黎亚病得那么重，我好难过。我一直忙着照顾黎亚，以至于除了活下去之外，我什么都不懂。"有一次我看到她蹲在地上前后晃动，我问她怎么回事，她只说："我太爱她了。"

李家的厨房地板上还放着一瓶半满的丙戊酸钠糖浆。尼尔和佩吉猜想李氏夫妇早就丢掉了这瓶药，也不再给两人开新药。那瓶药之所以留在那里，不是因为黎亚仍在服用，而是因为这药在美国医生眼中一度是无价之宝，丢掉这东西，就有如丢掉已无法交易但价值感仍未褪去的异国钱币。弗雅和纳高以所谓的"苗族秘方"来为黎亚治病。纳高解释道："我们不能给她吃任何医院拿回来的药，假如我们这么做，她就会全身紧绷，扭曲成一团。"两人在苗人市集购买一种泰国进口的植物根部粉末，煎成汤药喂黎亚服下，也喂她弗雅在自家停车场种的草药。两人的卧室天花板上用麻绳吊着一只不锈钢盆，里面装了圣水，水上覆着两张符。那是端公安置的法器，指引黎亚的游魂归来。只要李家负担得起，端公一年会为这家人杀猪祭祀两次或两次以上。祭祀后的几周内，黎亚的手腕上会绑着安魂绳。

因为医生不再开令人作呕的抗抽搐药，也因为那天和尼尔相拥，弗雅从此对黎亚的医生产生好感。两人继续带黎亚到默塞德中心检查，大约每年一次，却不到住家隔壁的医院。黎亚的便秘、结膜炎和咽喉炎只需挂一般门诊。黎亚一旦错过约诊时间，医院的计算机会秉着根深蒂固的官僚作风寄出以下提醒单：

亲爱的李黎亚：

在一九八八年二月二十九日你预约菲利浦医生的门诊却未报到。你的医生认为你应该来看诊。请致电385–7060默塞德家庭医学中心，以便我们为你安排另一次看诊。

黎亚从来不曾回电。

如今李家人最常与默塞德医院打交道的场合是身体检查，刚开始一周一次，接着一个月一次，再来则是一年二至三次。负责检查的公卫护士就像端公一样到府服务。他叫马丁·基尔戈（Martin Kilgore），是高大、善良但有些古怪的男生。他无疑是默塞德县卫生部唯一会去天体营度假的员工，把全身都晒成古铜色。他的政治立场是民主党，智商高达一百五十（有一次他带着自我解嘲的微笑透露这点），谈话喜爱引经据典。他常常提到黎亚的daimon（希腊文的"命运"）和Moira（希腊文的"大限之期"）——次数之多，不少于提到她的低血氧性缺血性实质脑病变。他曾将李家夫妇和医疗单位的关系比做西西弗斯的神话，这个科林斯国王企图以铁链铐住死神，以求侥幸不死。我向尼尔提起马丁的比喻，他从未听过西西弗斯这号人物，但当我描述这个被神所弃的老人在地狱受到的惩罚是反复推着大石头到山顶上，石头却总在到达山顶前滚落下山时，他说："说得对极了！"（事后我才想到，尽管尼尔直觉认为自己就是西西弗斯，但李氏夫妇无疑会坚称自己才是推石头上山的人。）

马丁在一九八五年春天首次见到黎亚和她的家人，那时黎亚还没被送到寄养家庭。他受指派来到李家查看她的父母是否按指示喂卡马西平和苯巴比妥（他们没有）。当时马丁仍不知自己将卷入这场风波，他事后给默塞德中心写了一张便条，文末写着："谢谢你们介绍我认识这么有意思的一家人。"从此以后，他写了一封又一封打字完美无误、措辞严谨正式的信给尼尔和佩吉，这些信件经年累月积成厚厚一叠，里头记录着他不惧艰难，将石头推上山的努力，以及石头一次又一次滑落山底的境况。他现在主要关心的是黎亚的便秘，这是她神经系统受损造成的一般性肠胃蠕动缓慢。一九八八年二月，黎亚的植物人状态持续了一年，他告诉佩吉："黎亚持续每周便秘。"接下来的句子可说是报告写作的模板："她母亲说，她正努力使用美达施天然纤维素，但瓶子布满灰尘。"

马丁有一次请我陪他登门拜访。我很好奇他和李家人如何相处，因为他和默塞德大部分的人员不同，他公开站在苗人这一边。他比任何我在默塞德碰到的人更了解苗人在老挝战争中的角色，并数次投书当地的报纸，痛陈该报读者不懂得容忍。（有个读者怒气难消，竟扬言要拿霰弹枪轰掉马丁的头。马丁为了安全，将自己在默塞德电话簿上登记的名字改为乔伊斯·基尔默。）马丁不讨厌李家人，或至少喜欢李家人胜于一些白人病人——后者的教养在他口中比黑猩猩还不如。他强烈反对尼尔将黎亚安置在寄养家庭，以至于罔顾自己在专业上应有的客观态度。他曾对纳高说："李先生，在美国碰上这种事情要找律师。"我想假如有人能和李氏夫妇沟通，那非马丁莫属。

当马丁和他的口译员侯柯亚抵达李家的时候，弗雅正跪在地板上喂黎亚喝水，纳高坐在她身旁，大腿上坐着盼。

"您好，李先生！"马丁高声道。纳高则两眼盯着地毯，一语不发。

马丁蹲下来，说："那么，李先生，你女儿在吃什么？那大多是流质的吧？"我惊觉李氏夫妇从来没有告诉他，弗雅会用研钵把肉磨成肉泥。侯柯亚个子矮小，性格诚恳谦逊，他以几乎听不见的声音把马丁的话及接下来的所有问题译成（或试图译成）苗语，再把李氏夫妇的回答译成英语。

弗雅喃喃说了些话。侯柯亚说："她说是非常软的食物。"

马丁说："那么，实际上黎亚没有变胖或变瘦。我看得出来，不论她正在喂她吃什么滋养品，那绝对没问题。"

马丁未经说明就开始搔黎亚的脚，并记下她的巴宾斯基反射。她的脚趾微微一伸，显示她中枢神经受损。他接着把听诊器放在她的肚皮上。黎亚开始像狼一样嚎叫。弗雅把脸贴近黎亚的脸，轻声说："嘘、嘘、嘘。"

马丁说："我正在听她肚子的声音。我几乎听不见任何声音，所以我要听她胸部的声音。她的肺还不错。我上一次看诊的时候，谈到我们每天为她量体温的好处，这么做，我们才能及时发现问题。你们还记得吗？"

侯柯亚说："她说记得，他们每天都这么做。"

马丁看起来很高兴。"那么她的体温平常是几度？"

"她说是三十或四十。"

马丁一时无言以对，但还是接着说："啊，那么，我们接下来看脉搏吧。"他将手指探进黎亚手腕上的安魂绳里。"现在我正在数她的脉搏。她的脉搏数是一百。假如妈妈每天能为她量脉搏的话，会对她大有帮助。"

"她说他们不知道怎么量脉搏。"侯柯亚说。

"把你的手指压在这里，另一手拿着手表，然后算一分钟跳几下。"弗雅没有手表，她也不知道一分钟是多久。

这时，三岁大的盼跑到黎亚身边，用力捶打她的胸部。

"别这么做，你要当个好孩子。"马丁说，而这个小女孩一句英语也听不懂。"柯亚，请告诉他们，他们要看着其他小孩子。黎亚不是洋娃娃。"他咳嗽了一下，"现在我们用消除法。黎亚的肠胃能够自行蠕动，还是必须先给她吃药？"他指的是李氏夫妇有时候会用的乐可舒（Dulcolax）药锭。许多苗人很能接受通便剂，因为这种药就像抗生素一样，药效快，立刻解决症状，又没有明显的副作用。

"她说他们用泻药帮助她排便。"

"最好不要固定用泻药。经常给她吃富含纤维的美达施会更好。假如你持续用泻药，黎亚会失去肠胃自主蠕动的能力，她就得一直用药，这样就不好了。"柯亚翻译时，弗雅和纳高目不转睛地看着他。这四年来，医生一直要两人给黎亚吃一些两人不想给黎亚吃的药，现在医生却要两人别给她吃两人真的想给她吃的药。

马丁接着说："我想跟这两人说说我祖父的故事。他人生的最后二十年中，天天都得吃硫酸镁，因为他开始服用通便剂一段时间以后就无法停药。这两人知道硫酸镁吗？那东西长得很可怕。（这似乎难倒了柯亚，我不确定他当时如何将"硫酸镁"翻译成苗文。）所以，如果我的灵魂能够回到过去，跟我的祖父沟通，我会说，祖父，别走上这条路，吃美达施吧！但别把美达施加进奶粉里，好吗？奶粉就是牛奶，牛奶会让人便秘，那就像在喂她胶水一样。可以试着把美达施放入李子汁，好吗？李子汁能帮助通便，那是名副其实的深水炸弹。这两人知道李子汁吗？"

显然不知道，柯亚也不知道。他翻译时把李子汁的英文原封不动地塞进长长的苗语句子里。至于深水炸弹，我宁可不去想象他是如何翻译的。马丁解释："那是李子做的。你把李子干燥了，然后做成果汁。我把这写下来，好让两人去店里买。"他在黄色纸条上写下了大大的"李子汁"几个字。

纳高收下纸条，呆望着。即使他能读懂上面的字，也不知道李子是什么。

马丁说："柯亚，在我们离开之前，我只是好奇想问一件事。我注意到黎亚手腕上绑着细绳，我最近在一本书里读到关于苗人及苗族宗教的文章，我想知道这家人怎么以宗教的观点来解释黎亚的遭遇？"

李氏夫妇一下子板起了脸，就像用力甩上门一样。

"他说，他们对这点一无所知。"侯柯亚说。

我想，某天晚上两人不是花了一小时谈论恶灵如何偷走灵魂吗？假如不是美礨急着回家，还可以再说上一个小时。两人今天是怎么回事？看起来我这两个心胸开阔、活力充沛、口若悬河的朋友一旦将对方视为官方人士（尽管马丁可能宁可辞职不干，也不愿用高压手段对待两人），就变成了植物人。打从马丁到访以来，两人说的话不超过二十个字。没有笑，也没有直视马丁的眼睛。接着我想，这样的李氏夫妇，必定就是尼尔和佩吉多年以来接触到的李氏夫妇。也难怪除了珍妮，其他人都认为两人既顽固又愚笨。当然，马丁也经历了彻底的身份转变，从智者沦为愚人。这转变有如逆向反应的炼金术，在这场注定破裂的关系中，把每个人身上的黄金转变成炉渣。

马丁从地板上艰难地起身，说道："好吧，看样子我们今天只能做到这了。他们有我的名片。"马丁的名片上印的不论是楔形文字还是英文字母，对两人来说都无异于有字天书。"他们要记住我是来帮他们的，我建议给她喝李子汁，假如你们能弄到的话。再见了，李先生，再见了，李太太。"

我们走到马丁停车的地方，柯亚沉默地跟在十步之后。马丁皱了皱眉，他知道这次拜访可说是搞砸了，但他找不出原因。难道他不够礼貌？难道他表达对李氏夫妇的宗教信仰感兴趣，并不足以表示他尊重苗人文化？难道当他觉得两人做得不对的时候，没有小心不去批评？

他说："我表现出所有诚意了。你也看到了我是多么耐心地向他们解释所有事情。"他缓缓叹了一口长气，"我尽力了。有时我会把黎亚想成希腊悲剧的人物，也许是欧里庇得斯。有时……我只会想到美达施。"

16 他们为何挑上默塞德？

　　我首次来到默塞德，是与李氏夫妇会面的几个月前。我租了车在城里绕了又绕，想寻找苗人，却一个也看不到。比尔告诉我，默塞德每六个居民就有一个是苗人，这个惊人的统计驱使我来到默塞德。我想他大概弄错了。在熊溪北方种满美国梧桐的大道上推着婴儿车行走的人、开着小货车疾驶过老旧大街的人（我当时还不知道闹区已经转移到上城的默塞德购物中心了），看起来都像《美国风情画》中的人物一样熟悉，而这部电影取景的莫德斯托市，也就在九十九号公路上的邻近处。我在艾克森加油站加油，问了帮我擦挡风玻璃的男子法兰克，知不知道苗人住在哪里。

　　法兰克说："在铁道的另一端，到处看得到他们。那里挤满了苗人，你简直动弹不得。我确定我们有不少苗人。我不知道他们为什么会在这里。我的意思是，他们为何挑上默塞德？"接着，他主动告诉我一个苗人在公有湖泊无照捕鱼被捕的故事。"警察来的时候，他们跪了下来，以为自己要被就地处决！"他仰头大笑。

马丁后来告诉我，"笨苗人"的故事是默塞德农人社群特有的可悲产物，这个社群的部分成员已经在中央谷地落地生根一百年。他说："在弗雷斯诺，农校学生总是拿亚美尼亚人开种族歧视的玩笑。在斯坦尼斯洛斯是葡萄牙人，在这里则是苗人。"一个苗人母亲听到警察说："假如你的小孩不乖，你可以把他锁在电视机前。"而她真的照做了。有些苗人农夫用水肥施肥。还有苗人在住家墙壁上打洞，好和隔壁的亲戚"串门子"。有个苗族大家庭住在只有一间卧室的公寓二楼，楼下的美国夫妇抱怨天花板会漏水。房东来检查，发现苗人全家都睡在卧室，并在客厅铺上三十厘米厚的泥土，洒水种菜。

谁知道这些传闻是真是假？当地环境养成法兰克亲切却排外的个性，在这样的环境中，传闻的真假重要吗？正如苗族谚语所说："堵得住天下所有容器，堵不住人的嘴。"过去一个半世纪以来，中央谷地不由自主吞下一波波外来移民：墨西哥人、中国人、智利人、爱尔兰人、荷兰人、巴斯克人、亚美尼亚人、葡萄牙人、瑞典人、意大利人、希腊人、日本人、菲律宾人、也门人、东印度群岛人。每个民族都曾引来针对性的排外风潮，最近的例子就是"笨苗人"的故事。一八八〇年代，默塞德的排华协会也曾因为类似的防备心态排挤广东人。这些广东人沿着默塞德河淘金，并为中央太平洋铁路公司铺设铁道，后来留在熊溪附近的砖厂工作，并在十四街经营一种名叫"番摊"的赌博生意。默塞德县反日协会在一九二〇年代试图赶走日本人。二战结束前，默塞德也曾以两百票对一票，拒绝让拘留营中的日裔美国人回家。

我循着法兰克指示的方向，穿过与南默塞德十六街平行的南太平洋铁路货运铁道。南默塞德以往是中国城，一九五〇年为了兴建九十九号高速公路而被拆掉。他说得没错，铁道的另一侧到处是苗人。这是我生平第一次看到苗人。小孩子在肮脏破旧的二层楼公寓前相互追逐，踢球（他们在班维乃学过踢足球），或玩一种抛接石子的游戏。停车场里盆栽比车子多，两处小区公园就像袖珍雨林一样浓密，绿意盎然，里头种有一畦一畦的小白菜、苦瓜和香茅草。侯苏亚（Soua Her）和太太马怡亚（Yia Moua）在当地一家杂货店贩卖二十三公斤装的米、鹌鹑蛋、鱿鱼丝、当地苗族乐团的录音带、装饰绣衣用的亮片、涂有薄荷油膏的止头痛绷带、治疗跌打损伤的黏糊药膏、退烧的樟脑油，还有一些泡茶用的香料片——正如马怡亚向我解释的，这种茶可以"排掉产后污血"。

我当时并不知道自己正走进全美苗人密度最高的地方。弗雷斯诺和明尼阿波利斯－圣保罗有更多苗人，但默塞德的苗人占当地人口的比例更高。我第一次造访默塞德时，这比例正如比尔所说，是六分之一，现在则是五分之一。马标耀说，这么大一群人，"让我们得以保有更多苗族文化，比在万象还多"。有时我觉得，中央谷地的其他城市如弗雷斯诺、维塞利亚、波特维尔、莫德斯托、斯托克顿、萨克拉门托、马里斯维尔、尤巴，不过是默塞德的郊区。苗族家庭经常开车到一座又一座城市探访亲友，即使搬到谷地的其他地方，也会回默塞德参加宗亲大会，就像以往住在老挝卫星城镇的居民也会回到故乡的村寨一样。默塞德有十四个苗族氏族：陈、方、项、侯、宋、古、李、罗、马、陶、王、吴、熊和杨，年轻人要找到异姓的通婚对象并不难。族人也随时都能找到各种社会角色，例如与恶灵打交道的端公、调配草药茶的草药师、调解纠纷的长老，或是芦笙乐师。芦笙是以竹管和共鸣箱制成的乐器，能够发出慑人的共鸣乐音，乐师吹奏这种乐器来导引亡魂走过十二重天（在默塞德很难找到竹子，因此有些芦笙是用聚氯乙烯水管制成的。据说只要芦笙乐师技艺精湛，亡魂一样可以轻易地遵循塑料管指示的方向，踏上黄泉路[1]）。

人类学家克里斯特尔对《默塞德太阳星报》（*Merced Sun-Star*）的记者说，在街上的量贩店听到苗语真是无比奇妙，若是十五年前，这在西方世界的任何一个角落都是不可能的事。埃里克过去是争取言论自由的激进人士，有满脑子的想法、满腔的热情，说起话来滔滔不绝。他曾研究默塞德的苗人小区，也主办过地方的苗族文物展，展示竹菜篮、收割鸦片的刀子、端公的礼服等。我前往克里斯特尔在加州大学伯克利分校的办公室拜访。当我说我住在默塞德时，他兴奋地从椅子上跳了起来，大叫："你

---

1 竹管（不论材质是竹子或塑料）会"说话"，例如为亡魂指引方向，这并非隐喻说词。六根管子的其中四根代表苗语的声调，学过竹管语言的苗人借由共振竹管就能解译出竹管鸣声所代表的语义。正如苗人并不实行西方常用的分类法，并不区分身体与心灵，或医学与宗教，他们也认为语言和音乐是一体的：语言中带有音乐性，音乐中带有语言性。所有苗族诗歌都能吟唱。此外，几种被称作"说话芦管"的乐器同样也模糊了语言和曲调之间的界线。叶形的物品或叶子（通常是一小片香蕉叶）可以卷起来放在嘴上，吹气时就会振动发声，高低不一的声音代表了语词的声调。苗人乐器中最有诗意的是口弦琴，放在唇间用手指拨弹的黄铜单簧口琴。在传统上，口弦琴是爱侣间用的。在老挝，男孩会在喜欢的女孩家墙外弹奏口弦琴，声音小得像窃窃私语，耳力不好的双亲听不见。一开始，他也许会轻声开口求爱，但到了求爱最深入最高潮之际，由于羞怯和感动，他会改用口弦琴来求爱。要是女孩中意那男孩，就会用口弦琴回应，要是她没回应，男孩也会觉得向她求爱的是口弦琴而非本人，如此就能减轻遭拒的痛苦。现今的默塞德仍有许多人能演奏竹管，但使用口弦琴来求爱已渐渐式微。

好幸运！假如我住在那里，我会每分每秒都和苗人混在一起！我是说，我爱死默塞德了。不是因为苗人不难打交道。苗人真的很难打交道。我第一次去那里的时候，他们有点敌意。像是：'你要干什么？你以为你是谁？滚！'你懂的。缅甸人只要得到一点关注，就会非常高兴，到缅甸人家中做客，只要坐下来两分钟，他们就会邀你搬来一起住。对柬埔寨人表示兴趣，柬埔寨人会很高兴。至于苗人，苗人每分钟都在试探你。然而一旦你通过测验，你就会发现他们真是了不起。苗人是你在世上任何角落所能找到的最有组织、最专注的民族了。苗人有最好的领导阶级，最懂团结合作，最能坚守民族认同，也最清楚自己在世上的地位。这一切在默塞德都看得一清二楚。那些苗人是真的乐于当苗人。"

我在默塞德待得愈久，愈常自问：老天为什么让这事发生在这里？为何会有一万多个来自老挝山区的村民，漂洋过海来到这个举办约塞米蒂牙医学会微笑比赛、顿足爵士方块舞会、会在每年商展颁发丝带给最佳婴儿软鞋、最佳柠檬派和最佳母牛的城市？这个城市送给新移民的迁居贺礼（苗人从来不曾主动索取）包含甜蜜艾德琳女子合唱团（Sweet Adeline Singers）以及银发族木雕工作坊的广告传单。

这也是法兰克的疑问："他们为何挑上默塞德？"我渐渐发现，问题的答案可以总括为两个字：马当。法兰克不曾听说过这个曾任美国驻老挝大使馆的打字员，不向命运低头的杂货店老板暨口译员、猪农，也许是好事。在苗人看来，马当与默塞德的关系一如十八世纪开拓者丹尼尔·布恩（Daniel Boone）之于肯塔基州，或德国民间传说中的花衣魔笛手之于卡波堡山。但即使法兰克知道这点，或许也不会表现出适当的欢迎。但从另一方面看来，马当为追求美国梦付出了令人难以置信的努力，这点或许会令法兰克另眼相看。我第一次走进马当的"加州风俗社会服务社"办公室时（这是间口译社暨联谊社），他正在讲电话。他的苗语说得飞快，但不时碰上苗语中缺乏对应词汇的概念，如"缺乏沟通""证词""申请""银行经理""利益冲突"，便夹杂着英语。马当生着圆脸，体格结实，神色如企业执行长般威严沉着。他戴着哗哗作响的大型卡西欧手表及刻有英文字母 D 的金戒指。名片是红白蓝三色。家族显然追求商业爱国主义。他的堂弟马其的办公室就在隔壁。马其主要的生计是教苗人认识哥伦布、罗斯夫人[1]和两院制的优点，以准备归化考试。马当虽然饲养了祭祀用的猪，但并非全盘接受苗族信仰，为了方便，他将恶灵排除在外。他解释道："我称自己为多重信仰者。我不相信有鬼，我要做鬼的主人；假如你怕鬼，鬼就是你的主人。"显然除了马当自己，没有人会是他的主人。

马当和家人原本住在弗吉尼亚州的里士满，是当地唯一的苗人家庭。一九七六年初，马家刚从泰国来到美国不久，在里士满看到生平第一场雪，还以为有人趁着他们睡着的时候在树上撒了盐。他每天工作十八个小时，工作是折报纸，从早上九点到下午六点，又从晚上九点工作到第二天早上六点。这份工作用不上他能说五种语言的多语能力，并且使他"昏昏欲睡"，以至于担心自己"在三年内必死无疑"。他每小时赚两块九毛钱，空闲时（我一直在想那会是什么时候）到里士满图书馆阅读书籍，了解美国其他州的气候、土质和农作物。他住在南加

1　Betsy Ross，美国女裁缝师，据说是缝制第一面美国国旗的人。译者注。

州的兄长告诉他，中央谷地的气候好，而且住了许多民族。他也从苗人口耳相传的消息网络得知，王宝将军正计划在默塞德近郊买一座大果园，这也影响了他的决定。他回忆道："于是我花五百五十美元买了七〇年产的白色手排车。我告诉援助我的美国教会人士，明天我要搬到加州。他大吃一惊，说那里有抢劫，有地震，但我说我已经拿定主意。接着他又说，你把车子退回去，我们送你六汽缸的越野车。我说谢谢你的一番好意，但是假如我拿了你的东西，我就欠你人情。他们气得要死！第二天早上我烧了几炷香，求祖先保佑我一路平安。我的援助者说，你不需要这么做，你应该向主祷告！我说你的主让我在美国碰上了一大堆问题。于是我放了一盆水和一些饭在门外，向山神祷告，此时我泪流满面。我这一生从未哭过，即使去到地狱般的泰国时也没有，但这时我哭了。我说，我虽然微不足道，却是成年人了，现在我必须实行我的人生计划。"

他的车子在一箱箱衣服、锅碗瓢盆和电视机的重压下，后半截几乎擦到地面，而车头翘得如此之高，以至于他几乎只能看到引擎盖。马当开车载着一家大小，追随太阳的脚步，在州际四十号公路上向西走了两天两夜。抵达默塞德时，他身上仅剩三十四美金。当时是一九七七年四月中旬，晴空万里，他可以看见西边的海岸山脉和东边的内华达山脉，空气中飘着杏花香。默塞德在仲夏堪比大火炉，冬天则从水库吹来冷飕飕的雾气（弗雅说，住在水库里头的恶灵有一次抓到她，一路跟着她回家）。然而春天的中央谷地是，正如斯坦贝克《愤怒的葡萄》中裘德一家经历了马家一般的长途跋涉后，来到青葱的广阔大地时人们告诉他们的，"你这辈子见过最美丽的乡间"。此地四处是成熟的桃子和无花果，绵亘数公里。马当找到采收水果的工作，而且只要设下陷阱，就能轻易捕到长耳大野兔和松鼠当晚餐。城市干净宁静，街道呈整齐的棋盘式布局，保有一八七二年中央太平洋铁路公司的原始规划。这里没有乞丐或废墟。地势如球场般平坦，海拔高度五十米。对高山民族而言，默塞德在某些方面就像异世界，但总好过里士满，更比马家亲戚居住的哈特福特或底特律贫民小区好上无数倍。一般人大多是在开车时途经默塞德（从萨克拉门托到贝克斯菲尔德，或从旧金山到约塞米蒂），而马当却是从老挝出发，前往泰国，转往弗吉尼亚州，最后来到加州，这趟旅程使他筋疲力尽，而默塞德是他长久渴望的终点。王宝购买果园的计划最后以失败告终，一部分原因是县政府担心会吸引更多难民，另一部分原因是这个将军在签约前夕做了不祥的梦。然而默塞德和中央谷地其他城市的美名，依旧在全美苗人社群中不胫而走。破旧老爷车起先像涓涓细流，继而像滔滔洪流般从东部涌入。

埃里克回忆道："真是来势汹汹！你会在街上看见阿肯色州的车牌和家当。苗人从四面八方涌来。现在的默塞德确实很奇妙，但在当时更是万分奇妙。"假如你是远道而来的人类学家，对默塞德苗人的兴趣自然比当地的纳税人还高。

"假如一个人有工作，又有点积蓄，他可以买到一点土地吗？"裘德问。而他得到的答案是："你找不到稳定的工作。"苗人也一样，他们不懂英文，也没有经验，无法找到高阶的务农工作，但基层工作也没他们的份，因为都让墨西哥移民占去了。一开始，《默塞德太阳星报》对待新移民有如远方来的朋友，报纸在用"Hmong"这个字时小心翼翼，因为这个字在世界地图或字典里都找不到（当地记者称苗人为"老挝人"，马当则通晓"当地方言、老挝语、泰语、法语和英语"）。然而很快地，苗人开始登上报纸头条，并以"难民"代称，如"难民用尽有限资源""难民学生塞满学校""地方首长因州政府将短绌经费拨给难民而发火""因难民缘故需要更多的钱、钱、钱"。

需要更多钱的原因是，默塞德自一九八〇年代初期开始便饱受经济崩盘之苦。默塞德从未富裕过。过去三十年间，该县人均收入在加州五十八个县排名第三十五名至五十三名之间。日子原本还过得去，直到苗族移民蜂拥而至，又恰巧碰上全国经济衰退和联邦、州政府大幅缩减社会福利计划。默塞德县有79%的苗人接受政府补助，其他居民接受补助的比率则只占18%。到一九九五年为止，默塞德居民以社会福利为生的比率已大过同州各县，当然，没人想要这样的"光环"。联邦政府扛起一半的社会福利支出，州政府扛起47.5%，县政府则负责2.5%。2.5%听起来不多，但近年来几乎相当于每年两百万美元支出（这数字是一九八〇年的两倍半）外加近一百万美元的行政费用。县政府一面应付其他财政需要，一面要筹措数百万美元，办法是关闭三座图书馆，任二十四座公园中的二十一座荒废，五个县保安官遇缺不补，新增的案件是六个法官的工作量，减少假释部门的人手，减少马路维修，削减文艺休闲活动、银发族消遣活动和退伍军人服务的预算，并将所有县立消防局转隶州政府林务局。若不修订社会福利改革法案，县政府势必得补足至少一部分的联邦经费缺口，让情况雪上加霜，毕竟默塞德县不太可能任居民挨饿。我请教一个县政府的社工，假如不修订法案，默塞德的人口结构也维持不变，结果会如何，她说："破产。"

当然，苗人并不是默塞德财政危机的唯一（或最大）原因。当地也有许多白人和拉丁美洲裔居民仰赖社会福利度日。不过这类人尽管人数众多，占比却较小，引来的注目和民怨都不比苗人。也就是说，大部分苗人是靠福利金过活，而默塞德的其他族群则只有少部分如此。尽管社会福利支出已经成为众矢之的，默塞德县同时也因为其他更花钱的问题而显得十分拮据，包括：农业机械化，人工耕作迅速转为机械耕作；自一九八〇年来，几乎每个月的失业率都高达两位数（是全美失业率的三倍）；一九九二年，加州调整营业税及财产税的结构，使更多税收流向州政府，县政府的税收则减少；一九九五年，提供当地居民一千个以上工作机会的卡斯尔空军基地关闭。

最重要的差异是，你看不见财产税的结构变化，但当你沿着城南任何一条街开车时，几乎一定会看见苗人。在默塞德县，十个人有七个对第一八七号提案投下赞成票（这是加州于一九九四年提出的公民投票，内容是禁止非法移民享有公共服务），因此即使是合法移民也不太可能受到热情欢迎。但这不表示所有默塞德居民都对苗人不满。当地教会一直都对苗人很慷慨。此外还有一小群热心、受过良好教育的专业人士（大部分是思想开放的外地人），看法和《默塞德太阳星报》的年轻记者杰夫·麦克马洪（Jeff McMahon）一致。他告诉我："让默塞德和中央谷地其他灰扑扑小镇不同的，是这里有这么多东南亚人。他们的文化对这个小区无疑是件好事。除此以外，默塞德还有什么办法可以在历史上赢得一席之地？"《默塞德太阳星报》现在有个"多元文化专页"，而在默塞德商会发行的观光小册上，在县法院和当地野生动物园周边商品的照片旁，还放了一张面带微笑的苗族妇女的照片（不过她穿的是鳄鱼牌的马球衫），胸前抱着绿油油的莴苣和四季豆。默塞德有许多妇女同情和支持苗人，尤其是在一九八〇年代，此时苗人显得新奇又令人兴奋。"和难民交朋友计划"的义工带苗人家庭去动物园游玩，邀请苗人到家中后院烤肉。丹的太太辛迪教苗族妇女使用缝纫机和自动清洗的烤箱。四健会的年轻辅导员简·哈伍德（Jan Harwood）组织课程（当地人称之为清洁碗盘课），训练苗族妇女做家务。简的口译员陶百福（Pa Vue Thao）对于她在教导苗族妇女使用洗衣粉、洗碗精及地板清洁剂时所展现的热诚印象深刻，当简跌断腿时，他还从四健会营地的树上采集青苔，教她如何用涂有草药的绷带消肿。

我看过对苗人最热情的欢迎，是一次在默塞德县行政大楼会议室举行的归化仪式，当天有十八个苗人（连同两个平地老挝人、九个墨西哥人、五个葡萄牙人、三个菲律宾人、两个越南人、两个印度人、一个泰国人、一个韩国人、一个中国人、一个澳洲人和一个古巴人）被归化为美国公民。每人都收到《美国宪法》小册、"效忠誓词"文件、自由女神像的图片、美国总统的祝贺信、小小的美国国旗，以及无限供应的饮料。法官迈克尔·海德（Michael Hider）站在裱框的默塞德县歌旁（歌词写道："我们以甘薯出名／还有牛奶和鸡肉／西红柿与紫苜蓿／以及嚼来口齿生香的杏仁"），告诉眼前的群众（其中许多人一个字都听不懂，仍然洗耳恭听）："我们来自四面八方，汇聚成一个伟大的国家，这包括我自己，我的父亲是来自黎巴嫩的归化公民。在美国，你不必担心警察破门而入。你可以信奉任何宗教。我们的新闻如此自由，我们的报纸甚至可以批评我们的领袖。假如政府认为他们需要你的土地，他们不会强取豪夺。最重要的是，你们每个人所拥有的机会都和邻座的人一样。我的父亲做梦也没想到他的儿子会成为法官。你们的儿子可能成为医生。每当我谈到当个美国公民有多么棒的时候，总是激动得不能自已！恭喜！你们是我们的一分子了。"

我聆听着海德法官的演讲，想起不久前和罗伯特医生的对话。他是默塞德中心的妇产科大夫，个性固执，看法和默塞德多数人相同。他说："苗人刚开始来到这里时，我和我的朋友怒不可遏。非常愤怒。我们的政府没有听取建言或征求许可，就把这些不事生产的人带来。为什么我们必须接受他们？我有一个爱尔兰朋友，他想接受美式教育，也想要工作。他进不来。但这些苗人就像一大群蝗虫一样，从天空降下来，就这样住了下来。他们恬不知耻地靠救济金吃饭，过得倒是逍遥快活。"当我提到苗族难民的失业率居高不下时，他说："你在说什么？这里是他们的天堂！他们有马桶可以拉屎，打开水龙头就能喝水，不需要工作就能定期收到支票。对这些人、这些可怜虫而言，这里绝对是人间天堂。"

我也曾和比较温和的默塞德卫生与公众服务部部长约翰·卡伦（John Cullen）谈过，该局负责处理公共救助事宜。他说："默塞德县多年来都是非常保守的白人盎格鲁–撒克逊新教徒社区。小区中也有来自其他国家的人，他们是在很长一段时间中慢慢来到这里的，但苗人是突然涌来的。他们对这个体制来说是种震撼，无可避免会造成较大反弹。而他们所使用的政府收入确实超出应得的比例。你不能否认本县受到严重影响。我想对于苗人的反弹是出于僧多粥少，不是种族歧视。"

然而有时确实是种族歧视。有一天，马当走出他的杂货店

（马氏东方食品市场），有个他从未见过的人开车经过，对他大吼大叫。马当回忆道："他大概四十岁，开着一九八四年产的达特桑。他向我说，臭狗屎，你为什么来到我们国家？你为什么不死在越南？我的父亲总是告诫我，如果有人在你面前表现得像禽兽，你对待他更要有人的样子。所以我试着面带微笑并且客客气气的。我说，我和你一样都是公民。我说，把你的电话给我，你到我家来吃苗族菜，我们聊两三个小时。但他跑掉了。也许他是越战退伍军人，而且相信我是他的敌人。"

马当的假设乍听之下有些牵强，其实不然。默塞德有许多人把苗人和越南人混为一谈，包括前县长马文·威尔斯（Marvin Wells），他曾在商会的午餐会上说"越南难民"是加州的"一大问题"。老挝是内陆国家，而大部分苗人生平唯一可能见到的船只，便是他们在战火中横渡湄公河所乘的竹筏，但我们却常听到苗人被称作"船民"。但其实真正的船民，也就是前南越人，是美国的盟友。更令人不安的假设出自一个默塞德中心的技工，他把苗人和越共混为一谈。他告诉戴夫，"有太多黄人"到这家医院求诊。

默塞德的苗人一再努力解释自己当初是为美国而战，而非对抗美国。马当可说是一人公关公司，经常拿出一本过期的《国家地理》杂志，上面有一张他舅舅一身戎装的照片，或播放他所拍摄的苗族秘密部队录像带。有个住在中央谷地邻近城镇的苗人为了确保自己过世后生平事迹不被弄错，在弗雷斯诺东北的托尔豪斯墓园为自己立了墓碑（当地丘陵起伏的地形让苗人想起老挝故土，有数十个苗人选择在这里入土为安，直到当地居民开始抱怨葬礼太过喧闹），并写下墓志铭：

挚爱的父亲与祖父

张卓展

一九三六年四月二十日生

一九八九年二月二十七日卒

一九六一至一九七五年间为中情局效力

一九九四年，在弗雷斯诺领社会救济金的苗人（有许多曾是军人）发起示威游行，他们抗议每周要参与公共服务十六小时的新规定，他们称之为"奴工"。他们就像全美各地依然相信"承诺"（据称是中情局的补偿契约）的老一辈苗人，认为自己理应获得补助，且不需附带任何条件。他们期待美国人会感念他们曾为美国效力，而美国人则期待他们会感激美国人的钱，结果彼此都认为对方忘恩负义而心怀怨恨。

默塞德卫生与公众服务部部长会议室挂有一幅巨大的刺绣，主题是老挝战争终结。在一系列刺绣、贴花图案中，可以看到许多苗族家庭试着挤进龙町的四架美国飞机，背着大包小包的家当徒步走到泰国，企图游过宽广的大河，在班维乃落脚，最后把家当搬上即将开往机场的巴士，搭机前往美国。刺绣的正对面摆了一部计算机，存放着数千笔苗人的社会福利补助记录。许多苗族家庭的档案都存放在此，而李家正如这些家庭，对刺绣刻画的悲情历史十分熟悉，却不曾注意到这份计算机档案所激起的愤怒。我问弗雅和纳高如何看待仰赖社会福利金为生一事，弗雅说："我害怕失去社会福利金。我害怕找工作，我害怕我做不来。我害怕我们没饭吃。"纳高说："在老挝，我们有自己的牲口、农场、房子，后来我们必须背井离乡来这个国家，我们既贫穷，又必须靠社会福利金过日子，而且我们没有牲口和农场，这让我们很想念过去。"他们并未提到美国人对自己的不事生产有什么看法。对他们而言，这不重要。重要的是，为何美国人的战争会迫使他们背井离乡，不情愿地走上一条父母或祖父母都无从想象的路，最后流落到默塞德这个地方。

有时我觉得，默塞德的苗人就像错视图，从一个角度看，会看见一只花瓶，从另一个角度看，则会看到两张脸。而不论你看到什么图案，几乎不可能（至少不会是第一眼）同时看到另一个图案。从某个角度看，社会福利金高得吓人。从另一个角度看，我们可以看到细微但可计数的改善迹象：过去十年来，尽管有泰国的新移民定期加入，接受救济的苗人却减少了5%。三百多人从政府的职训计划结训，目前正在操作缝纫机、制造家具、组装电子零件，或在当地其他工厂工作。一九九五年，联邦政府修改社会福利的相关条例（这是为一九九六年的社会福利改革法案热身），之后当地有数十个苗族妇女开始上英文课。这项条例要求，除非家中有三岁以下小孩或行动不便的家人，否则双亲家庭的父母都必须学习或工作（假如默塞德有工作机会，要求他们工作会更实际）。

当你检视默塞德的学制，你的视角也决定了你能看到的东西。从某个角度看，苗族的小孩是场灾难——苗人的生育率让罗伯特只能摇摇头，不断咕哝"节育"一词。为了纾解人潮，破除学校的种族隔离（否则就会出现清一色只有亚洲人的学校），默塞德必须以校车接送近两千个中小学学生，兴建三所小学、一所中学、一所高中，在七十座以上的活动式货柜屋授课，而在等待流动教室运来的期间，老师及学生必须将就在自助餐厅、演讲厅台阶，以及县商展的展览厅上课；并将七所学校的学制改成很难做到的全年无休学制。

另一方面，苗族小孩很少出现管教问题，而且学业成绩通常名列前茅[1]。李家有四个小孩拿过班上的本月最佳学生奖。李梅八年级的语言艺术课老师瑞克·德布纳（Rick Debner）在信件中向我如此描述梅："同侪间的领袖，思虑清晰且充满自信。"他接着写道：

> 苗族小孩几乎毫无例外全都很用功，学得也快。苗
> 族父母尽管有语言隔阂，仍渴望参与家长会。苗族学生

---

1 默塞德的苗人学生可以说是美国国内同胞的代表。明尼苏达州的一项研究指出，相较于其他学生，苗人学生会多花一倍时间在功课上，学业成绩也较好。在圣地亚哥，苗人学生的成绩比白人、黑人、西班牙人、柬埔寨人、菲律宾人及平地老挝人都好，不过显然略逊于越南人（考虑两者的相异之处，越南人的表现出色并不令人意外，尤其在早期移民潮中，学生父母的教育背景就不同。一九八〇年代，越南难民平均受过 12.4 年的教育，数年后的调查显示苗人平均受过 1.6 年的教育）。尽管苗人学生的数学成绩相对较佳，阅读理解的成绩相较于东南亚其他移民（包括柬埔寨人和平地老挝人）却得分较低。在美国某些州内，苗人学生在中学辍学的比率也相对较高，尤其是女学生——尽管她们是优秀学生，通常仍旧会遵循文化期许而早婚生子。不过近年来，女学生的辍学率已经有所改善。沃克－莫法特在《亚裔美国人成功故事的另一面》（The Other Side Asian American Success Story）一书中指出，苗人有太多学生都被分到能力较低的班级，因此优秀的成绩可能会造成误解。她认为苗人的族群伦理会妨碍个人竞争，口语传统对记忆力有益，但在标准化的测验中则会造成问题。沃克－莫法特总结，依照刻板印象把苗童塞进亚裔美国人的模范少数族群（被认为没有学习问题的族群），只会让这些孩子无法获得他们极为需要的双语课程和双文化导师。大规模的文化同化只会带来妨碍，而非帮助。一份针对苗人大学生的研究发现，对自己族群有强烈认同感的人表现较好。

在许多场合为我及父母担任口译员。父母通常会感谢我教导他们的孩子，询问儿子或女儿是否够努力，也希望知道孩子尊不尊重别人，以及自己在家可以怎么帮老师。

我参加了一场针对苗族青少年举办的大学升学与生涯规划研讨会。乔纳斯站在"教育：通往未来的钥匙"的标语下，对着安静得有些不可思议的听众说："在美国，母亲从孩子还在肚里时就开始想着书和笔。你们的父母是拿着小刀、锤子等工具长大的。他们帮不了你们。让书成为你的益友吧。假如你在学校无法学到东西，那是谁的错？能怪谁？"

没人吭声。

"回答我！"乔纳斯咆哮。

最后有个男生小声地说："你自己。"

乔纳斯说："没错！别害怕！假如你当个胆小鬼，不发表意见，考试就快到了，你会不及格！无法学习的人是不会成功的！我们希望你们在公元两千年能够取得成功！"

会议室里鸦雀无声。然后学生之间爆出，或者该说缓缓流泄出细微的掌声。

尽管在默塞德，大多数苗族青少年都像乔纳斯的听众那样品行良好又恭谦有礼，还是有少数人加入"毁灭者"（Men of Destruction）、"血腥亚洲街帮"（Blood Asian Crips）、"东方狂人"（Oriental Locs）或其他帮派组织。他们挟着扭曲的组织伦理，从一九八〇年代中期开始在中央谷地滋长。默塞德也有黑人和拉丁美洲裔的帮派组织，但当地警方都认为苗族帮派最可能携带枪械，也最可能使用。

　　有时我会听到谈论苗族帮派的耳语，但厌恶苗人的当地居民似乎更在乎怪异的小型犯罪。我已数不清有多少次听说苗人诱拐未成年女子成婚。我也听说苗人走私毒品。当地警局信誓旦旦地表示曾在苗人的斧头柄、画框、凉椅、茶包和面条中发现鸦片。苗人违反钓鱼、狩猎法规的事也时有所闻。《默塞德太阳星报》登过一篇文章，报道苗人使用长达五百米的排钩钓鱼线偷钓圣路易斯水库的鲈鱼，以及敲打锅碗瓢盆，将鹿赶到伏击点，晚餐时大吃斑嘴鹛鹛炖肉。这些故事都属实，但都只道出真相的一角，而未写出情有可原的事实。美国人并不熟悉苗人结婚习俗的文化背景[1]，鸦片走私相当少见，而且大多是用来医治长者，还有，老挝所有高山部族的渔猎向来不受任何规则或季节约束，而苗族成年人的犯罪率就和所有活在贫穷线以下的人民一样低，这点在全

1　根据在《罗耀拉洛杉矶国际及比较法学报》（*Loyola of Los Angeles International and Comparative Law Journal*）的一篇文章，"zij poj niam"（抢婚）是一种苗族部落行之有年的合法婚姻形式。开始是男性展开仪式化的调情动作，待嫁女儿则报以表示接受他追求的信物。接着，男人必须将女人带回他父母家里，以达到灵肉合一的地步。根据苗族的传统，女人必须推三阻四地说："不行，不行，不行，我还没准备好。"假如她没有在外表上推三阻四，像是一哭二闹的话，她便会被视为不够贞洁而没人要了。苗族男子必须无视于她装模作样的反对，要坚定地领她入洞房共度春宵。假如求爱的男子不够主动，便会被视为太软弱没有资格当她丈夫。正如马标耀所说的，"如果你问我这一辈的人是怎样结婚的话，90%的人都是有条件的绑匪。包括我在内"。然而在美国年轻一代的苗人当中，曾出现一些情况，就是男人相信女人的反抗只是做样子的，结果造成强奸与绑架罪，特别是当涉及的女性当事人未成年时。大部分案例都是由当地宗亲大会的长老或在少年法庭中解决的。上面引用的案例曾告到弗雷斯诺高等法院，法院将被告的文化辩护纳入考虑，而将被告从轻发落。

美任何苗族聚落都一样。

　　我最常听到的指控是苗人开车很危险。但我觉得苗人开车没什么问题，因此请教了监理所所长约翰·麦克道尼尔（John McDoniel）。他说："在许多方面，我很乐意有这些人做我的邻居，但说到开车技术，就另当别论了。他们不懂得礼让行人。闯红灯。不会注意自己的车速快慢。总是下错判断。另外，有些人考驾照笔试时会作弊。"

　　"他们怎么作弊？"我问。

　　"用针线。"麦克道尼尔说。

　　"用针线？"

　　戴着三焦眼镜的麦克道尼尔有些肖似演员艾德·温（Ed Wynn），他打开桌子左上方的抽屉。"是这样的，那些人不懂英文，看不懂考题，只能随便作答，把订正过的答案卷带回家和朋友分享。有些人就把答案卷上的黑点背下来。五套试卷各有四十六道题目，每题三个选项，让我算一算，四十六乘以十五，等于六百九十个黑点。他们非常擅长记忆，但黑点也真是太多了，所以有许多人夹带小抄。"

　　他把手伸进抽屉，拿出一只眼镜盒。一个苗绣艺人以完美无瑕的十字绣在布上绣出许多细如秋毫的十字形，并以颜色区分每套试卷，指出每道试题的正确答案是哪一个。

　　接着他取出一件花格子外套。在两边的翻领上，有些格子用细线填实了。

　　接着他又取出一件条纹套头毛衣。两只袖子的正面由上而下绣满了许多难以察觉的白线。

　　接着他又取出一件白衬衫，袖口处有细微的蓝线。

"绣得真工整，不是吗?"他赞叹道。

我同意。接着我问:"你抓到有人用这类工具作弊时，怎么处置?"

"考试不计分，而我们会没收小抄。"

我脑海中突然浮现一个画面，一定有许多苗人走出监理所时，身上的衣服比走进去时还要单薄。

当天深夜，我借住在比尔家，躺在书房里，睡袋旁放着我捆起的苗人照片，包括从《国家地理》杂志上剪下来的穿着刺绣服装的苗族小孩，还有《默塞德太阳星报》里穿着牛仔裤的苗族青少年，以及我自己拍的李家人——他们穿着美式服装，看起来有些不搭。我发现他们都长得非常俊美，我睡不着时常会盯着他们看好几个小时。那天晚上，不知为何，"别有所长"一词一直在我脑中挥之不去。有一阵子，思维较进步的记者颇流行以这个词汇代替"一无所长"这个字眼。我一直都不喜欢这个词，听起来委婉，却带着股自以为是。我突然理解这个词汇为什么让我难以成眠了。我一直试图厘清苗人的举止在我心目中究竟是否合乎伦理，现在我想通了，他们"自有一套伦理"，而且在这个状况中，这个用词可说是再精确不过。

在我看来，苗人恪守小说家福斯特(E.M. Forster)的金玉良言:"宁可背叛自己的国家，也不可出卖朋友。"苗人从来没有自己的国家，又在每个寄居的国家遭受迫害，你根本不能期待他们谨守哪个国家的法律规范。任何规则或规范，只要和他们的组织伦理(无论内容如何，都是套伦理，而不是用来规避其他伦理的借口)抵触，都可以不遵守。苗族民间故事中随处可见为了保护家人朋友而对君王、龙或其他权威人物撒谎的角色，而这些角色显然被认为品德高尚。我听过无数则现代版的苗族故事，故事中美国政府总是以恶灵的反派角色现身，被正派角色要得团团转。在泰国难民营里，苗人总会为小孩多报岁数，这样才能领到更多食物。他们也为父母少报岁数，因为据说美国人不欢迎老年人。他们面对移民局官员时，硬是把旁系亲属说成直系亲属。在美国，他们会为孩子少报几岁，这样才可以在学校多待几年。他们向医生撒谎，为的是取得残障救济金。他们宣称自己已和配偶离异，为的是多拿些福利津贴。年轻的苗人则会让朋友抄他们的功课。并非我认识的苗人都做过这些事。大部分苗人都没做过，但做过的人也不会引以为耻。事实上，当他们向美国的援助者提起自己欺骗移民局官员的经验而被谴责为不道德时，总是非常惊讶。对他们而言，真正不道德的（应该说是不可原谅的），是弃亲友于不顾。

纳高尽管不懂英文，还是通过了驾照笔试，而他用的方法正是麦克道尼尔所提到的，死背正确答案的画记位置。他被要求画出一组设计好的铅笔记号，而他也照做了。他通过了笔试（对他而言，笔试纯属技术挑战，而不是测验他能否安全驾车），其实可说是以智慧战胜了官僚主义。然而，他如果能以传统的方式通过测验，也不会这么自找麻烦（我和麦克道尼尔谈过后不久，加州监理所决定对苗人举行口试和笔试，苗族应试者的作弊率就降到和默塞德其他族群差不多）。纳高认为驾照无疑是种必需品，否则他还有什么办法可以拜访亲朋好友？家人至上，其次是族人，再其次是苗族，其他人或事物则远不及前三者，甚至连相提并论都是种亵渎。我相信，纳高就像其他苗人，宁死也不肯欺骗家人及族人。

组织伦理不仅让纳高通过驾照笔试，更帮助他在每个生活层面做出明确的决定，在评断他人的人格时更有自信，而且几乎只需活在互助的苗人社会中，不用面对更广大、不易生存的美国社会。更放大来说，族群团结的强大吸力，正是苗人慷慨大方、合作无间又诚恳亲切的主因。但我认为，将群体置于个人之上的道义责任也带来负面后果：压力、缺乏隐私、责任成了重担，对于族群里受过教育的领袖尤其如此。纳高由于年龄以及对英语一窍不通，免于承受夹在两种文化间所带来的冲突和不确定感，生活即使称不上幸福，至少也很单纯。但对于同时位居苗族社会和美国社会高位的苗人而言，情况便截然不同了。

马当是例外。他有强烈的冲劲，不会累积任何压力与疑虑，就像水无法阻却鱼雷前进。另外，尽管他也和所有识字、懂英语的同辈苗人一样，必须花费许多时间为他人阅读垃圾文件，填报税单，打电话联络政府部门，翻译学校的备忘录，但他有一点和这些苗人不同：他收服务费。我听说有个苗族女性通晓多国语言，在川圹时曾经任职护理长。她在明尼苏达州定居后当过苗人的联络人，但双子城的苗人社群不断向她求助，而且不分上下班时间，使她身心俱疲。她最后不告而别，搬到默塞德，找了一份只需要和美国人打交道的工作。有人对我说："别打电话给她，她现在避不见人。"对家族忠诚（组织伦理凝聚成的更强力的形式）也有缺点。用草药治疗简的断腿的口译员陶百福告诉我，加州大学戴维斯分校曾提供他一份优渥的工作，但他的父亲为了他竟然考虑离开默塞德的亲友而大发雷霆，问他："钱对你比较重要，还是家庭？"因此他回绝了，虽然惋惜，但毫不犹豫。

一九七○年代初期，在老挝的三十万苗人中，只有三十四人（全是男性）曾出国留学，其中两人定居默塞德，就是马标耀和乔纳斯。两人都拿到奖学金，就读全越南第一的"国家中学"（Lycee Nationale），并分别在法国取得学士和硕士学位。乔纳斯辞掉巴黎郊区的计算机分析师工作，于一九八三年移民美国，刚好在美国最大的苗人难民潮之后，当时获准移民的苗人大多是李家这样目不识丁的农人。马标耀也在同年辞掉国际货运装箱公司的管理职位，来到美国。他告诉我："我搬到这里来帮助同胞，这是我的道义责任。我们这一代人对于留在法国感到愧疚。"马标耀和乔纳斯的国际观不但高过自己认识的任何苗人，也高过自己认识的任何美国人，包括我。两人在默塞德担任领导的角色，赢得大家的尊重，钱却少得可怜，而且就我所知，也少有宁日。

我和马标耀较为熟识。有几个月，我几乎每天下午都坐在他的办公室里。那是一个没有窗户的小房间，墙上贴着木纹贴皮。我向他请教苗族的宗教、战争史、医疗、亲属形态、婚丧喜庆、音乐、服饰、建筑和烹饪等种种问题。我从他口中得知，假如我对不起某人，下辈子很可能会投胎成为对方的牛，为对方耕田。美国医生所谓的蒙古斑（也就是常见于亚洲婴儿臀部的蓝色胎记），事实上是婴儿在娘胎中被恶灵打了屁股。苗人为入殓的遗体所穿的寿鞋，趾头部位是往上翘的。马标耀看起来像落难贵族，天庭饱满，五官端正。虽然和我年纪相仿（我们第一次见面时，他三十来岁），在他面前我总觉得自己像个小孩子，部分原因是我坐在附有小桌的椅子上，就像我小学六年级坐的课桌椅，部分原因是他的知识比我丰富多了，而且不厌其烦地解答我提出的无知问题。我曾经请他就某些非理性的苗族风俗提出理性的解释，而且次数多得数不清，我记得他只是轻轻摇头，说："安妮，容我再向你解释一遍，苗族文化不具备笛卡尔的理性精神。"

马标耀是"老挝人家庭社群"（Lao Family Community）的常务董事。这是一个互助的组织，协助默塞德的苗人社群通过迷宫般的社会补助申请程序，办理职业训练申请，也为苗人调解纠纷，并持续追踪老挝及泰国的新闻[1]。组织总部设在平价超市附近的老旧卡车维修站。墙上贴着公平住屋法和残障保险的传单，旁边则贴着一张标语，上头写着"自立自强""你可能需要知道的最新消息"。苗人社群也许无法总是达到美国社群的期许，但的确运转自如。马标耀曾为我画出一张流程图（这就很笛卡尔），说明他的组织如何运作。"最上层是董事长和八人咨询委员会，往下是十一人董事会，再往下是十七个区长，最后才是六千个成员。假设我们需要一百元来帮助将被遣送出境的人，这十七个区长便把消息放出去，然后每个人捐款五分或十分钱，第二天我们就有钱了。或者假如有人过世了，钱就会回流来帮助那一家人。假如社会福利规定有变动，我们也用相同的方式传递信息。假如某家小孩惹了麻烦，在消息传到警方耳中之前，我们就会在苗人社会里自行解决。通过这种方式，我们只需要让四五个人坐在办公室里，就可以服务六千人。没问题。"

假如这四五个人都没有私生活的话，是没问题。马标耀总是因睡眠不足而双眼肿胀，布满血丝。有一回，他在上班的前一个晚上为了要替一户苗人家庭向默塞德警方说情，彻夜未眠。这户人家从弗雷斯诺带了一头祭祀用的公猪回家，结果出了车祸，公

---

1 如同我在其他章节曾提起过的那样，老挝人家庭小区的数个分会曾在一九九〇年代早期接受调查，据传他们曾敲诈捐款以资助王宝将军的反抗组织——老挝国家解放联合阵线。默塞德分会也在调查名单上，不过并未查出任何不法行为。

猪的尸块四散在九十九号高速公路的北上车道。另一个晚上，他深夜处理三个来自弗雷斯诺的翘家少女，她们在默塞德的舅舅家偷钱。马标耀劝阻她们的舅舅报案，之后带着三个少女回家，等候家人各自接走。他摇醒怀孕的妻子，请她为她们煮一顿饭。少女的父母并不领情。他告诉我："他们很生气，认为我应该更严厉一点。他们抵达后我才知道，我跟我太太和这些少女是远亲。这很糟糕！在我们的文化里，这代表我和她们的父母同样有责任管教她们。我本应打她们屁股，但我没有尽到本分。"

我只有一次在马标耀的脸上看到光彩，当时他正在描述自己所构想的住屋计划，计划的野心颇为宏大。他说："我想和你分享我们对于未来的梦，我们之中有些人希望在柴尔德大道和吉哈大道对面盖一座苗人城。假如我们贷到买地的钱，就可以建两三百栋房子。老挝的苗人住宅顶端呈十字形，我们也可以在这里这样盖。每家可以有小花园。我们可以有自己的苗人购物中心。大家会用心整理苗人城，整座城看起来会很有光彩。如果白人看到苗人城脏兮兮的，我们就会没面子。拥有自己的苗人城，将会有助于苗人经济独立。梦想如果能实现，对苗人的形象大有帮助！"

但我一年后回到默塞德时，没人听说过苗人城，马标耀则已辞去老挝人家庭社群的职位，挨家挨户卖起保险。有个认识他的美国人告诉我："马标耀是我见过最疲惫的苗人。"他之后迁到明尼苏达州的圣保罗市，在当地辅导亚裔学生，并在大都会州立大学教苗族文化。他不再将电话号码刊登在电话簿上。

乔纳斯也像马标耀一样二十四小时待命，提供翻译、调停、咨询、斡旋的服务。在那场大学升学与生涯规划研讨会中，他在演说结尾对听众说："不论白天晚上，任何时候，有事就打电话给我。"而我知道听众会把这话当真。他也有沉重的家庭负担。有一回他向我解释自己为何和两个弟弟同住,其中一个弟弟有九个小孩。他说:"我有个作风很美国化的大哥。他拒绝把弟弟接过去同住。他说,在美国,人各为己,自谋生路。我说,我是苗人。苗人从来不是各自为己,自谋生路。"

乔纳斯精瘦结实,相貌英俊,但他也像我认识的所有受过良好教育的苗人,总是一脸倦容。他本名王纳(Vang Na),住在法国时改名,因为他认为自己的名字听起来若不那么具有亚洲味,也许会多获得一点工作机会。他现在有两份工作,一份是默塞德学校系统的双语教育专家,一份是默塞德学院的苗语教师。我曾经在一间小学教室里和他对谈,当时我也坐在儿童的课桌椅上。我和他的对话混用了英语和法语。我提出的每一个苗族历史或语言学的问题,他都能对答如流。

他和马标耀一样,尽管忙得不可开交,却不拒绝我的拜访,因此我决定想个办法来答谢他。我是不是应该送他礼物?这似乎有点冒险,因为他可能会觉得需要回礼。同时我也不相信自己挑选礼物的能耐。有一回,我想缩短老挝、默塞德和纽约市之间的距离,便送了弗雅和纳高一座小型的塑料制地球仪,才发现原来他们相信世界是平的。我该邀请乔纳斯和他夫人到比尔家做客吗?这也许会把他们弄得一头雾水,因为在苗人的认知中,没有任何纯友谊的朋友会住在一起。

"你何不邀他们上高级馆子吃饭?"比尔提议。

于是,某个晚上七点,我坐在"酒桶与切肉刀"牛排馆的休息室等候乔纳斯。他事前告诉我,他太太得在家看小孩,因此不能前来。我猜想他可能也是为了太太的英语不够流利而难为情。

餐厅的女主人穿着银色缎面上衣和迷你裙，她问我在等谁。

"一个在工作上帮了我不少忙的苗族男性。"我说。

女主人看起来颇为惊讶，说道："我刚搬到默塞德不久，对苗人一无所知。我今天才第一次看到苗人。我的男朋友说，那是苗人。我说，你怎么看出来的？在我看来，他们和中国人没什么两样。我男朋友说他们是全世界最糟糕的汽车司机。他一看到他们，立刻开到城的另一头，避之唯恐不及。我想苗人不太会来这样的餐馆。"（我心想，苗人的确不会。顺带一提，你连帮乔纳斯擦鞋都不配。）

乔纳斯迟到了四十五分钟，他说自己被一个学生耽搁了。我到现在仍不明白，究竟是他一开始就知道自己七点钟赶不来，但认为应当客随主便而答应我，还是（他这一生都是这样）他再次被拉往反方向而分身乏术？这一餐未能宾主尽欢。尽管乔纳斯懂五种语言，却不太能听懂年轻女服务生带有中央谷地腔的飞快英语，他频频问我她在说些什么。他出于礼貌点了菜单上最便宜的主菜，当然不是他不懂人情世故，而是因为他曾在不少巴黎的高级餐馆用过餐，这家牛排馆相形之下不过是麦当劳罢了。我们的交谈十分拘谨，又不时冷场。当我们离开餐厅的时候，乔纳斯显然松了一口气。稍后我们站在停车场时，才真正聊了起来。

他小声说："你知道吗，安妮，当我和苗人或法国人或美国人相处的时候，我总是那个听到笑话最后才笑的人。我是变色龙。把我放到任何地方，我都能存活，但是我就是无法融入。我必须告诉你，真实的我不属于任何地方。"

接着乔纳斯开车回家，迎接他的是太太和三个小孩，还有弟弟、弟媳、十个侄子，以及响个不停的电话。

17 八大问

黎亚没有死，但也没有康复。弗雅经常会梦到黎亚能够正常走路说话，但一醒来，黎亚仍蜷着身子依偎在她身边：一具寂静无声，装不下家人大量回忆、愤怒、困惑和忧伤的小躯壳。她在时间洪流中寂然不动地躺着，只长大了几厘米，体重几乎没有增加，看起来总是比实际年纪小。还住在家里的兄弟姐妹，六个活泼好动、能说英语和苗语的小孩，在她身边不断长大，自由穿梭在苗人和美国人的世界之间。大儿子成加入海军陆战队的后备部队，并被征召到波斯湾服役，不过波斯湾战争在他预计搭机飞往沙特阿拉伯的前两天结束。弗雅大大松了一口气。梅考上加州州立大学弗雷斯诺分校，主修保健医学，这项决定来自童年时担任父母和医院间临时调停人的（美好与恶劣）经验。叶儿是排球明星球员，曾赢得默塞德高中最佳女子运动员奖。她两年后也会和梅一样上加州州立大学弗雷斯诺分校，主修体育。楚成为默塞德高中学生代联会的总务，也是青年文化社社长。这是苗人的社会服务组织，有两百多个成员。麦成为杰出的足球运动员，也是默塞德最俏丽的少女——男生为她争风吃醋，女生总是妒忌她。盼则从任性莽撞的学步婴孩，长成个性沉稳的小学生，对苗族舞蹈特别有天分。李家小孩一进入青春期，家里会有些小地震，但没有美国家庭视为理所当然的大断层。楚在给我的信中写道："我的父母是全世界最酷的父母。我们虽然不是什么都有，但是我们八个姐妹、一个弟弟，还有爸爸妈妈紧紧系在一起。这是最酷的家，拿什么给我，我都不换。"

　　纳高发福了，有高血压的症状。弗雅总是觉得疲倦。珍妮看到两人日渐苍老衰弱，求两人让黎亚回到谢尔比特殊教育学校，为的不是要教育她（这事已成过去），而是让两人每天有几小时喘息的时间。黎亚再度被政府偷走的恐惧一直在李氏夫妇脑海中挥之不去，但尽管一开始不愿意，最后还是因为相信珍妮而答应了。

　　迪伊有个寄养的小孩有重度智力障碍，也被送到谢尔比。她经常在那里看到黎亚，仰卧着，两手用皮带绑在滑轮上，以免手紧握久了变成鸡爪手。她简直不忍心看着黎亚。柯达一家人都难以接受黎亚的严重病情，全家人都在默塞德县心理卫生部门接受治疗，以学习坦然接受迪伊所谓"黎亚虽死犹生"的现况。心理医生建议柯达家的小孩（不论是亲生、寄养还是领养）作画，于是他们都在包猪肉的纸上作画。迪伊说："温迪画了一个妈妈和婴孩，因为黎亚和她妈妈在一起。茱莉画了一道彩虹，还有云和鸟儿，因为黎亚不再需要哭泣。玛莉亚是内向的孩子，但当我们告诉她黎亚的遭遇时，她哭了。黎亚的遭遇打动了她的心！她画了一颗破碎的心，外面环绕了一圈铁丝网，铁丝网上有一只眼睛从外向内看：心代表悲伤；铁丝网就是黎亚跨进我们生活所翻越的那道墙；眼睛是我的眼，看着那份悲伤，流下泪水。"

一九九三年，珍妮在迪士尼乐园度假时，因急性哮喘发作引发呼吸困难，极度缺氧使她的脑部功能全部丧失。换句话说，她罹患低血氧性缺血性实质脑病变，和黎亚的遭遇一模一样。她三天之后过世，过世时陪在她身旁的是十八年的伴侣。弗雅说："听到珍妮过世的消息时，我的心都碎了。我哭了，因为珍妮曾经告诉我，她不会有自己的小孩，所以她会帮我养小孩。但是现在她死了，她也无法实现承诺了，而我觉得，好像我的美国女儿死了一样。"

尼尔赢得默塞德中心住院医生训练计划的第一届大学教师奖。佩吉成为默塞德县卫生局局长——这是她父亲四十多年前坐过的位子。两人继续分摊儿科医疗勤务、家事，一起照顾小孩，并如寄来的圣诞卡上所写，继续使尽浑身解数，周旋在"洗衣服、做午餐、整理家务、照顾病人、给新生儿做心肺复苏以及教学的一片忙乱中"。两人的小孩也得了重病：大儿子托比在三年级的最后一个月被诊断出得了急性淋巴细胞白血病，和李氏夫妇因此更能理解彼此。尼尔试着把诊断结果告诉丹时，泣不成声。在黎亚的某次体检之后，尼尔写信给我：

> 李太太听说我们的儿子得了白血病。消息传得这么快，真叫人惊讶。当佩吉在我们的诊所看到黎亚时，李太太非常关心托比的健康和近况。从她问的问题和表情来看，她是真的关心。李太太在离开时和佩吉互相拥抱，也都流下眼泪。为人母所承受的哀伤能够超越一切

文化藩篱。

托比接受了三年化学治疗，而且似乎永久摆脱了病魔的纠缠。尼尔在后来的信中写道："在我们心目中，黎亚的母亲一直占有特殊的地位。她总是会问起托比。由于她和家人将黎亚照顾得无微不至，因此我们和她只是偶尔联络。不过李家在我们心中还是很特别。"

自从黎亚脑死亡以来，弗雅和纳高对美国医学曾有过的一丝信任也几乎化为乌有（我说"几乎"，是因为弗雅把尼尔和佩吉视为例外）。女儿梅跌断手臂时，默塞德中心急诊室的医生告诉两人要打石膏，纳高却头也不回，立刻将梅带回家，把她的手臂浸泡在草药中，再敷上药膏，就这样包裹了一周，结果梅的手臂完全复原了。曾有一锅滚烫的油从电炉上翻覆，泼在弗雅的裙子上，整条裙子烧了起来，灼伤了她的右侧屁股和右腿，她便宰两只鸡、一头猪祭祀。弗雅怀第十六胎时不幸流产，但她并未去医院就诊。后来她怀第十七胎，在第四个月得了流产并发症，纳高却静观其变，直到三天后弗雅开始出血，昏倒在客厅地板上，他才叫救护车。默塞德中心轮值的妇产科住院医生费尽唇舌（事实上是气急败坏）地劝说后，他才同意给弗雅做子宫扩刮术。弗雅住院时，纳高宰了头公猪祭祀，她出院回家后，他又宰了一头。

在黎亚二度住进谢尔比之前，她定期接受注射疫苗，预防白喉、百日咳和破伤风。大概在这个时期，她开始出现类似癫痫发作的间歇性抽搐。由于抽搐不常发作，发作时也十分短暂温和，并无大碍，尼尔决定不开抗抽搐的药物（或许因为他已经尝过苦果，学乖了）。弗雅和纳高确信抽搐是预防针注射引起的，并告诉尼尔，打死两人也不会再让黎亚注射疫苗。

丹成了默塞德中心家医科实习计划主任。他告诉我，假使你未能治好一个苗族病人，整个苗人社群都不会再相信你。看得出来此话不假。天知道有多少苗族家庭因为不愿意子女落得李家小女儿那样的下场，从此对医院敬而远之？默塞德的李氏和杨氏宗亲每个人都知道黎亚的悲惨遭遇（这些蹩脚的医生），就像默塞德中心儿科这一层楼的人都知道黎亚的不幸遭遇（这些糟糕的父母）。黎亚的个案加深了苗人社会对美国医学界最严重的偏见，也巩固了美国医学界对苗人最根深蒂固的成见。

在家医科的门诊里，医护人员仍持续为李氏夫妇竟能将女儿打理得如此干净、芳香又衣着整洁而惊叹。但就在一墙之隔的医院里，护士自一九八六年以来不曾再与黎亚接触，这个病例就像癌细胞一样转移为一肚子怨气和与年俱增的苦水。李家女儿享有完全免费的医疗，为什么李氏夫妇一点感恩的心也没有？（尼尔不像护士那样满腹怨言，他估计过，黎亚这几年来花了美国政府将近二十五万美元的医药费，而且这还不包含医生、护士和社工人员的薪水。）李氏夫妇为何总是如此刚愎自用？为何这么不听话（这条罪名更严重）？正如助理护士耶茨对我说的："要是他们让她吃药，她今天就不会变成这个样子。我敢打赌，她从寄养家庭回家之后，他们一定什么药都没给她吃。"

但我知道黎亚从寄养家庭回来后，弗雅和纳高都按规定喂药：四毫升丙戊酸钠，一天三次，完全符合处方笺的指示。我前往弗雷斯诺山谷儿童医院拜访当时主治黎亚的儿科精神医生哈奇森，希望能弄懂一些与黎亚的抗抽搐药物有关的问题。我注意到有份出院诊断的写作时间是在黎亚那次严重发作的九个月之前，他描述她"是非常漂亮的苗族小孩",而她的父母"很有趣,对黎亚很好"。在默塞德中心,我从未见过黎亚的任何相关文件中出现类似的句子。

比尔告诉我,哈奇森博士是"远近驰名的怪胎",手下的住院医生因为他能推己及人而爱戴他,又因为他坚持让他们上凌晨四点的大夜班而畏惧他。他蓄平头,发量稀疏。我见到他的那天,他打了一条绘有鲜黄色长颈鹿的领带。他的办公室外走道上挂着告示牌,高度与学步孩童的眼睛位置相同,上头写着:

儿童区
进入时请小心并带着爱心

我问哈奇森医生,黎亚的用药与她最后一次癫痫发作有何关联,他说:"也许和用药一点关系都没有。"

"啊?"我说。

"黎亚的大脑是被败血性休克毁掉的,而这又是血液里的绿脓杆菌引起的。我不知道黎亚是如何感染到这种病菌的,或许我永远也不会知道。我只知道是败血性休克引起发作,而非反过来。她原本就有的癫痫也许会使她的癫痫重积状态更加恶化,或更容易发作等,但那次发作只是偶发的,而且影响也不大。假如黎亚没有发作,她可能会昏迷或休克,最后的结果或许不会有任何改变,唯一不同的是她的病会比较容易看出来。她被送到山谷儿童医院时已经来不及了。而她被送到默塞德中心时,或许也已经来不及了。"

"这和她父母过去不遵医嘱的态度有关吗?"

"一点关系都没有。用药唯一可能带来的影响是，我们开的丙戊酸钠可能伤害到她的免疫系统，使她更容易感染到绿脓杆菌。(丙戊酸钠有时会降低白细胞数量，减弱身体抵抗细菌感染的能力。)我还是相信开丙戊酸钠没有错。假使时光倒流，我还是会开这种药。但事实是，假如黎亚父母照医生指示，给她服用丙戊酸钠，就会害她得败血性休克。"

"黎亚的父母认为问题是服药过多引起的。"

哈奇森医生说："这么讲，虽不中亦不远矣。"

我盯着他看。

他说："回去默塞德，告诉那些人，害死黎亚的不是她的父母，而是我们。"在开车回默塞德的路上，我一直静不下心来。我知道黎亚得了败血病，但我一直以为她的癫痫是造成败血性休克的罪魁祸首。我心想，李氏夫妇说得一点都没有错，黎亚服的药正是致病的原因！

当天晚上，我将哈奇森医生的说法转告尼尔和佩吉。一如往常，两人追求真理的渴望压过了维护自己名誉的私心——假如两人有这私心的话。两人立刻跟我要了一份黎亚病历的复印件，一起坐在比尔的沙发上，翻查第五册病历寻找证据，证明黎亚在默塞德中心时已有败血病，而两人在急救的慌乱中忽视了这一点。两人以彼此才懂的语言轻声交谈（"钙3.2""血小板29,000""血红蛋白8.4"），看起来就像是（事实上也是）耳鬓厮磨的情侣在情话绵绵。

"我一直以为黎亚是在山谷儿童医院插上一大堆塑料管时才罹患败血病的，但也许不然。在这里就已经出现一些症状了。"佩吉说。

尼尔："我也这么以为。假如她在默塞德中心时我判断她得了败血症，我会给她做肺部穿刺。我没有开抗生素给她，是因为除了最严重的那次发作外，她每次就诊时都没有感染败血病。她每一次住院都是因为癫痫发作，而那次显然是她生平最严重的发作。我先把她的情况稳定下来，再为她安排救护车，接着在所有的检查结果出来之前，我就回家了。"他听起来没有为自己辩解的意味，只有求知若渴。

佩吉和尼尔回家后，我问比尔，他是否认为尼尔没能看出黎亚的败血病并加以治疗，是犯了技术上的错误。尽管哈奇森医生相信，她被送到默塞德中心急诊室之前，命运大概就已经定了——即使她未曾感染败血症，日益恶化的癫痫最后还是会损害大脑。

比尔说："尼尔已经尽人事了，他也检查得很仔细。若说尼尔有错，那是因为每个医生都会犯错。假如今天换作是一个首次上门求诊、活蹦乱跳的小孩，我保证他一定会做败血症检查，而且也一定能诊断出来。但今天这个小孩是黎亚。默塞德中心的所有人都只会注意到她的癫痫。黎亚就是癫痫的代名词。"

对默塞德中心的住院医生而言，黎亚就等于癫痫。那些在急诊室里心惊胆战的夜晚让他们永远记住如何插针输液或做静脉造口术。他们谈到黎亚时总是用过去式。事实上，尼尔和佩吉也经常说到"黎亚的死"，或"可能是什么害死了黎亚"，或"黎亚的死因"等。哈奇森医生也一样。他曾问我："当黎亚死时，是和寄养父母在一起吗？"尽管我提醒他黎亚还活着，五分钟后他又说："不遵医嘱和她的死一点关系都没有。"这不纯粹是因为他年事已高，而是因为他承认失败。黎亚对她的医生而言，无异于已经夭折（然而，对于照顾黎亚的社工而言，她绝对没有死），因为他们曾拍胸脯保证，只要对症下药，一定能药到病除，现在却不得不收回这番保证。

我曾问尼尔，他是否希望自己当初采取了不同做法。他的回答正如我所料，不把重点放在他和李氏夫妇的关系，而是他用药的选择上。他说："我希望我们能早点用丙戊酸钠。使用一种药物会比并用三种药更容易让他们接受，但愿我当时能接受这样的事实，尽管三管齐下可能是最合适的医疗手段。"

接着我问："你宁愿从未遇上黎亚吗？"

"噢，不，不，不！"他回答得斩钉截铁，让我吃了一惊。"也许有一度我会回答'是'，但回头一想就不然了。黎亚让我学会，面对深重的文化隔阂，你只能全力以赴，假如结果仍不尽理想，你也只能接受，而非执着于完美。你得放弃成事在我的心态。这对我来说是门功课，但我试过了。我想，是黎亚让我变得不那么固执。"

我下一回碰到弗雅的时候，也问她是否从遭遇中学会什么。她说："没有，我什么也没学到。我只觉得困惑。"当时她正在喂黎亚吃东西，她一汤匙一汤匙地把蔬菜泥喂进黎亚呆张着的嘴里，黎亚发出吸奶般的声音。"我不明白医生怎能说她会像这样过一辈子，而又治不好她。他们怎么能预知未来，却不知道如何改变未来？我就是不明白。"

"那么，你认为黎亚的未来会怎样？"我问。

弗雅说："这些事我全都不懂，我不是医生，也不是端公。但也许黎亚会一直这样病下去，而我一想到这里就哭个不停。黎亚是我生的，我会一直尽心尽力照顾她。但是等我和她爸爸都走了，谁来照顾她？黎亚的姐妹都爱她，但就算她们爱她，或许也没有办法照顾她。也许她们需要用功读书或努力工作。我一想到她们把黎亚送给美国人就要哭了。"弗雅默默流泪。美罶抱着她，轻轻抚摸她的头发。

她继续说："我知道美国人把黎亚这样的小孩放在什么地方。我很久很久以前在弗雷斯诺看过这样的地方，他们有一回就把黎亚带到那里。"（弗雅想到的是为身心障碍儿童开设的长期看护中心，黎亚到寄养家庭之前，曾短暂住在那里，那时她的服药有人监督，较为稳定。）"那里像是给死人住的。小孩可怜又可悲，不停哭闹。有一个小孩头很大，身体很小。其他小孩双腿都萎缩了，就一直趴在地上。这些我都看过。假如美国人把黎亚带到那种地方，她会想一死了之，但又死不了，只会活受罪。"

弗雅用手背来回抹去脸颊上的泪水，动作快又粗鲁。接着她轻轻抹净黎亚的嘴，然后慢慢摇晃她。她说："我心里很难受。我经常想，假如我们今天仍然在老挝，而不是在美国，也许黎亚就不会落到今天这样。医生都很博学多闻，你们那些高高在上、了不起的医生，但也许他们给错了药，让她病得那么重。假如是在老挝，而恶灵让她病得那么重的话，我们就懂得到林子里摘草药来治她的病，也许她就可以开口讲话了。但是今天这病在美国发生，是美国人把她变成这个样子的，而我们的草药也救不回来了。"

但假如黎亚仍在老挝，她也许会因为癫痫重积状态得不到医治，而在婴儿期的早期就夭折了。美国的医学既保住了她的性命，又要了她半条命。我不知道何者对她的家庭伤害更大。

和弗雅聊过之后，我反复回想整段故事，想着是否曾有什么转机能让故事走向不同的结局。尽管哈奇森医生的话修正了最后一章，却也没有人能否认，假如一开始李氏夫妇便给黎亚服用抗抽搐药物，也许她当时就能过着几近正常的生活，甚至持续至今。我们不清楚的是，假如有人要为这事负责，那会是谁。假如尼尔早点开丙戊酸钠的话，事情会如何演变？假如不把黎亚交给寄养家庭抚养，而由他安排家访护士到李家喂药的话，事情会如何发展？假如他找到马标耀或乔纳斯，或其他能自由穿梭在两种文化间的苗族头人来居中协调，从而减少猜忌，让李氏夫妇遵守医嘱，事情又会如何？

某天我坐在默塞德中心的自助餐厅里，向丹提起这一连串的"假如当初"。他对丙戊酸钠的兴趣还不及对口译员，然而他相信李氏夫妇和医生之间的鸿沟是无法跨越的，而且没有什么能够撼动最后的结果。他说："在我碰到黎亚之前，我以为只要坐得够久、谈得够长，什么问题都可以迎刃而解。但是就算我们可以和李氏夫妇一直说到我们脸色发青，甚至可以请来最好的翻译，陪他们去上医学院的课，他们还是照样坚持他们的做法才是对的，而我们都错了。"丹缓缓搅动半温半冷的可可，他已经值了一个晚上的大夜班。"黎亚的病例，让我在看这个世界时，不再那么理想主义。"

而鸿沟果真是无法跨越的吗？我着了魔般不断回想黎亚仍在婴儿期时，李氏夫妇与默塞德中心的初次接触，当时没有口译员在场，而黎亚的癫痫也被误诊为肺炎。假如急诊室的住院医生一开始就没有"像兽医一样医"，而是想办法赢得李氏夫妇的信赖（或至少不要毁了两人的信任），找出两人相信什么、害怕什么、希望什么的话，事情又会如何？珍妮曾经请医生从自己的角度来述说事发经过，但没有一个医生肯说。马丁也试过，但已经晚了好几年。

当然，李氏夫妇的观点对医生而言是无法理解的，反之亦然。正如马标耀向我指出的，苗族文化不具备笛卡尔精神。同时，世上也没有什么能比西方医学更笛卡尔。企图从黎亚的病历来了解她和她的家人（这正是我花了数百小时所做的事），就像为了解构十四行情诗而把诗文分解为一连串的三段论命题。然而，对于那些住院医生和自黎亚三个月大起便一直照顾她的儿科医生而言，唯一能打开黎亚世界的钥匙，就是她的病历。每个住院医生都努力厘清一连串他们的语言无法表达的问题，于是病历越写越长，最后成了超过四十万字的长篇大论，每一个字都反映作者的聪明才智、专业训练和善意，但没有一个字提到李氏夫妇对女儿这场大病的看法。

几乎我所读过的每一篇论及跨文化医学的文章，都引用了一套问题组合，其中包含八个问题，目的是引出病人的"解释模式"。问题的设计者是哈佛医学院社会医学系主任、精神病学家与医学人类学家阿瑟·克兰曼（Arthur Kleinman，即凯博文）。我头几次读到时，这些问题看起来如此浅显易答，以至于我几乎未曾留意，但在看了将近五十次时，我开始想，正如许多浅显易懂的事情，这些问题也许是天才的杰作。我不久前决定致电克兰曼，告诉他，在黎亚初次发作之后，在以任何药物治疗之前，或李氏夫妇拒绝和责怪药物治疗之前，假如两人的意见能被好好地翻译，并且能够安心自在地回答，我认为两人会如何回答他的问题。而这些问答内容就是：

1. 你如何描述你的问题？

恶灵抓住你，你就倒下。

2. 你认为造成问题的原因是什么？

灵魂被吓跑了。

3. 你认为问题是如何开始的？

黎亚的姐姐叶儿大力甩门，黎亚的灵魂被吓得逃了出去。

4. 你认为这场病造成什么结果？病是如何发作的？

这病让黎亚浑身发抖，然后倒下。发病的原因，是被恶灵抓住。

5. 病有多严重？病期是长是短？

你为什么问我们这些问题？假如你是好医生，应该知道答案。

6. 认为病人应当接受什么样的治疗？你最希望她从这个治疗中得到怎样的疗效？

你应该开给黎亚一周的药，但不可以长过一周。她好了之后就应该停止用药。你不可以取出她的血，或从脊椎抽取液体。黎亚应当在家里服用我们苗族的药方，并且要杀鸡宰猪献祭。我们希望黎亚能好起来，但我们不确定我们真的希望她永远不再发抖。她因为发抖，在我们文化中享有崇高地位，而她长大后，也许可以做端公。

7. 这场病带来什么重大问题？

我们看到黎亚生病，心里难受，而且这使我们很生叶儿的气。

8.这病最让你害怕的是什么？

黎亚的灵魂不再回来。

我以为克兰曼会认为这些回答太过古怪，不知该说什么。（我把这份问答拿给尼尔和佩吉看，两人说："李先生李太太在想什么？"）但我每说出一个答案，他都热情地叫道："没错！"没有哪句话让他惊讶，他只觉得欣慰。在他眼中，一个医生所能遇上最令人着迷的病人，当属黎亚。而最出色的父母，则非李氏夫妇莫属。

接着我告诉他事情的后续发展：李氏夫妇不愿配合抗抽搐治疗、寄养家庭，以及最后黎亚神经系统瘫痪。并且问他，假如时光倒流，是否可以提供黎亚的医生任何建议。

他简单明了地说："有三点建议。第一，拿掉'不遵'这个词。这是个令人讨厌的词汇，意味着道德权威。你不希望将军向你发号施令，你要的是对等交谈。第二，不要以胁迫的方式解决问题，想想居间协调的途径。找个苗人社群的成员，或医学人类学家，让他来帮你协商。记住，采取协调手段就像谈离婚，需要双方都妥协。判断什么是必要的，并愿意在小事上退让。第三，你必须明白，这个苗族病人及其家属的文化对这件病例具有重大影响，生物医学文化的影响也同样深远。假如你看不清自己的文化里也有一套维护自身利益、感情和偏好的模式，如何奢望自己能好好和别人的文化打交道？"

18 要命还是要灵魂？

　　假如黎亚的医生是克兰曼，而非尼尔和佩吉，她今天是否就能够走路说话？我不知道。然而我开始相信，她的人生不是毁于败血性休克或不遵医嘱的父母，而是跨文化误解。黎亚的病例（或说"故事"，想必克兰曼会这么说，他相信每一种疾病都不是一连串病征，而是一则人生故事），只是我过去几年来听闻的上百个苗人病例中的一例。大部分病例都没有好结局。病例可能是扭曲的，因为医生和病人对失败案例的记忆比对成功个案的印象更为鲜明，不论是自己的失败，或他人的失败。然而成与败的悬殊比例，还是让人看了心惊胆战。

　　圣地亚哥有个小孩天生兔唇，医生征求父母同意动手术修补，提到手术很简单，但也胁迫说，小孩若不动手术，将来会遭社会排挤。结果父母竟抱着小孩逃走。原来几年前，这家人在从老挝逃往泰国途中，父亲以石头打下一只鸟，他的手法并不利落，以至于鸟死前受了苦。鸟儿阴魂不散，造成孩子兔唇。拒绝接受惩罚是十分可耻的。

密歇根州有个小孩患有视网膜母细胞瘤，这是一种长在眼睛里的恶性瘤。医生打算摘除眼睛，以防止癌细胞扩散，向父母征求同意。父母仓皇逃出密歇根州。两人很笃定，儿子一旦动了手术，将生生世世带着残缺的身体轮回。

明尼苏达州有个小孩脊椎变形，医生向父母征询许可动矫正手术。小孩在泰国难民营出生时，有个端公告诉父母，这小孩拥有领袖命格，并警告父母，孩子的身体一有变，会克死父母。孩子的父母勉为其难答应动手术，几天后，刀还未开，父亲过世了，母亲抱着儿子逃出明尼苏达州。

默塞德有个妇人自行产下五个小孩，过程十分顺利。她怀第六胎时在分娩的最后阶段来到医院。护士看到脐带已经整条脱出（婴儿的头若压到脐带，有致死之虞），便强迫她以手掌、膝盖着地，跪在地上，并将婴儿的头塞回产道，以纾解对脐带的压力，同时高声喊着要她丈夫签下剖腹生产同意书。丈夫为情势所逼，勉强同意，但当他太太准备接受手术时，婴儿却从产道自然出生了。当时没有口译员在场，父母相信护士想伤害婴儿，因为护士认为苗族难民的小孩太多了，而医生则想靠手术赚钱。这个母亲决定日后都在家里自行生产。

当然也有好的结果，但大部分不是儿科的病例。以下是几个例子：

一个年轻的现役军人刚抵达美国，在暂时安身的加州军事基地的浴室上吊，试图自杀。接下来几天，他被隔离在病房里，接受美式伙食，并被迫接受全身健康检查，包括验血。他不吃不睡。最后，医生停止验血，给他苗族食物，他才肯进食。他们找来一个苗人陪他过夜，他才肯入睡。当他们知道他担心自己没有能力养育小孩时，便向他解释难民福利金的运作方式，并让他看未来居所的照片。后来他和家人在艾奥瓦州平安定居。

默塞德有个中年男子因感染住院，口译员代他填写入院护理管理表格时，询问他要是过世了，是否愿意捐赠器官。该男子认为医生打算害死他，并取走他的心脏，因而怒不可遏，宣布要立刻离院。口译员设法安抚他，保证医生只是出于善意询问。男子在数日后康复出院。医院中有个颇富同情心的主管卷入了另一个苗族病人的类似误会中，于是成功将器官捐赠同意栏从表格中除去。

旧金山的医院社工弗朗西斯卡·法尔（Francesca Farr）被公共卫生部派去探视一个不肯服用抗结核药的肺结核病人，有口译员陪同。法尔才刚向怀胎八月的病人开口，口译员就打断她："不，不。你应当和她的先生谈。"法尔就问丈夫，为何不希望太太服药。口译员说："不，不。先别问这个。首先你得祝福他。"法尔于是祝福这个先生，愿他的小孩健健康康，无病无痛，家里五谷丰收，家人永不分离，同胞永不受战火蹂躏。听了她这么说，先生紧握的拳头这才松开来。口译员说："现在，你可以问他为什么他太太不吃药了。"法尔问了。先生回答说，假如她吃了药，小孩生下来会缺手缺脚。法尔摸摸病人的肚子，告诉先生，假如婴儿缺手缺脚，她肚子不会这么大，婴儿也不会踢妈妈的肚子。先生点点头，走到另一个房间，回来时手里拿着一只大瓶子，将瓶里的东西倒进法尔手里，并表示他太太会吃药。

最后这则案例尤其值得注意，因为法尔做了几件默塞德中心通常不会做，更从未对黎亚做过的事。她登门拜访。她带着一个有能力又有自信的口译员同行。她将这个口译员视为文化中介者（这代表两人关系平等，但在这起案例中，文化中介者地位较高），而不仅是翻译者（地位低于社工）。她在这个家庭的信仰体系内使力。她没有把自己的信仰体系（包括女性主义者被迫和先生而非太太打交道所可能感到的不满）带入协调中。她不威胁，不批评，也不摆出施恩的态度。她对西方医学几乎只字未提。她完全顺势而为。

此外，法尔喜欢苗人。应该说，她爱苗人。在我所认识的人之中，能够成功和苗族病人、顾客或研究对象打交道的，都拥有这项特点。丹说，过去十年他所见过最令人钦佩的人当中，十个有七八个是苗人。珍妮告诉我，假如她的房子失火，她第一个会抢救的，是弗雅为她织的绣衣（这件绣衣依然悬挂在她餐桌上方的显眼处）。苏姬说，她和苗族顾客来往之后，美国人在她眼中便显得无趣。人类学家克里斯特尔和康克古德如此醉心于苗族文化，以至于他们的民族学评论虽然在学术上无懈可击，有时读起来却像情书。

尼尔和佩吉也喜欢苗人，但不到爱的程度。两人大可以只为中产阶级白人看诊，这些人总是按时吃药，保险公司也准时付费。但两人乐于助人，且不求回报，因此反其道而行。两人的抉择表现出高尚的道德，然而一旦病人踩到不遵医嘱的那条线，使两人无法好好行医时，文化多元性便不再是美丽的装点，而是令人厌恶的障碍。尼尔和佩吉都是优秀的医生，但根据克兰曼的定义，医生要能顾及心理社会学和文化的层面，找出疾病的脉络和意义，因此两人是有缺点的治疗者，至少在照顾黎亚的前几年如此。

然而，爱不是小儿癫痫发作的病源或病理诊断，爱是无法教授的。爱只能是付出（我相信尼尔和佩吉现在都爱弗雅）。没有爱，医生如何能妥善照顾苗族病人？

毕里雅图这个苗族的医疗管理人员撰文谈论精神健康问题，写作的方式仿佛那是传统的肝病。他提出一些建议，可想而知，几乎所有建议都是文化上的，而非医学上的：如为了改善苗人的医疗质量，最好安排女医生看女病人，男医生看男病人。所有决定都要让病人家属参与。雇用拥有双语能力，且能适应两种文化的口译员。为了说服苗人接受必要的手术，或在他们已经同意的情况下为了让手术顺利成功，最好取得病人家属与社群领袖的支持。尽量少抽血。允许病人的亲友二十四小时皆可探病。允许在医院里举行巫术仪式。为了增进精神健康，鼓励病人从事纺织、音乐、舞蹈与制作银器之类的传统艺术。承认苗人在老挝军事行动中对美国的贡献。以二次移民的方式促成氏族团圆。小心不要削弱父亲在苗族家庭中的权威。给难民更多自助的机会。不要对苗人大惊小怪。

毕里雅图说，最重要的（许多人也这么主张），是实行双管齐下的疗法，也就是并用西方的对症疗法与苗族的传统疗法，或是正如李纳高所说的，"接受一些医学治疗，接受一些医灵的仪式"。克兰曼评论道，医生和疾病势不两立，传统疗法却和病痛和解。他相信双管齐下的疗法可以增进医生与病人的互信，因为心理因素会深刻影响生理病痛，而这么做确实可以改善病情。李氏夫妇以草药、施行于皮肤的疗法及牲畜献祭来治疗黎亚的病，这些传统疗法和黎亚的西医疗程是平行的，不会互相干扰。尼尔和佩吉不太知道这些传统疗法（例如黎亚胸口出现的刮痧红斑），也从不过问，当然更不会推荐这些疗法。两人从未想到效法纽约林肯医院的儿科医生路易斯-埃斯特韦斯（Luis Estevez）。这个医生将波多黎各裔和多米尼加裔病人转诊给萨泰里阿教大祭司，就像他也会转诊给眼科医生一样。两人也不会效法皇后区埃尔姆赫斯特医学中心（Elmhurst Hospital Center）的精神科医生科拉佐（Yasmin Collazo），她让墨西哥民俗医者（curandero）在医院里为精神分裂症的病人举行净身仪式。科拉佐医生表示，病人接受民俗医者的治疗后，会更愿意服用抗精神病药物，因为病人相信民俗医者已经将药物变圣洁了。

毕里雅图写道："既然苗族疗法绝不至于造成伤害，还可能帮助病人，便应认真考虑融入疗程。"不幸的是，他的第一个假设并非完全正确。有些苗族民俗疗法会用上砒霜、铅和鸦片。不过端公的介入永远都是安全的，因为端公的治疗完全是形而上的。有许多人（包括毕里雅图、苏姬、康克古德和法国人类学家勒莫因）相信，由于苗族文化不具备身心二分的观念，也因为许多苗族难民的疾病都带有心理因素，端公便成了治疗过程中理想的合作伙伴。的确，根据康克古德的说法，没有人比端公更有资格为医学与灵学的鸿沟架起桥梁：

> 巫师自始至终都是不可或缺的中间人。他们天赋异禀，能找到入口，来往穿梭于天地之间。他们能言善道。巫师的特殊禀赋和使命是化对立为和谐，结合物质世界和道德世界，使之成为有意义的整体，因此经常与一些典型的连接物联结，如梯子、桥梁、绳索，还有向

下扎根、向上发枝的大树……

巫师特有的责任，是颂扬并促成这两个世界的机缘，并将之发扬，使两个世界遥相呼应。也许这就是巫师并不排斥西医处方和生理治疗的原因。这些医疗形式并不会和巫医操作的符号及管理的信仰正面冲突。我在班维乃难民营时，确实曾在茅屋里的巫师祭坛上看到处方药罐，那一点都不突兀……

他们认为这两种医疗模式，即自然与超自然，其实是相辅相成的，而非相互抵触。

康克古德应该清楚这一点。他自己得了登革热时，就当过端公的病人。他描述了自己所接受的招魂仪式，当时他在班维乃结交的大多数朋友都在场观看。他认为招魂仪式的确有恢复健康的疗效，因为这是场如喜事般欢欣又温馨感人的戏剧，"洋溢着关怀与善良"。勒莫因也评论道，与其说端公是祭司，不如说是精神科医生。然而这中间有重大差异：

我比较端公的作法和精神治疗，注意到心理分析师借由触痛患者的伤处来刺激对方自我剖析，苗族巫师则提供完全不涉及患者个人隐私的解释。患者总是受到外力攻击，或只是灵魂因意外而出走的受害者。巫师辨认出病人的处境，加以克服，病人就恢复健康了。巫医从不会把病人的歉疚与所受的苦联结起来。

读到这段文字，我想到苗人面对威胁和批评时往往会反击或逃避，这样的策略运用在医学上，就成了各种不遵医嘱。端公不处理病人的歉疚，可说完全投合苗人的脾胃。医生常说："假如你不吃药，不接受手术，下周二不复诊，你会后悔。"这些话却违背苗人的性情。

一九八〇年代中期，弗雷斯诺的"中加州民族服务局"（Nationalities Service of Central California）得到联邦政府一笔十万美元左右的短期经费，用来建立所谓的"结合苗族医者和西方精神健康机构的整合式精神健康服务"。该计划雇用了八个端公当顾问，治疗了两百五十个病人，其中大多数病人的问题都超越一般精神健康的范围。计划的报告说明了十八项医病法术，包括驱除恶灵、斩断现世与死后世界的纠葛、平息灶神的怒气。这可说是用美国纳税义务人的钱所做过的最让人惊讶的报告。报告的结论是，"有时光凭法术便足以治病。其他情况下，施行法术后，病人比较愿意接受医生建议的疗程，例如合格医疗机构所安排的手术或药物治疗"。以下是这份报告的两个病例概述，两者要求不同的解决之道，却一样成功：

三号病例：

主诉／症候——胆囊问题：病人从右胸到背部一带感到剧烈疼痛。病人表示除了休息静养之外，无法从事任何活动。

诊断：合格医生诊断为需要开刀治疗的胆囊问题。诊断后征询端公意见。

治疗计划：端公作法将治愈的力量转移到水，再用这水洗涤疼痛部位，消除疼痛。若疼痛不减，病人才能接受他的病不是灵学问题，转而求助医生，并同意手术。

结果：手术十分成功，病人表示痊愈。

九号病例：

主诉／症候：病人阴茎肿大长达一个月。病人表示，接受过合格医生的治疗，但是治疗只能间歇消除肿胀和疼痛。

诊断：端公断定病人得罪了河中的灵。

治疗计划：端公招请守护灵治病解痛。端公拿一碗水，以口含水，喷在患部。向被冒犯的灵上五炷香，以解除疼痛，消除红肿。

结果：法术后病人大有起色。

十四个月后，这项计划的经费停止了，就我所知，这是卫生与公众服务部第一次也是最后一次资助阴茎驱魔术。然而，在许多不那么玄奥的事情上，这个医疗机构似乎能认清现实，那就是自一九九〇年以来，美国的人口增长有一半以上来自移民及其子女，而大多数移民即使能够上医院求诊，并且付得起医疗费，也可能发现主流医疗在文化上和自己格格不入。世上最普及的医学教科书《默克诊疗手册》（*Merk Manual of Diagnosis and Therapy*）在一九九二年发行的版本中，首次收录"医学的跨文化议题"一章。在全书两千八百四十四页中，本章只占三页，而且并未与"病人遵嘱性"相互参照，事实上该章独立于任何章节之外。然而，"邪灵攻击""出神状态"和"文化相对论"这些字眼光是印在这本教科书上，就获得了正统地位。只要《默克诊疗手册》带头，其他书籍就能安心跟进，不必担心被当作异端。

十年前，几乎没有任何医学院或住院医生的实习课程涵盖跨文化训练。一九九五年，全国性的精神科住院医生训练指导原则破天荒提出受训练者必须学会评估文化对病人的影响。一九九六年，美国家庭医学学院通过一套"文化敏感度与合格医疗之核心课程大纲建议"。作者提出的诸多教材中，有一项名为"巴法巴法"（BaFá BaFá）的模拟游戏。游戏参与者分成两组，每组各有一套风俗、传统与禁忌，成员在游戏中依照自身组别的文化标准行事，必然会产生误会，甚至得罪彼此。游戏结束后，两组成员讨论种族优越感的陷阱，但在讨论之前，每一组人都难免确信自己的文化比较优越。

今日，大多数医学院学生至少都大概接触过跨文化议题，部分学生则有更多了解。威斯康星大学最近发展出一套"多元文化整合课程"，包括专题讨论、小组讨论、个案研讨会、学生访谈、角色扮演和实地拜访。在哈佛大学，所有一年级新生都要修一门课——"病人、医生、我"（而非"医生、病人、我"，顺序之差颇有深意），学生要学习如何和口译员合作，研究克兰曼的八大问题，并思考这类难题：美国的儿科医生真有能力为刚来到美国的东南亚裔新生儿父母清楚地解释手术同意书吗？当病人和治疗师出身不同种族时，使用精神治疗是否符合伦理？有些住院医生的学程也遵循相同的方向发展。在旧金山总医院，所有家医科的住院医生都必须在难民诊所轮值，这间诊所自一九七九年以来，已为两万多个使用数十种语言的难民提供健康检查（成功说服苗族先生让妻子服用抗肺结核药物的社工法尔，就在这里工作）。住院医生的训练手册里，除了有乙型肝炎、地中海贫血与肠内寄生虫的简介之外，还包括一篇评估东南亚难民经历大规模暴力与折磨所导致症状的文章，以及一套与口译员共事的指导原则，这部分长达八页，含有比较越南人、柬埔寨人、老挝人与苗人的表格。

医学界的佼佼者推行这些崇高理想，固然是好事，但像默塞德这样的小地方能够受到多少影响？我后来发现，比我预期的要多了许多。一九九六年，默塞德县卫生部引进一个奠基于西雅图的跨文化教育课程，叫作"为鸿沟搭起桥梁"，为部门的护士、行政和口译人员培养倡导技巧和"文化能力"。卫生部也拍了一部教育短片，在当地的苗族有线电视频道播映，内容包括默塞德中心的介绍与苗语发音的常见问答，如"医生为什么这么无礼"。在默塞德中心，一个五十五岁的苗人因为家人折腾了三天才同意开刀，差点死于胃穿孔。他在医院待了两个多月，每个住院医生不是照顾过他，就是曾经在走廊上辩论他的病例。他让医生开始关注这些问题：端公可以像神职人员一样领取许可证，到默塞德中心探视病人吗？苗人可以当文化中介者吗？假使默塞德中心雇用有证照的口译员，而不是请实验室助理或护士助手从旁翻译（这项计划由于花费不菲，已遭拒绝），就能缩短住院时间，并因此减少医药费吗？（最后这个问题特别引人关切，因为管理式照护特别耗用医疗资源，也影响转诊，而由于这可能造成赤字，县政府也十分紧张，甚至打算将医院租给一家大型医疗保健公司。）

然而改变并不容易，尤其当你也参与其中的时候。医学院的学生会读到，理想的"医生—病人—口译员"关系就像直角三角形，病人和口译员构成直角边。然而，教科书讲的是一回事，当你值了二十四小时的班，还得面对一屋子比手画脚的苗人时，是否还能想到这个直角三角形，那又是另外一回事了。当我听说默塞德中心这次的跨文化努力时，我想起曾在那里遇见一个得了胃癌的苗族老妇人。她的家人听不懂住院医生的英语，也看不懂医生画的消化系统图，因此不同意开刀。我以为住院医生会努力找一个称职的口译员，却发现他在教师图书馆里埋首研究四篇内容大同小异的胃癌论文。我也想起在一场并发症及死亡病例研讨会上，丹提出一个因中风而昏迷不醒的苗族中年妇人病例。她的家人在病床边暴动，要求拔掉她的输液管和鼻胃管，并让端公进入加护病房（默塞德中心同意了，但最后还是未能救活妇人）。丹一把讨论导向文化议题，住院医生就会拉回来，辩论哪种药方抗高血压的效果比较好。

就是这种思维模式产生了扁平化思考的医生、有头无心的形式主义者，碰上问题只知开方下药，做断层扫描，缝合，固定，切除，麻醉，或者解剖验尸，却不愿意沟通。幸好大部分现实生活中的医生，包括默塞德中心的医生在内，都不是机器人。然而他们似乎过度依赖克兰曼所谓的"生物医学的文化"，而且有些短视（这个词汇由他口中说出来，听起来就像虾夷族或南美韦唯族文化一样怪异）。他们对这文化下的功夫并不会使他们抗拒大原则的改变，而且刚好相反，一旦临床试验证明有效，他们就会迫不及待地拥抱新的药物、技术与治疗程序。然而，他们可能无法认同克兰曼的八大问题（"但疾病不是恶灵引起的，我为什么要陷在别人的幻想里？"），也不见得能接受他所提出的另一项看法，那就是医生的工作内容应该包含运用民族学方法（"但我不是人类学家，我是肠胃科医生！"）。这类医生尽管在开车时听着医学终身教育的录音带，意图跟上每一种能让诊疗结果更理想的新疗法，跨文化医学在他们眼中却像是一种政治哄骗，一种对理性的侮辱，而非可能救人一命的疗法。

我书桌前的墙上挂了许多黎亚与她家人的照片，还有两篇影印的文章。有一次我心情恶劣，分别给两篇文章加了标题："苗人之道"与"美国之道"。题上"苗人之道"的文章影印自弗雷斯诺心理卫生报告，概述了端公成功医治病人肿胀阴茎的过程。题上"美国之道"的，则来自《美国医学协会学报》（*Journal of the American Medical Association*），是《医生也有感情》这篇论文的摘文。作者是哈佛医学院的威廉·M. 津恩（William M. Zinn）讲师。他提到，医生"分身乏术"忙于"保持医患距离"或是处理自己对病人发脾气的愧疚，因而有忽视自身情绪之虞。假如你是医生，怎么判断自己也有了情绪？津恩博士在文中提供了一些诀窍：

> 大部分的情绪都会引起生理反应。腹部紧绷、异常出汗可能与焦虑有关。全身肌肉紧绷或是紧咬牙关可能代表愤怒。从下腹麻刺感或勃起反应可察知性亢奋。结膜充血或胸口郁闷表示忧伤。

我第一次读到这篇文章是在比尔家。每天晚上我等着他从默塞德中心回来时，会不时翻阅他的旧人类学课本，浏览成堆的医学期刊，心想究竟何者更为艰涩。我记得我坐在一张破烂的沙发上，心想假如我的苗人朋友听说美国医生必须读过文章才能学会

290

分辨自己是否在生气，绝不会再去默塞德中心看病。比尔拖着沉重的步伐回来，值了三十三小时的班之后，累到几乎瘫了。我把这篇如今贴在我家墙上的文章念给他听。我们都笑翻了，声音大到可能会吵醒那户砸毁电视跳吉格舞的基本教义派邻居。

比尔向我保证，他和他的情绪向来关系密切，不需要靠发汗和结膜充血来分辨自己是否感到焦虑或忧伤。我也相信。比尔是老派的全科医生，那种为了消除紧张，会走进默塞德中心的育婴室，抱起号啕大哭的婴儿来回踱步，直到婴儿安静下来的医生。但我认为津恩博士的说法恐怕没错。从美国的医学教育看来，这门学科相当有效率地让医学院学生与自己的情绪一刀两断。这段切断情绪的历程从入学的第一天就开始了。每个学生第一天上课就会拿到一把解剖刀，用来解剖他或她分配到的尸体。尸体的绰号是"理想的病人"，既杀不死，也不会抱怨，更不会告上法院。第一刀总是最难，三个月后，这些学生就会满不在乎地将割下的人体脂肪碎片丢进垃圾桶，仿佛那是牛排碎肉。这种让情感长出厚茧的做法确有其必要，至少传统上是这么说的，因为若不练就这份本事，医生长期接触痛苦与绝望，很快就会情绪崩溃。情感抽离是医生工作的一部分。医生之所以不能为亲戚看病，是因为情绪会妨碍行医。接受心内直视手术的病人头部之所以要遮起来，除了一般的消毒考虑，也因为不希望病人的个别身份影响医生。当黎亚带着无法恢复的脑部损伤从弗雷斯诺转诊回来时，尼尔之所以避不见面，也正是因为他无法承受这样的压力。

斯坦福大学医学院秉持令人敬佩的勇气，试图对抗这股潮流，在第一个学期就告诉学生，他们或许具备了无比的同理心，但假如他们屈从于常态，这份同理心将在四年的医学院生活与住院第一年持续消磨。曾有惊骇的学生问道："这会带来什么改变？"教授回答："你的技巧会变得更加纯熟，但还没开始行医，就会把你现有的不当一回事。"

斯坦福和几间医学院正试着找回所谓的"全人医疗"，在这种模式里，医生带着完整的人性来到医院（而不仅是高分通过医学院入学考试的那一部分），病人则被视为完整的个体（而不仅是四一六号病房的盲肠）。这不是什么创新的模式，事实上，这正是往昔所有医生一直被传授的观念。正如奥斯勒（William Osler）所说（或者据说他曾说）："不要问人得了什么病，而要问这病找上什么病人。"一九九二年至一九九五年间，医学院大三学生中选择当全科医生（内科医生、一般儿科医生以及家庭医生）的比率几乎呈倍数增长，而此一趋势或许有助于再度推广奥斯勒的观念。有些人做这些选择，是受了经济因素的影响（基层医疗较为便宜，因此管理式照护计划喜欢基层医疗多于专科医疗），但有些人确实满怀理想。假如有更多奥斯勒型的全科医生，苗人和其他处境相似的人将受惠良多。人类学家伊丽莎白·柯顿（Elizabeth Kirton）引用她认识的苗族病人为例，病人在被转诊给专科医生进一步治疗时，并未要求医生帮他找一个医术高明或名声响亮的医生，他问的是："你知道有哪个医生愿意关心我、爱我吗？"

我擅自为津恩博士的文章写下"美国之道"的标题，或许并不公平。几年前，我对苗人抱着更浪漫的幻想（但不如现在这般钦佩苗人），有一回我在医疗保健研讨会上和明尼苏达州的流行病学专家聊天。我一知道她曾经照顾过苗人，就开始感叹西方医学界的麻木不仁。流行病学专家以锐利的目光看着我，说："西方医学能拯救人命。"是的，我必须不断提醒自己这一点。就是这些冷冰冰、线性、笛卡尔式、非苗族式的思考治愈了我父亲的结肠癌，拯救了我先生和我的不孕，而且假如黎亚一开始就服用抗抽搐药物，也可能免于脑部损伤。康克古德的医疗保健哲学观是一种互动形式，而非单向关系，但他忽略了一个事实，无论是好是坏，西方医学就是单方的。医生忍受医学院生涯和住院实习生活，为的就是学到病人所没有的知识。除非医学界的文化有所改变，否则要他们思考（借用法尔的话）"我们对现实的看法只是一种看法，不是现实本身"恐怕已是强人所难，更遑论接受。然而，我认为有一项要求绝不过分，那就是要求他们认清病人的现实，避开某个默塞德卫生部员工未能注意的盲点。对一个相信万物有灵的家庭，该员工竟然为这家庭的孩子写下这样的记录：

姓名：李黎亚

主要语言：苗语

种族：苗族

宗教：无

医治康克古德的端公或许能自在往来天地之间，穿梭自然与超自然两界，在医学与灵学间来去自如，凡夫俗子却难以做到。某天晚上我邀请比尔和苏姬在"红鳍笛鲷海鲜石窟"餐馆共进晚餐，便领略了这样的跨界有多么困难（自上次与乔纳斯共进晚餐后，"酒桶与切肉刀"就成了我的拒绝往来户）。尽管比尔和苏姬早已听闻彼此，但从未谋面。我想两人都是和平队的老将，也都和苗人相处过（比尔是医生，苏姬是心理治疗师），应该会有许多共同点。

我们一边吃鱼一边讨论苗族的宗教，苏姬在这方面颇有心得。她主动说出，她有一回告诉默塞德中心的医生，她认得一个端公可以直通天界。医生回她一句："这么说来，我也可以直通生物化学。"尽管苏姬的立场鲜明，比尔看起来并未发怒。

上甜点的时候，我们进一步谈到黎亚的病例，也泛泛谈论了跨文化儿科医学。

比尔说："你必须为最脆弱的人争取利益。而在这种情况下，这人就是孩子。孩子的利益比她父母的信仰重要。就算她父母反对，你也必须做对孩子最有利的事。假如她死了，她就不会有机会在二十年后决定是要接受或背离父母的信仰，因为她就要死了。"苏姬尖刻地回道："你做这一行，就得面对这样的事。"

比尔说："就算我不是医生，我也会这样想。我会认为我得照顾好我的兄弟。"

"你这是独裁。要是你碰上一个家庭相信这病跟灵魂有关，拒绝动手术，你要怎么办？要是他们认为，一旦她手术失败死了，会永世不得超脱，你要怎么办？何况，死也许不是那么大不了的事。命和灵魂，哪个比较重要？"

"我不跟你抬杠。命重要。"比尔说。

"灵魂重要。"苏姬说。

19 献祭

　　早在诗曳化身红蚂蚁狠咬恶灵的睾丸之前，他已经在巫师门下习艺三年。他学会随心所欲地变换身形，手刃恶灵，如风一般飞翔，治百病，起死回生。当时各种疾病横行于世，人间迫切需要诗曳来行医救苦。

　　世间一切病痛是这样来的。邪神霓翁（Nyong）的妻子下了一颗蛋，大如猪圈。这颗巨蛋经过三年迟迟未孵化。霓翁的父亲对着巨蛋念咒，听到蛋里有许多恶灵发出嘈杂的声音回应。他命令霓翁烧了蛋，但霓翁不从，于是蛋爆裂开来，窜出许多恶灵。恶灵破壳而出后，做的第一件事就是吃下霓翁之妻，连骨头、头发、睫毛也不放过。依旧饥肠辘辘的恶灵接着追杀霓翁。住在天上的霓翁打开通往人间的大门。大门一开，恶灵纷纷穿门而出。他们和水牛一样大，和火一样红，身后拖着火花。霓翁保住了命，但从那时起，人间众生便尝尽生老病死之苦。

　　诗曳和众多恶灵奋战多年，让病人恢复健康。在身边佐助他的，是一匹生翅的飞马、一碗圣水、一套治病法器，还有一班与他亲近的灵。某天，霓翁谋害了诗曳的男婴，并诱骗诗曳吃下亲生骨肉。诗曳察觉后痛不欲生，惊恐万分，便远离人间，爬上天梯，穿过天门，来到天上。为了替儿子报仇，他刺伤霓翁的双眼。失去双眼而愤恨难消的霓翁如今住在天上的一座山脚下，诗曳则住在山顶的石窟，身边围绕着与他亲近的灵。

诗曳再也不曾返回人间，但他也没有放任病痛、死亡肆虐。他爬上天梯，将圣水含入口中，使劲喷出，圣水洒落在他的治病法器上：一把剑、一面锣、一具响器、一对响铃。这些工具破成碎片，落到人间。任何被圣水洒到或捡到法器碎片的人，就会被选为端公，成为医灵的主人。如今天门不为端公以外的凡人开启，端公若要寻找病人失散的灵魂，会请来与诗曳亲近的灵，骑上诗曳的飞马，登上天梯，穿过天际。为了骗过一路上可能遇见的恶灵，端公假装自己就是诗曳，于是获得这位医祖一部分的聪慧、勇气和伟大。

为黎亚作法治病的端公带着自己的法器：剑、锣、响器与响铃，也带来他的飞马。这匹飞马是一条三米长、二十五厘米宽的木板，只要接上一对榫头与木板榫眼相符的椅脚，就成了板凳。对挤满李家客厅的人而言，这条板凳不是家具，也不是象征，而是一匹真正的飞马。就好比对于虔诚的天主教徒而言，无酵饼和葡萄酒不是基督血肉的象征，而是真实的圣体、宝血。

李氏夫妇在天亮前便已起床。弗雅告诉我："我们必须趁着一大早天气凉爽时举行医病仪式，这时候比较能够召回灵魂。另外，假如天气变热，猪就会疲倦死去。"（我心想，猪反正都要被宰掉，接着我才明白，死猪不能献祭。）我到达李家时，太阳正冉冉升起，透过面向东十二街的门，在李家客厅洒下一道道柔和的白色光束。地上已经铺好两块半透明塑料油布，覆盖磨薄的地毯，以防猪（或者该说那对猪，当天李家要为全家人杀一头小猪，为黎亚杀一头成猪）的血溅在地毯上。李氏夫妇前一天在当地农场买来这对猪，付了两百二十五美元——这钱一部分是从福利金里省下来的，一部分是亲朋好友捐的。

电炉上，三口大铝锅烧着水，准备用来烫去猪毛。在弗雅从老挝带来的研钵和杵旁边，摆着一袋袋李氏夫妇和亲友种的新鲜蔬菜和药草，要用来烹调传统的节庆菜肴：将猪绞肉和蔬菜包在米纸里，用自家种的蔬菜炖猪骨和猪肉，剁碎的小肠、肝脏、心脏和肺脏（就是美罂所谓的嘟嘟汤），生猪血冻，炖鸡，两种胡椒调味料，还有饭。苗族有句谚语说："座上有嘉宾，清淡的菜像肉一般美味，白开水也可媲美佳酿。"但是能有嘉宾再加上佳肴，才是再好不过。在端公仪式后摆上的筵席，会持续到三更半夜。

今天一大早，纳高就用一种特殊的纸张打孔机裁出一叠冥钱。这叠冥钱用来买猪的灵魂，并结清其他灵界的账。奶油色的冥钱厚厚一叠，边缘剪成扇贝形，放在端公祭坛旁的地毯上。端公的祭坛象征诗曳的石窟。在老挝，要制作祭坛必须找到一对外形完全相同的树，一株留在原地，另一株则用斧头朝日落的方向砍下。在这里，祭坛是一张粗制的木桌，上面铺着《默塞德太阳星报》体育版。一张写着九十天免首付款的冰箱广告上陈列着端公的法器，也就是诗曳用过的那套法器：一把装饰着红白两色饰带的短剑，一面古老的铁锣，一端绑有衬垫、以黑布裹起的猴骨锣槌，一只手鼓大小的铁圈（铁圈上串着叮当作响的铁片），两只响铃，还有状似甜甜圈、装有铁珠的铜制响器。法器旁边摆一只塑料碗，装着米和一颗生鸡蛋，这是要献给与诗曳亲近的灵的。三个保丽龙咖啡杯和一只白色瓷碗，碗里盛着圣水，要是恶灵追逐端公，端公的灵魂就可以跳进这个碗所代表的湖里。祭坛前摆着一支未点燃的蜡烛，烛光会照亮端公即将神游的不可见世界。

我读过许多民族学论文探讨端公所拥有的权力与影响力，但从没想过有一天会亲眼看见这个超自然界的代言人、为灵魂协商的重要人士、与恶魔对抗的卓越斗士（这些是我所读到的各式尊称），而他就坐在电视机前看着小熊维尼的卡通。这个端公名叫李朝高，脚跋蓝色夹脚拖鞋，身穿黑色长裤和画着熊猫的白色T恤。熊美罂告诉我，端公灵魂出窍并前往不可见世界时会全身抖动，耗用许多精力，因此大多骨瘦如柴。李朝高的确很瘦，外貌看来有四十多岁，精瘦而结实，五官突出，神情严峻。收作法费用有违他的道德良心，尤其向同宗的李家收钱更是如此。尽管有些家庭会主动塞钱给他，他还是得靠公共救助度日。但他还是会收到一定形式的报酬，献祭的猪头和右前蹄都归他所有。吃完猪肉以后，他会把猪下巴放在公寓外风干，接着收到架子上，和其他猪下巴摆在一起。在苗族历法的年底，他会举行仪式，焚烧这些猪下巴。这些为人类牺牲性命的猪的灵魂，就可以卸下代替人类灵魂的责任，也才能投胎转世。在老挝，李朝高会在火坑里焚烧猪下巴，在默塞德则使用抛弃式的火鸡烤盘。接着他把焦黑的残骸挂在城外的树上、猪的灵魂曾经飞越的天空下。

继小猪之后，淡褐色的母猪被抬进客厅，放在塑料油布上，端公着手进行第一项仪式，为李家祈求未来一年的健康平安。李家人被人群簇拥在客厅中央，端公头上裹着一块黑布，用一条线绑起猪脖子。猪轻声呻吟。接着他把线拉往李家人身上，将一家人紧紧捆在一起，猪的灵魂就和它要保护的灵魂连在一起了。在端公眼中，人的灵魂由三个部分构成，其中一部分在人死后会守在坟前，一部分会前往死者的国度，一部分会投胎转世。这三部分都会在仪式中获得庇佑。接着他割开猪的喉咙，动刀的不是端公，而是李家的表亲，因为端公要向这动物索取无价的礼物，自然得和它保持良好关系。

若在老挝，仪式得在李家的住屋里举行，纳高和弗雅兴建的房舍不只是为了让家人遮风避雨，也是为了让亲善的家神安居。最大的家神住在主柱里，也就是李家儿子胎盘所埋处的上方。祖宗的灵魂则住在四根边柱里。财神住在山顶方向的墙面，掌管六畜的神灵住在山脚方向的门上，此外还有神灵住在两口灶里。家中每个人都能感受到神灵的存在。在我看来，要在东十二街三十七号A栋的公寓里营造神圣氛围似乎极不容易，因为这里没有柱子、炉灶，而且据李氏夫妇所说，也没有善神，因为这里是租来的。电视转成静音。距祭坛一米半处，墙的另一边，冰箱正嗡嗡作响，冰箱里有一箱百威啤酒，端公稍后会喝掉其中一罐。在善神进出的前门左边，有一箱特大号纸尿布。门开着。这让我有点担心。要是美国邻居恰巧路过，看到一头死猪躺在地板上，九个人被麻绳绑在一起，不知作何感想？

当端公准备下一场仪式时，李家亲戚中的壮丁把死猪扛到停车场。幸好停车场在公寓大楼的后方，从大街上看不到。他们先把滚烫的开水倒在尸体上，再用刀子刮猪皮，接着熟练地剖开猪腹，取出猪内脏，将不要的杂碎丢进废弃的清洁剂桶子里。他们剖开小肠，将小肠卷起，然后用园艺水管冲洗猪肚。血水上漂浮着一撮撮猪毛与碎肉末，像小溪流过整个停车场。成、梅、叶儿、楚和麦兴致勃勃地看着，一点都不惊讶。他们就像在农场长大的小孩，对死并不陌生，或许也真的可以动手杀猪。他们在八岁前就学会如何杀鸡拔毛，而年纪较大的孩子也会帮父母杀猪。

当我们回到公寓，我立即感受到气氛大为不同。借着某种无法解释的巫术灵通（我一直无法明白是如何发生的），屋内的不祥之气已完全除净。每个人都感受到气氛变了。李家小孩从停车场说说笑笑地走回来，一进门便安静下来。电视关掉了。祭坛上点起蜡烛。公寓里点了一炷香，为神灵指路的袅袅轻烟飘荡在整个空间。端公穿上靛青色袖口的黑色丝袍，系上红色腰带，光着脚，脱下所有不称头的美式衣物，而他的内在，也就是被选为通灵者的特质，此时表露无遗，显得耀眼而坚实。我明白自己先前低估了他。

现在轮到黎亚了。弗雅和纳高认为医疗技术可能无法治愈她。有个端公告诉两人，西药对她造成的伤害是无法复原的。假如问题出在灵魂，两人屡次请端公作法，应该早已恢复她说话的能力。然而她的身体目前仍存在着某种程度的疾病。两人希望端公可以让黎亚快乐些，好让她不再在夜里哭泣。在这些年多次徒劳无功的献祭之后，李家仍不放弃一丝丝微弱的机会，希望能找回黎亚的灵魂。如果霸占黎亚灵魂的恶灵接受了替死的猪的灵魂，黎亚就能恢复健康。

弗雅坐在客厅中央一张红色的铁制折叠椅上，身穿黑色长裤、蓝黑色短上衣。虽是美国服饰，配色却与端公的衣服相同，都是传统的苗族色。一绺亮丽的黑发垂在背上。黎亚坐在她大腿上，光着两只脚，身上穿着条纹马球衬衫，还包着尿布。弗雅让黎亚的头靠着自己的脖子，轻抚她的头发，在她耳边低语。黎亚全身与母亲的躯体曲线完全贴合，就像新生儿。

端公把一叠冥钱放在黎亚马球衬衫的肩头，希望为黎亚过期失效的"签证"办理"续签"。黎亚的表哥抓着一只褐色的鸡在空中挥舞，这只鸡将成为黎亚的喊魂礼祭品。这也是黎亚在婴儿期的安魂术。鸡煮熟了之后，便可用来判断黎亚的灵魂是否已经归来。两脚僵硬、两眼变硬、舌头上卷、头盖骨呈半透明等，都是好征兆。鸡爪应是最重要的征兆。一只与其他三趾都不相似的脚趾（就像是无法遵守组织伦理，因而无法融入苗族社会的苗人）象征着不和谐和不平衡。表哥对鸡唱出：

我希望你的腿好

我希望你的眼好

我希望你的舌好

我希望你的喙好

我希望你头脑清醒

黎亚身边围绕着全家人和二十多个亲戚。他们的关切与担忧全集中在她动也不动的躯体上，仿佛放大镜会聚光，直到烧起。迪伊曾说："黎亚知道如何爱人，以及如何被爱。"不论她失去什么，黎亚还是知道如何被爱。

弗雅亲亲黎亚的鼻子说："你看起来很快乐！"

表哥的一个儿子把鸡拿进厨房，迅速斩断鸡脖子，把喷出的鲜血甩入垃圾袋。

黎亚的猪个头较大，颜色也较黄，已被扛到客厅里，猪蹄以麻绳绑起。由于黎亚是女生，所以她的猪是公猪，双方的灵魂结合也是一种婚姻形式。猪躺在塑料油布上，一边呼呼喷着鼻息，一边挣扎。端公在猪脖子上绑一条绳子，接着用绳子缠绕紧紧相贴的弗雅和黎亚，让黎亚及母亲的灵魂和猪的灵魂系在一起。他绕着猪和弗雅、黎亚走了许多圈，手里大声摇着响器，让黎亚的灵魂不论在何方都能听见。接着他又敲锣，招来与他亲近的灵。最后，他把水牛角制成的两瓣筊掷到地上，看看灵是否已经听见。两瓣筊落地时都是平面朝上代表否。一瓣平面朝上，一瓣平面朝下，代表答案并不明确。两瓣筊都是平面朝下时，端公便知道他的灵已经听到主人的召唤。

猪送给黎亚无价的礼物，因此将取得报酬。端公从祭坛旁边地上拿起厚厚一叠冥钱，放在猪身上。他蹲了下来，轻声向猪解释道，它的牺牲将会换来报酬，而且一到年底灵魂就能卸下责任。他再度把筊掷到地上，看看猪是否接受。筊显示许可，他谢谢猪，将麻绳从猪的脖子和弗雅、黎亚身上解开，然后挥舞短剑将之割断。接着，他从祭坛上拿起一只杯子，将水倒进嘴里，喷出来，然后像诗曳一样发出颤音。

噜噜噜。

噜噜噜。

他说："这些是金水、银水，可以洗净疾病。"

噜噜噜。

厨房传来磨刀声。

两个壮丁把猪抬到一对折叠椅上。三个壮丁按住猪。一个亲戚拿刀刺进猪脖子。猪发出一阵凄厉的惨叫，身体剧烈扭动。另一个亲戚拿着不锈钢碗接猪血，但还是有许多鲜血喷溅在塑料油布、地毯和我们的脚上。端公将冥钱浸在血流中。冥钱染上无法洗去的鲜血，代表这些钱属于这只献身的猪。端公一一叫唤灵的名字，用冥钱上的血濡湿响铃，再用响铃触摸黎亚的背。现在黎亚也染上了血，任何想对她不利的恶灵都无法碰触她了。

端公洗掉更多的病痛。

噜噜噜。

接着他取走黎亚肩膀上的冥钱，放在猪的侧腹。

黎亚背上染了猪血，无论她走到世上任何角落，甚至数百里远的地方，都会被认为是需要治疗的小孩。此时她已不需要留在端公的视线范围内，因此弗雅将她抱到卧室，轻轻将她放在双人床上，拿一条从老挝带来的蓝色毛毯垫在她脚下，打开电风扇。黎亚的目光注视着上方，没人知道她看到了什么。她柔亮的头发在微风中飘扬。

现在端公已经准备好做这次任务中最危险的工作。他站在板凳前，将头巾的一部分垂到脸上，把视线完全遮住。头巾垂下，他看不见这个世界，却能感知到不可见的世界。面罩，加上焚香的烟，锣声与响器声此起彼落有如催眠，加上端公不断重复的动作，这一切都能帮助他进入癫狂的灵魂出窍。在老挝，他也许会用到鸦片，但那并非必要。只要与他亲近的灵出现了，他便能够凭意志跨越疆界。

端公坐在诗曳的飞马上，两脚在地毯上时而交叉时而岔开，有节奏地蹬脚。他右手拿着响器，左手戴着响铃，应和着飞马束铃的叮当响声。此时他的助手，一个戴着飞行员墨镜的年轻人敲着锣，告诉四方神灵，旅程已经开始。半个多小时后，助手把手搭在端公的腰际，端公一拍不差地立起身子，向后跳到板凳上。所有与他亲近的灵都下凡相助了。没有他们帮忙，他可能无法这样轻巧地跃起。

在这个关口，端公正冒着生命危险。他的灵魂出窍远游，假如他在还魂之前摔下来，就会一命呜呼，没人救得了他，就算是世界上法力最强的端公也办不到。就算他没摔下来，也可能在路途上遇到索命的恶灵，而他需要用上所有力量与机智来击退对方。

端公开始快马奔驰。他时而在马上，时而在地上，时而与马合一，发出嘶嘶马鸣。他以小调大声吟唱，唱着苗语、汉语夹杂的古老咒文。即使是李氏夫妇也无法明白他在唱些什么，但两人知道，他正和亲近的灵交谈，并和恶灵商量，要求恶灵释放黎亚的灵魂。

公寓前门已关上了一阵子，房间里非常热，又密不透风，空气中充满浓浓的烟。铁锣声铿锵作响。响器叮当响。某个人泼水冷却板凳的榫头。现在飞马飞上了天梯。天门开启，端公就在霓翁家门外，正攀上山岭，前往诗曳的石窟。

端公前往天界时，抓着鸡在空中挥舞的表哥，也就是喊魂者，打开前门，面向大街。他脚下有张小桌子，上面摆着祭祀的鸡、米饭、一只鸡蛋和一炷燃烧的香。他右手拿着一对笅，左手拿着响器，不时把笅或响器掷在地上，借着笅以及响器铁片落地的位置来判断喊魂是否大功告成。

　　我在呼唤你。

我在呼唤你。

他对黎亚的灵魂吟唱。

我有颗鸡蛋给你，

我有碗饭给你，

我有只鸡给你，

我备妥一切等待你。

公寓里正在烧冥钱，把冥钱送到不可见的世界。锣声大作。端公的飞马放蹄奔跑，越跑越快。喊魂者向外看着东十二街，并且吟唱：

你在何方？

你去何处？

你去找你的兄弟？

你去找你的姐妹？

你去找你的表亲？

你正看着花？

你魂在老挝？

你魂在泰国？

你魂在太虚？

你去了太阳？

你去了太阴？

回到你的家吧!

回到你母亲身边!

回到你父亲身边!

回到你姐妹身边!

回到你兄弟身边!

我在呼唤你!

我在呼唤你!

穿过这扇门回家吧!

回到你家人身边吧!

回家吧!

回家吧!

回家吧!

回家吧!

回家吧!

回家吧!

回家吧!

十五周年版后记

本书在十五年前出版，而此刻距离我第一次踏进李家位于默塞德东十二街三十七号的公寓，已经超过二十四年。一九八八年五月十九日，我在线圈笔记本上写下：

> 赤足的母亲轻轻摇晃安静的小孩
>
> 尿布、毛衣、手腕上的细线
>
> 就像婴儿，可是她好大
>
> 母亲亲亲她，摸摸她

当时我并不知道，那个安静的孩子会为我带来何等冲击。

令人惊讶的是，黎亚还活着。大部分植物人会在六个月内死亡，其他则多半不超过五年，几乎都死于疗养机构。黎亚的家人在家照顾她的时间却是五年的五倍。她曾经是我见过最漂亮的孩子。现在的她面容憔悴。她的皮肤曾经非常光滑柔嫩，我能理解为何弗雅会不断抚摸她，然而她的肌肤现在变得干燥灰黄，手指也僵硬蜷曲。不过她依然干净。弗雅老了，虽然没有人知道她真正的年纪，毕竟她也不知道自己是何时出生的。她变得虚弱，几个女儿担下照顾黎亚的工作，楚帮忙最多。过去为黎亚准备食物、喂食要花上两个多小时，然而在她多次吸入食物碎片，引发吸入性肺炎之后，她的家人终于同意帮她装上鼻胃管。现在一餐只要十分钟就能解决，可是帮黎亚洗澡，穿衣服，换尿布，抽痰，在半夜安抚她，还是要花费不少心力。黎亚的家人每年举办烤肉派对庆祝她的生日，一年也会邀请端公来访一至两次，并宰杀动物献祭，但不是为了治愈黎亚，而是希望减轻她每日的苦难。

黎亚只剩脑干仍正常运作，但我相信她拥有某种程度的意识，或者至少拥有感官记忆。我曾在弗雅和表亲一同出门的期间造访李家，楚前晚与黎亚同床，说她在夜里啜泣了数小时。黎亚知道少了什么，我想是母亲的熟悉气味，还有她的声音和身体轮廓。

每次拜访李家，我都知道黎亚没有意识到我的存在（我第一次与黎亚见面，是在她神经系统崩毁的一年半以后），然而我却能强烈意识到她的存在，不知道为何，我们之间产生了某种联系。在我们见面前，我以为黎亚（这个不会说话、笑、思考、工作，或者在我的字典里可说是"没有贡献"的人）需要的只是怜悯，她的存在却没有多少价值。若她还算是人，也只是不完整的人。然而，她让我知道事实并非如此。她对身边的人意义如此重大，我怎么能说她没有价值？她改变了我的家庭生活、我的写作生涯、我的思维，甚至可能还影响了读过她故事的人，我怎么能说她毫无贡献？

大家总是劈头就问："黎亚还活着吗？"接着问："其他人后来怎么样了？"我原本预期这个患有癫痫的苗族学步幼童大概只能吸引到十七个读者（根据我的预付版税判断，出版社也是这么想的），想不到直到现在我还是经常收到关于此书的来信或是电子邮件，我一直都很高兴有人在乎书中这些至今对我仍具有重大意义的人。

李纳高在二〇〇三年死于充血性心脏衰竭，他的家人至今仍未摆脱丧亲之恸。纳高过世数年后，梅写信给我，她写道："我记得小时候常哭着回家，因为其他小孩取笑我，或欺负我。爸爸总说，在人生路上，我一定会遇到对我不好的人，而我只要祈祷自己绝不会变得跟他们一样。我也会遇到对我很好的人，我要从每个人身上学习一点长处，变成更好的人。"如果纳高还活着，他会看见自己和弗雅抚养的孩子们接受了良好教育，成为勤勉善良的人。除了最年长的两个女儿绸儿跟卓雅（她们抵达美国时已经十多岁了），黎亚的手足全上过大学。盼是学生，也是牙医，叶儿[1]是牙医助理，楚在老挝的公共事务处工作，麦在监狱工作，梅是"凯泽医疗机构"的临床卫生讲师。梅在凯泽的"纳帕－索拉诺伦理委员"任职，在病人家属与医生的意见僵持不下时出面协调，扮演的角色与她十二岁时几无二致（黎亚到默塞德小区医学中心看病时，十二岁的她便担任父母的翻译和中间人），只差在病人与家属常不是苗人。谈起面试这份工作时，她说："我告

1　读者常会特别问起叶儿，担心她的家人依旧责怪她甩上公寓大门，吓跑黎亚的灵魂，引发她的"恶灵抓住你，你就倒下"。黎亚的癫痫不再发作，她的家人相信灵魂的问题与目前的植物人状态无关，叶儿又是个人见人爱的孩子，她早就获得了原谅。

诉他们，在踏入这个领域前，我常责怪医生，认为是医生让父母过得这么辛苦。我每天在家，只看到父母尽一切所能要让黎亚好起来。来到这里以后，我发现不该怪任何人。"黎亚的手足全住在北加州，离彼此都只有一小时车程，其中五人已婚。弗雅现在有二十九个孙子孙女：弘、札、丰、诚、茱莉、多尔西、桑迪、克丽茜、丹尼、阿什利、梅洛迪、莱斯利、肖恩、史蒂芬妮、卡伦、卡塔莉娜、道、沙恩、克里斯滕、萨姆、凯特琳、斯凯、米凯拉、费伦、莎佛拉、昆伦、伊莱贾、艾雷克斯理、侑莉，最年长的三十一岁，最年幼的三岁。还有三个曾孙：泰坦、卡伦、托潘加。

带领我认识苗族文化的四个重要领路人还住在中央谷地。马标耀辞去明尼苏达大学的工作，不再为苗族成年学生提供咨询，搬到萨克拉门托，转行做金融服务和市场营销。他说："朋友问我为什么要从商。我告诉他们，几个毕业的学生给我看他们上大学前工作所拿到的薪资支票，薪水竟然比现在还高。我开始做噩梦，失眠。我们承诺让学生看见更好的未来，然而，那个未来既没有梦想，也没有钱。现在我帮人赚钱，再也不做噩梦了。"永不歇息的马当（现在他比较喜欢别人叫他唐，因为许多美国人喜欢拿他的名字开玩笑）在医院与法院担任口译员，这几年来，他也积极参与东南亚裔美籍专业人士协会，为苗人当说客，让更多当地人进入默塞德的加州大学新校区工作。他也帮苗族从政者助选，担任美国红十字会义工。他说："像我这种运气够好，来到这个国家前就上过大学的人，一到这里就会为自己的同胞服务，我们就这样奉献终生。"乔纳斯完成硕士学业，也拿到博士学位。他拿到加州的法语、老挝语、苗语、数学教师证书，也参与一套两册的苗语课本编写。他在默塞德小区大学教授苗语，并主持国际学生事务，曾被评选为最杰出教职人员。他说："我感觉到我的人生时钟滴答地响着，催促我完成能在有生之年做到的事情。"一到周末，他就跟马当一起骑摩托车上四十九号高速公路，到谢拉山麓兜风散心。

熊美罂（现在她冠上夫姓，变成李美罂）住在萨克拉门托。一九八八年，我们第一次在默塞德市中心的曼谷餐厅碰面，从民主进步谈到苗族青少年的文化态度，一路聊到她已过世的父亲生前禁止孩子在美国人行道上吐口水。我知道她不会一直当打字员。美罂扛着一份全职工作和养育四个小孩的责任，在周末和晚间上学读书，最后拿到学士与硕士学位。然后她担任"苗族女性文化遗产协会"的执行长，这个组织提供苗族家庭社会与健康服务，数年下来，她在当地跟全美国都是独当一面的苗族领袖。现在她继续担任协会顾问，也是该协会口译员训练计划"世界桥梁"里最顶尖的训练员。二〇〇一年，美罂赢得"美国全国苗族女性领导奖"，这个奖项颁给每年最能够提升苗族女性地位的人士。二〇〇五年，她荣获"罗伯特·伍德·约翰逊基金会小区健康领导奖"，她的组织也得到十万美元以上的奖金，以表扬其"克服极大阻碍"，改善了当地的医疗照护条件。美罂曾是苗族小姐选美亚军，她的女儿青出于蓝，在十八岁当上苗族国际小姐（据主办单位所说，这场盛会是受到一个苗族故事启发，故事主题是一个男子想要寻找"全宇宙最美丽的女性"）。

黎亚的医生全都离开默塞德了。他们全都没有赚大钱，也没有忘记自己踏入家医科或是儿科是为了服务弱势族群。比尔在北卡罗来纳州一间小小的乡间诊所工作了十五年，他说现在的他"只是个家庭医生,照顾越来越多的年长病人,和他们一起变老"。丹在俄勒冈州中部的蓝领小镇开了一家诊所,身为老板,他可以很奢侈地跟每个病人相处半个多小时(而不是默塞德小区医学中心的区区十五分钟)。他说他有足够的时间,可以"问问他们状况如何,确认每个人都定时接受 X 光、大肠镜检查,即使病人只是来为大拇指换药"。他热心推动"以病人和家庭为中心的医疗",主张让病人与家属正式参与医疗过程的每个阶段,从给药方式到候诊室设计等各种事宜,医生都应询问病人和家属有什么期望(丹说,那"通常和我们以为他们所想要的相去甚远")。丹相信这种做法可以减少医疗失误,带来更好的成效,降低开销,降低病人受苦的风险,也让越来越多医生懂得聆听。

尼尔跟佩吉数年来不时拜访丹,羡慕他的工作与生活,也搬过去加入丹的行列。两人仍几乎每天运动,跑步、骑脚踏车、爬山、打网球或游泳,如尼尔所说,"好好流一身汗,让精神舒畅"。尼尔在许多路跑比赛中获得超越年龄层的好成绩(当然了,运动竞赛对他来说不是新鲜事。上回见面,他若无其事提起一件多年来不曾在我的采访中透露的事:他曾为加州大学伯克利分校校队投出一场无安打比赛)。长子托比小时候得过白血病,现在任职耐吉公司,刚完成铁人三项来庆祝他病愈二十周年。尼尔与佩吉仍常常想起黎亚,也会聊到她的事。他说:"如果重来一次,而我们仍只拥有当时的资源,没有更好的医疗技术和口译员,我们大概还是会做出同样的决定。不过,当了这么久的儿科医生,我们也许不会再像当年那样给她的家人那么多压力。我们认为结果终究不会有什么改变。"

尼尔与佩吉服务了二十二年的医院(在那里,纳高认为自己被迫签署文件承认黎亚将在两小时内死亡，于是"绑架"了她）出乎意料地成了跨文化创新的发源处，还曾登上《纽约时报》及《旧金山纪事报》，更成为全美国许多跨文化计划的典范。默塞德小区医学中心后来更名为"萨特默塞德医疗中心"（Sutter Merced Medical Center），现在则是"默塞德慈善医疗中心"（Mercy Merced Medical Center），并于二〇〇九年设立了美国第一套正式的巫医制度，有计划地将端公导入医疗。默塞德市中心的"健康之家"是与医院合作的社会福利机构，帮助苗族和其他少数民族病人不再觉得自己处于弱势。机构安排了一个名为"疗愈伙伴"的训练计划，让当地的端公花四十个小时参观手术房，使用显微镜，了解血液检测，整体来说就是接触过往在苗族病人眼中最神秘的医疗技术。端公结业后会得到一枚徽章，接着便能像其他神职人员一样自由进出病房。慈善医疗中心的 PC–369 政策指定了九种可以在病床边施行的仪式，包括念颂四种能够减轻失血、内伤、烧烫伤、昏迷状况的祝词，以及稳固灵魂、强健体魄和为手术做准备的三种系绳仪式，还有两种喊魂礼，一种用来唤回病人的灵魂，另一种用来唤回死者的灵魂。不过，医院内还是不能宰杀动物献祭（太血腥），也不能使用锣、响器、响铃（太吵）。目前也仍禁止焚香和烧纸钱，不过健康之家希望日后若能将病人移到没有装设烟雾警报器的房间，就可以举行这些仪式。

已经有一百多个巫医接受疗愈伙伴的训练。端公在苗族社群里享有崇高地位，他们获准进入医院服务一事也在外界的苗族社群间获得很大的反响。医院内尽管仍可见到麻烦案例，但已经少了许多，也不再那么悲惨，这不只是健康之家的努力，也因为如今大部分苗人都能使用两种语言，也习惯了两种文化，不再那么依赖口译员（尽管寻找专业口译员已不是难事），也更愿意相信医生。就连许多年长的苗人，无论住在默塞德或别处，也不再那么怀疑常见的现代医疗。弗雅仍在后院种草药，但她也会吃胰岛素治疗糖尿病，在孩子生病时要孩子去看医生。

慈善医疗中心对文化议题的关注影响了美国各地。美国最大的医疗评鉴机构"联合委员会"在二〇〇七年的报告中提到，有六十所医院提供口译服务（面谈或通过电话），75％以上的院所"通过宗教或精神上的服务、饮食服务、心理与社工服务响应不同文化的需求"。用来描述文化敏感度的医疗术语变化得如此之快，可能一眨眼，你就错过了最新的用词。过去几年来，"文化能力"（Cultural Competence）的概念饱受批评，批评者认为，这个概念暗示了某人能够像学打网球那样经由学习而熟知他人的文化，而且这个概念容易变成克兰曼所批评的，只是套用"一连串的守则来对待特定族裔背景的病人"。换句话说，过去对病人的文化、族裔毫不在意的医生，现在很可能落入只用这些术语来理解病人的风险。"文化谦逊"（Cultural Humility）指的是，医生能够理解自己是带着自己的整套文化（也就是种族背景和医疗文化背景）来到病床前的，而这文化并没有比病人的文化更优越。"文化响应"（Cultural Responsiveness）鼓励医生倾听病人的心声，并从病人所属文化的角度，以及不受刻板印象束缚的个人角度给予适切回应。如果这些强调跨文化沟通的医疗改革听起来像小乌龟努力爬上政治正确的高塔，或有成效上的疑虑，请别忘记，在医生开始思考为何那么多跨文化病例没有好结局之前，苗族病人（以及有其他文化背景的病人）过得多么辛苦。对于这些强调跨文化沟通的医疗改革，我唯一的顾虑只是这些概念显然比较符合自由派医生的想法，保守派的医生可能因此心生抗拒。然而，无论选择哪些用词，治疗来自陌生文化病人的能力，背后不该有政治考虑，而是要以人性、救命手段为出发点。

本书是一本在一九九〇年代叙述一九八〇年代的书（李家在一九八〇年抵达美国，黎亚在一九八二年出生，一九八六年神经系统遭受重大损伤），尽管这听起来像是我女儿用来形容过时社论的评语，但如果你知道有多少人完全忽略了书中的日期，或是以为在那之后什么都没变，一定会感到惊讶。苗族文化在美国的发展并未停滞，时至今日，苗族家庭大多已经在美国待了三十年以上，孩子在这里受教育，英语可能说得比苗语好。要是有人读过这本书之后，遇到苗族年轻人时还以为对方的行为举止会跟李纳高一样，我真的会发狂（如果我是在美国长大的苗族青年，恐怕会更受不了）。

第一波苗族难民潮在一九七〇年代中期抵达美国，其中大部分的人拥有同样的宗教信仰（泛灵信仰）、同样的职业（农民或军人）、同样的经济状况（贫穷）、同样的教育背景（极少或没有）。目前住在美国的二十六万苗人已经无法用这些方式来归类。这个数字近年来增加不少，并不是因为有新移民加入[1]，而是因为苗人早婚，拉近了世代之间的距离，且家族仍相当庞大。苗人有的是泛灵信仰者，有的是基督徒，职业从接受社会福利补助（虽然对公共救助的依赖已经降低）到担任州议员的都有，其中包括数不尽的医生和商人，及少数的饶舌歌手跟喜剧演员。虽

1　唯一的重大例外发生在二〇〇四年至二〇〇六年，当时美国收容了一万五千多名来自泰国竹洞寺的苗族难民。

说贫困者仍占四分之一以上，但将近半数的移民已拥有自己的房子。政治影响力也不容小觑，二〇〇八年，"苗族全国领导网络"（Hmong National Leadership Network）通过网络号召一千八百多名氏族领袖和活跃分子集结在斯托克顿市政厅，要求政府修正《爱国者法案》。在越战期间，苗人在老挝为美国打仗，而根据该法案的定义，苗人在老挝的军事行动被视为"违反当地法律"的反政府活动，因此该法案把许多苗人归类为恐怖分子。两星期不到，布什总统就顺应民意，将苗族排除在该法案外，此后这些人便能合法求职，考驾照及申请居留权。

虽然经历了这些转变，美籍苗人骨子里依旧是苗人。或许父母比较少跟小孩说起传统的苗族故事，也不太教女儿刺绣了，而当这些苗人小孩长大，可能也不太想住在父母隔壁，但大部分的祖父母、曾祖父母依然住在子女家中，而不是搬去退休小区或赡养院。在苗族社群中，互助组织依旧能够凝聚族人，氏族组织依然完整，献祭仪式也并未消失，或许并不是每个人都会举行，但在人生最重要的关键时刻（出生、结婚、死亡），传统仪式还是非常普遍。马当相信苗人社群若少了传统就会凋零。他说："将两棵植物连根拔起，其中一棵甩去根上的土壤，另一棵则留下土壤，再把两者种在新盆子里，你觉得哪一棵能够活下来？"马当或许摆脱了名字里的苗语发音，但苗族根源依然强韧。

以前我为苗人移居美国后受到的种种亏待感到愤怒，常常幻想苗人要是继续待在老挝或泰国，可能会过得更好，或者住在法属圭亚那那样的荒野，至少可以继续务农，不受打扰。但现在的我不那么笃定了。我相信弗雅、纳高及这一世代的苗族难民不可能重建战前在老挝村寨那种心灵富足的生活。那一代的苗人就这样成了牺牲品。不过，我也相信李家的孩子绝不会离开加州的家，抛弃自己受教育、辛勤工作所买（或租）下的住处，回到胡亚绥的小木屋（有些人还是在那里出生的）。

我从苗族朋友口中最常听到的抱怨不是想要离开美国，而是他们希望别人不要总是忽略他们，或忘了他们来到美国的原因。马当说："在默塞德大街上，你会看到貌似醉汉的苗族男子，他们的穿着不够整齐，走路姿势不好看。可是他们不是酒鬼。他们是救了美国人性命，身受重伤的英雄。有时我们折损一百条苗人的性命，就为了拯救一个被击落的美国飞行员，或搬回罹难者的遗体。你没办法在一夜之间教会美国人这些事，但我们一定要反复教育。"

可是如果美国人只有在发生坏事的时候才会听到苗族的事，要怎么教育？近几年来"苗族"曾三度登上头版新闻。第一次是二〇〇四年，一个叫作王在硕的苗族猎人在威斯康星州北部对八个白人猎人开枪，杀死其中六人。媒体试着从苗族文化中找出王在硕犯案的理由，也就是说，因为王在硕是苗人，所以他犯下这案子。这种论调真是太疯狂了。如果各位跟我一样，在一九八八年跟数十个苗人聊过，每个人都对你说他们不相信美国医生，你可以合理推测这跟他们的文化有关。但假如一个苗人犯下其他苗人未曾犯过的罪，那怎么能归咎于文化，而非其他可能性更高的因素，比如压力、攻击性人格、心理疾病，或其他让人大开杀戒的动机？两年后，同样在威斯康星州的树林里，一个叫作詹姆斯的猎人一刀捅死名叫王彰的苗族猎人，没有人说"他会犯案是因为他是白人"。

二〇〇七年也有一条关于苗族的新闻：苗族名人王宝将军

因为据称密谋推翻老挝政府而遭逮捕（起诉在二〇〇九年撤销，他在二〇一一年过世）。即使有美国人没读到王宝可能打算购买AK47步枪和刺针飞弹的报道，在猎人凶杀案之后也没看到威斯康星州开始贩卖的"杀一个苗人，救一头鹿"保险杆贴纸，那么，二〇〇八年克林特·伊斯特伍德执导的电影《经典老爷车》上映后，终究还是会听到"苗族"一词。电影里那个顽固的韩战老兵和苗族邻居发生了许多趣事，这部电影在美籍苗族圈子引起各种反响。一方面，电影里有超过二十个苗族角色，全都由苗族演员出演。另一方面，电影中充斥文化错误，如苗族老太太不嚼槟榔，所以不会吐棕色口水；葬礼宾客不会穿传统苗服，只有婚礼的新郎新娘会穿，或在年节庆祝时才会穿；还有，喊魂者站在门边，而不是起居室中央。我一点也不意外，电影中"女孩上大学，男孩进监狱"这句台词并未红起来。一个苗族影评家指出，该部电影把苗族描绘成"幼儿化的社群，无法保护自己，并且严重缺乏在美国获取成功的手段"。

我的朋友阿德里安·妮可·勒布朗（Adrian Nicole Leblanc）是我最喜欢的非虚构作家，有一回她语重心长地跟我说："唯独记者这份工作，知道的永远比在场其他人更少。"在李家公寓的我，确实如此。我以前访问完弗雅跟纳高之后，常把租来的车停在东十二街的路灯下，跟美罂聊到半夜，听她解释我没有捕捉到的微妙文化差异。在小房间里听马标耀告诉我苗族文化不同于笛卡尔哲学的我确实也是如此。在默塞德小区医学中心的餐厅里，听丹告诉我黎亚的病例摧毁了他的理想主义，那时的我还是如此。甚至当我独自坐在纽约家中的书桌前，身旁围绕着数十本书籍、文章、论文，绝望地以为永远无法完成这本书，即使完成，这些文字也永远无法为我的所见所闻平反的我，也的确就是这么一个"知道的永远比在场其他人更少"的记者。

在这本书的写作过程中，有太多太多的错误和失败。认识美罂之前，我挑错口译员，纳闷为何大部分的苗族家庭总是无法清楚告诉我具体的时间。计划开始几个月后，我从纽约飞去默塞德，因为我听说李家要请端公举行仪式，到了现场才发现仪式是为了弗雅举办，而不是为了黎亚（幸好我参加了弗雅的仪式，否则来年回去看黎亚的仪式时，我不会知道眼睛要看着哪里）。最大的失败发生在负责这个计划的《纽约客》编辑离职后（我永远感激他在离开杂志社前接受我的提案），新上任的编辑对罹患癫痫的苗族幼儿缺乏兴趣，在信中（把我的姓名都拼错了）告诉我，她不需要这一则报道。（幸好如此。假如杂志刊登我的报道，我永远不会写成这本书。事实上，在被新编辑拒绝之后，我又在这个计划上继续投入五年光阴，正是因为我脸皮太薄，要是不继续下去，就得跟弗雅、纳高、尼尔、佩吉说他们花在我身上的数百个小时都将付诸流水。我说不出这种话，于是写了这本三百多页的书。）

"我们没有看见世界的原貌，只在世界中看见自己。"这句话可能出自《塔木德》或康德，也可能是雪莉·麦克林，无论是谁说的，这都是一句很有智慧的话。时至今日，我依旧不断对抗这句话，生怕我不自觉地把自己的观点当成唯一观点。我知道在黎亚事件中冲突的双方都掉入了这个陷阱，但即使这个陷阱是本书最重要的主题，你也没办法轻易避开这个陷阱。我的计算机上方挂着一幅漫画，那是杰克·齐格勒（Jack Ziegler）的作品，用简单深刻的笔触描述了这个陷阱及其难以轻易跨越的无奈：一只青蛙仰望乳牛，表情讶异地说："哇！这只青蛙还真大，真丑！"乳牛俯视青蛙，表情一模一样，说："呃！这头牛还真小！"我们都是青蛙或乳牛，在困惑中度过一生。同理心太难了，比愤怒困难，也比同情不易。

我想我现在比当时懂得稍微多一点，但这不代表我想重写这本书。本书属于它的时代。要是我把"智力障碍"改成"发育迟缓"（虽然我现在不会用"智力障碍"这个词了），或是引用"数百个苗族学生"（！）在"网络聊天室"中的讨论内容，那么我就是犯了历史学家口中"以今观古"误导读者的错误（我开始写这本书的时候，还没有互联网。书将要出版之际，网络还在萌芽。除了有小一部分是借用美矞丈夫的电脑完成，我的研究完全不靠网络）。"以今观古"或许会成就一本好书，甚至比原版还要好，但就不会是这本书了。除了少数例外[1]，我一直不愿修订这个版本，因为我知道今日的我一旦干涉过去的我的作品，会推倒整本书的平衡。

如果是今天才从头开始撰写，我一定写不出这本书。不可能。

1　多年以来，我好想纠正几个错误，失效的网址、拼错的名字，很高兴有机会这么做。我在苗族历史的章节《鱼汤》里稍做修改。最近的学者，鄢华阳（Robert Entenmann）、王富文（Nicholas Tapp）、李亚（Gary Yia Lee）针对我引用的一些作品提出有力的反论，像是昆西（Keith Quincy）曾被奉为经典的《苗族：一支民族的历史》（Hmong: History of a People），还有他使用的旧数据源。比如过去被视为苗族王的Sonom，其实应该是西藏文化圈里的嘉绒人（Gyarong）。因此我删去了Sonom的段落。眼尖的苗族学者应该会注意到资料来源中的难民研究中心已经不存在了，该中心的收藏文件由明尼苏达州立大学的移民历史研究中心接收。

当时的我还有可能读完几乎所有与苗族有关的文字数据。那花了我整整四年时间。这件事若是现在来做，大概要花上好几辈子的时间。美国的苗族开枝散叶，发展得如此蓬勃，我没有能力将他们一一记录下来，连想象或做梦都不可能。尽管我收到的苗族读者来函多半给我正面意见，大部分的负面评价都是批评我说了一个不该由我来说的故事。我对于认同式政治没有多少好感，我相信任何人都有权写出任何人的故事。不过一旦立场互换，我一定会有同样的不满。这正是我三十年前的感受，当时女性的声音比现在还要微弱，都被男性淹没了。现在年轻的苗族作家开始出版著作，如编纂杰出文学选辑《橡树林中的竹子》（*Bamboo Among the Oaks*）的马玫能（Mai Neng Moua），还有写出激烈悲情回忆录《迟归之人》（*The Latehomecomer*）的作者杨嘉莉（Kao Kalia Yang）。我很乐意闭上嘴，听这些人的声音。希望这本书的定位不是关于苗族的"那一本书"，而是描写沟通与误解的众多书籍之一。

过去十五年来，我一直是旁观者，兴致也一直不减，专长倒是减弱不少，所幸我只是业余人士，免于读一本本苗族学者的五百页巨作。我和李家的友谊尽管存在许多坑洞与误解，却从未被放到一边。有段时期，楚从六号汽车旅馆的夜班柜台将高中报告传真给我，我挑出一些语法错误（她已经不需要其他帮助），回传给她（我一直不能原谅梅八年级的语言艺术老师，那人在她描写家人从老挝逃到泰国的文章后头写下"你的一生真是多姿多彩！但请注意动词的过去式"的评语），她每次都会随报告送上一封信，告诉我叶儿近来排球巡回赛的成绩，或卓雅的小女儿的喊魂礼。楚及叶儿曾和朋友来麻省拜访我，也曾在某天晚上一路开到佛蒙特州，只为了找一间还没打烊的超市买蛋糕给我生日惊喜（她们不但买到蛋糕，还有气球）。有一次我去加州拜访李家，通过美罂的翻译，弗雅向我介绍在起居室地板上爬行的小娃娃，说是"外甥和外甥女"。我跟美罂说两人看起来年纪太小，不像弗雅的外甥跟外甥女。她说："不是的。她把你当成女儿。两人是你的外甥和外甥女。"

要是弗雅没把我打扮成苗族新娘，天知道乔治会不会向我求婚？如果没有弗雅这个榜样（即使在法律上她是虐童者，我还是没有见过这么棒的母亲），天知道我会成为怎样的母亲？她跟纳高生了好多小孩，在李家可以一口气看到各种育儿阶段，完成以下纵向研究：如果你整天抱着宝宝，宝宝一哭就抱起来，那孩子到了三岁、八岁、十岁、十二岁、十四岁、十六岁，会有怎样的发展。我以为结果会是养出一窝被惯坏的小鬼，可是李家推翻了我的想法。有了自己的小孩以后，我不敢用苗族传统背巾（假使我把孩子甩到肩后，结果孩子被甩出去怎么办），不过我十分仰赖我的婴芙乐背巾。受到弗雅的影响，我一路母乳喂养，直到孩子都几乎要上幼儿园了。

在我双亲过世后数年，纳高也走了。他的葬礼持续了三天三夜。由于场地是美国的葬仪社，依规定不能在葬仪社内宰杀动物，不过他们用拖车送一头长着巨大双角的牛到停车场。一条长长的绳子系住那头牛，绳子尾端穿过后门，横越大厅，牵入敞开的棺材中，绑上纳高的手。之后那头牛在别处献祭，牛头送回葬礼会场。它会跟着其他几头亲友购买的牛一起陪伴纳高走过死后的旅程。纳高在当地小区颇受尊敬，葬礼会场挤满悼亡的人，场内有六个芦笙乐手和一面丧鼓。许多哀悼者号哭着挤在棺材四周，泪水甚至沾湿了纳高的蓝色丝质寿衣。

我的双亲都采用火葬，也都要求哥哥跟我不要举办葬礼。母亲的遗言强硬禁止我们看她的遗体。当我站在纳高的棺材旁，拿一旁提供给哀悼者的整叠餐巾纸擦眼睛时（普通的面纸挡不住大家的泪水），我觉得，我的文化好干涸——这已经不是我第一次这么想了。我们不知道如何哀悼，我们怕宣泄出来不得体，把情感哽在喉咙里。

如果不是一个多月前发生的某件大事，纳高的死会让我更悲痛。我受邀到加州大学戴维斯分校谈这本书（麦是那里的学生）。我想到校方应该会想一道邀请美翾、尼尔、佩吉，这样我们可以一起在座谈会上讨论，弗雅跟纳高也可以在优秀口译员的陪同下登场。这个构想实现了。弗雅跟纳高听着麦对四百多个听众发表动人的演说，听着尼尔哑着嗓子提到把黎亚带离家人身旁送进寄养家庭时，他是多么难熬，也听见他说虽然他觉得别无选择，但还是对他造成的伤害深感抱歉。

座谈会之后，苍老衰弱的纳高走向尼尔。我第一次看见这两人共处一室。我和李家以及医生谈话全都在不同的时间、地点。虽然弗雅早已原谅尼尔跟佩吉，可是我从没听过纳高对两人说句好话。然而，在那个午后，他直视尼尔的双眼（在尼尔的记忆中，纳高从来不曾这么看着他），通过女儿的翻译，告诉尼尔，现在他了解黎亚的医生有多关心她。他向尼尔致谢。

在那一刻，在我们共赴晚餐之前，我听到十五年前为这本书撰写前言时所梦想听到的：共同的语言。

安妮·法迪曼

麻省西部，2012 年

苗文拼音、发音与引文的注解

　　根据人类学家罗伯特・库珀（Robert Cooper）与其同僚收集的民间故事，苗语曾经有过文字，许多关于生命、死亡，以及由死亡到重生的旅程，都记录在一本伟大的书中。可惜那本书被牛跟老鼠吃了。这本书消失之后，再没有任何文字记述能够像这本书一样胜任记载苗族丰富文化的任务，苗语从此只有口语没有文字。

　　这种状况一直维持到十九世纪末期。当时出现了超过二十种的苗语书写系统，传教士和语言学家依照中国文字或者泰文、老挝文、越南文、俄文字母创造苗文。还有一套很棒的书写系统，拥有八十一个符号，称为 Pahawh Hmong（看起来有点像梵文），那是在一九五九年由杨雄禄（Shong Lue Yang）——这位犹如救世主的苗族领袖发明的，他从未学过其他语言。一直到现在，在老挝北部的反抗团体"昭发"（Chao Fa）还在使用这套系统。

　　本书中的苗语词汇，我使用了被最多苗族人士和语言学家接受的书写系统：苗语通用拼音文字（Romanized Popular Alphabet，通常称之为 RPA）。这套系统在一九五三年的老挝问世，发明者是三名兼具传教士身份的语言学家：林伍德·巴尼（Linwood Barney）、威廉·斯莫利（William Smalley）和恩保羊（Yves Bertrais）。这套系统用罗马拼音表现出所有的苗语发音，避开了变音符号（这对打字员而言是天大的福音）。如果你以为 RPA 能够表示语音，那你可能会气死。（比如说端公［txiv neeb］的真正发音大概是"tsi neng"，那么，v 跑到哪里去了？b 呢？ng 是从哪里来的？）然而，如果你把 RPA 视为符号，这套系统真的是相当精巧，而且没有看起来那么困难。

苗语是单音节语言（除了复合字），而且跟很多亚洲语言一样，属于音调语言。也就是说，一个字的意义不能单看元音和子音，也要考虑音调的抑扬顿挫。RPA 最独特的一点就是这些音调是由字的最后一个子音来表现。（除了没有起伏的平音，这类音没有末尾的子音。）大部分的苗语词汇是以元音做结尾，所以最后的子音一定是音调标记，不需要发音。

举例而言，恶灵（dab）的发音是"da"。（最后的 b 代表高扬后平抑的音调。没有亲耳听过，很难驾驭音调，所以在这里我会跳过范例中其他字词的说明。）Paj ntaub 字面上的意义是"花布"，意指刺绣，发音则是"pa ndow"。Qaug dab peg 字面上的意义是"恶灵抓住你，你就倒下"，就是苗语中的癫痫，发音则是"kow da pay"。

RPA 发音系统还有其他许多变化，大部分复杂到难以在此描述。我只提出三种。第一个是听起来像 s 的 x。另一个是以双元音来代表鼻音，发音类似英文"sing"字尾的 ng。（这两种变化再加上结尾的子音不发音的原则，就能解释为什么 txiv neeb 的发音是"tsineng"了。）第三个变化是，w 其实是元音，发音类似法文的 u。举例来说，看似怪异的 txwv（类似丢沙包的儿童游戏）发音大概是"tsu"。

为了方便美国人念出发音，美国的苗人不会使用 RPA 来标注名词。首字母大写名词的发音往往与其拼法十分相似，比方说"Hmong"这个字（RPA 则拼成 Hmoob），一般人会直接念成"Mong"，但其实前缀有一个几乎听不出来的送气音。"李黎亚"（Lia Lee）用 RPA 来拼的话就是 Liab Lis，发音很简单，就是"Leea Lee"。

有两个主要的苗族族群住在老挝跟泰国，分别是白苗跟青（或是绿）苗。这两个族群各自偏好使用白色和靛青作为裙子的颜色。他们的方言很相似，只是发音有些微差异。在这本书中，我使用的是白苗语的拼法。

我在书中如实引用了与苗族人士的对话。也就是说，讲英语的苗人所说的话是逐字引用，不懂英语的苗人所说的话则是由熊美罂口译后我再记下，她会一句一句翻译他们的意见。这样的做法对乔纳斯·范盖伊跟马标耀这几位受过高等教育的苗人来说，产生了一些矛盾的影响，他们的英语语法带有一些个人的独特习性，因此看起来好像没有纳高、弗雅等人"完美"，因为后者的发言是通过在美国受教育、使用正统语法的口译过滤的。然而我觉得若把美罂的翻译改成比较糟的英文，或是美化苗人自己说出的英文，只会更糟，前者当然不用考虑，后者等于是让读者失去机会欣赏苗语、法语，或是其他语言使用者的英语质感，获得的体验也比我这个聆听者更少。

引用出处注释

就形式与意图而言，本书与第二章开头描述的鱼汤颇为类似。苗人在烹调鱼汤或说寓言故事时，总会从许多地方取得材料，我自己的鱼汤也同样兼容并蓄。

李黎亚的数据大部分来自访谈（书中提到黎亚的所有部分，全都依靠那些访谈资料，因此下述的分章注释将不再重复指出受访者的身份）。

家族成员：杨弗雅、李纳高、李梅、李楚。养父母：迪伊·柯达和汤姆·柯达。

默塞德小区医疗中心：特蕾莎·卡拉汉、本尼·道格拉斯、尼尔·恩斯特、哈特维、伊夫琳·马谢尔、丹·墨菲、佩吉·菲利浦、格洛丽亚·罗德里格斯、戴夫·施奈德、史蒂夫·塞格斯壮、比尔·塞维奇、莎伦·耶茨。

山谷儿童医院：特里·哈奇森。

默塞德县卫生部：埃菲·邦奇、侯柯亚、马丁·基尔戈、李绮雅。

儿童保护中心：珍妮·希尔特。

谢尔比特殊教育中心：泽巴·戴维斯、桑妮·利珀特。

除了访谈数据以外，我也引用了黎亚在各单位机构的档案及病历记录：默塞德县卫生部、儿童保护中心（包括在加州最高法院的判决）、山谷儿童医院、默塞德小区医疗中心，以及她母亲在默塞德小区医疗中心的病历（在本书完稿后，默塞德小区医疗中心由非营利集团萨特医疗接手，医院更名为萨特默塞德医疗中心）。

和下列几位人物的对话，帮助我了解苗族文化的各个层面：德怀特·康克古德、埃里克·克里斯特尔、侯柯亚、Annie Jaisser、Luc Janssens、李绮雅、Linda Lee、李梅、李纳高、李楚、李逢、马标耀、马琼、马当、马起、Lao Lee Moua、马怡亚、Court Robinson、Long Thao、陶百福、Lee Vang、Peter Vang、乔纳斯·范盖伊、苏姬·沃勒、熊约翰、Mayko Xiong、熊美嚣、Xay Soua Xiong、熊雅桃和杨弗雅。过去二十年来出版了许多与苗人有关的著作，所幸有明尼苏达大学难民研究中心出版的三本苗族研究参考书目和一本评论难民出版著作的期刊，让我得以不在苗学研究的迷宫中失去方向。

在此我想特别举出三本将在分章注释反复出现的著作，这三本著作令我受惠良多，我也格外珍惜。Keith Quincy 的《苗族：一支民族的历史》（*Hmong: History of a People*）浅显易懂又包罗万象，是我不可或缺的历史参考数据。

我对苗人特质的了解主要来自萨维纳的《苗族史》（*Histoire des Miao*），这是一本民族学与语言学的专书，可惜绝版已久，作者萨维纳是仁慈的法国传教士，曾在老挝和越南北部传教。该书的译文由我个人自译。

最后，我发觉自己不断重温查尔斯·约翰逊的《苗语故事：老挝苗族之民间传说及神话故事》，既是为了寻找灵感，也是为了享受阅读乐趣。这是一本口述文学的选集，包含一篇介绍苗人文化的精彩导言，以及许多解说详细的注释。本书由一个语言学教授集结成册，他也是明尼苏达州第一个苗人家庭的援助者。

在以下注释中，当首次提及某部著作时，我会列出作品全名，再次提及时则使用简称，后面的参考书目收录了所有引用数据的完整出处。

1 诞生

本章所提及的苗人习俗，多半来自杨弗雅、李绮雅、马标耀、马琼、马劳理、马怡亚和熊约翰的访谈资料。

有关苗人巫师的叙述引用让·莫坦的 "A Hmong Shaman's Séance"、德怀特·康克古德等人合著的 *I am a Shaman: A Hmong Life Story with Ethnographic Commentary*，以及查尔斯·约翰逊编著的《苗语故事：老挝苗族之民间传说及神话故事》（我引用的是一九八三年的版本，该书在一九九二年出了新版）。后两本著作也谈及苗人预防和治疗不孕的传统方法。

苗人怀孕、生产及产后的习俗引用王高等人合著的 *Hmong Concepts of Illness and Healing with a Hmong/English Glossary*、Gayle S. Potter 与 Alice Whiren 合著的 "Traditional Hmong Birth Customs: A Historical Study"、Ann Bosley 的 "Of Shamans and Physicians: Hmong and the U.S. Health Care System"，以及乔治·斯科特二世的 "Migrants Without Mountains: The Politics of Sociocultural Adjustment Among the Lao Hmong Refugees in San Diego"。斯科特二世的专题论文为许多题材提供了丰富资讯。胎盘是苗人的第一件与最好的外衣一事，引用自查尔斯·约翰逊的《苗语故事：老挝苗族之民间传说及神话故事》，苗人死后旅程的记载出自 Ruth Hammond 的 "Tradition Complicates Hmong Choice"。

苗人氏族系统的背景数据引自 TouFou Vang 的 "The Hmong of Laos" 和蒂莫西·邓尼根的 "Segmentary Kinship in an Urban Society: The Hmong of St.Paul Minneapolis"。

研究苗人健康的先驱毕里雅图有一些著作，具体描述苗人对失魂疾病的看法，这些著作分别是 "Causes and Treatment of Hmong Mental Health Problems" "Hmong Beliefs About Health and Illness" "Guidelines for Mental Health Professionals to Help Hmong Clients Seek Traditional Healing Treatment" 等论文，以及专书 *Hmong Sudden Unexpected Nocturnal Death Syndrome: A Cultural Study*。除此之外，与此题材有关的参考数据还有 Xoua Thao 的 "Hmong Perception of Illness and Traditional Ways of Healing"、柯顿的 "The Locked Medicine Cabinet: Hmong Health Care in America"、Nusit Chindarsi 的 *The Religion of the Hmong Njua*、Ann Bosley 的 "Of Shamans and Physicians"、Kou Vang 等人合著的 *Hmong Concepts of Illness and Healing* 和查尔斯·约翰逊的《苗语故事：老挝苗族之民间传说及神话故事》。关于婴儿失魂和安魂绳的描写，则是参考埃里克·克里斯特尔的 "Buffalo Heads and Sacred Threads: Hmong Culture of the Southeast Asian Highlands"、汉密尔顿 – 梅里特

的"Hmong and Yao: Mountain Peoples of Southeast Asia"，以及 Paul Lewis 与 Elaine Lewis 合著的 *People of the Golden Triangle*。

婴儿的喊魂仪式引自 Nusit Chindarsi 的 *The Religion of the Hmong Njua*，以及 Gayle S. Potter 与 Alice Whiren 合著的"Traditional Hmong Birth Customs"。

2 鱼汤

法文教授 Luc Janssens 告诉我鱼汤的故事。

我对苗人历史从远古至二十世纪初的摘要得感谢 Keith Quincy 的 *Hmong:History of a People*（我主要仰赖一九八八年的版本，该书在一九九五年推出修订新版）。

萨维纳的 *Histoire des Miao* 给了我许多想法。

其他帮上忙的苗人历史著作包括：让·莫坦迷人的 *History of the Hmong*、威廉·格迪斯堪称典范的苗族人类学研究 *Migrants of the Mountains: The Cultural Ecology of the Blue Miao (Hmong Njua) of Thailand*，以及胡戈·博那兹克的 *Akha and Miao: Problems of Applied Ethnography in Farther India*、Sucheng Chan 的 *Hmong Means Free: Life in Laos and America*，还有 Yang See Koumarn 与 G.Linwood Barney 合著的"The Hmong: Their History and Culture"。

有关"Miao""Meo""Hmong"等字词的使用背景引自上述参考数据（以博那兹克的著作最为详尽），另有杨道的 *Hmong at the Turning Point* 和罗宾斯的 *The Ravens: The Men Who Flew in American's Secret War in Laos*。

关于人类学家库珀的段落引自库珀个人著作 *Resource Scarcity and the Hmong Response*。

3 恶灵抓住你，你就倒下

Delores J. Cabezut Ortiz 的 *Merced County: The Golden Harvest* 记载了托尼·科埃略如何因自身的癫痫病症遭到耶稣会拒绝。马标耀告诉我苗人想在默塞德替科埃略举行招魂仪式。

有关如何成为端公，参见德怀特·康克古德的 *I am a Shaman*、雅克·勒莫因的 "Shamanism in the Context of Hmong Resettlement"、布鲁斯·索帕坞·毕里雅图的 "Traditional Hmong Beliefs"，以及凯瑟琳·卡尔亨佩拉的 "Description and Interpretation of a Hmong Shaman in St.Paul"。

有关苗人父母如何对待小孩，参见博那兹库的 *Akha and Miao*、Nusit Chindarsi 的 *The Religion of the Hmong Njua*、Brenda Jean Cumming 的 "The Development of Attachment in Two Groups of Economically Disadvantaged Infants and Their Mothers: Hmong Refugee and Caucasian American"、E. M. Newlin Haus 的 "A Comparison of Prozemic and Selected Communication Behavior of Anglo American and Hmong Refugee Mother Infant Pairs"、Charles N. Oberg 等人的 "A Cross Cultural Assessment of Maternal Child Interaction: Links to Health and Development"，以及温迪·沃克–莫法特的 *The Other Side of the Asian American Success Story*。

默塞德小区医疗中心的信息由 Vi Colunga、Arthur DeNio、Doreen Faiello、Ed Hughell、Liz Lorenzi、Betty Maddalena、Marilyn Mochel、丹·墨菲、Theresa Schill、比尔·塞维奇、Betty Wetters 和 Janice Wilkerson 提供。

默塞德的苗人人口估算是依据一九九〇年人口普查结果推测出来的，该次普查试图将来自泰国的新难民、来自美国其他州的二次移民，以及新生人口（使用的是苗人的生育率，而非美国人的）等变项都纳入考虑。加州财政局的人口研究中心和默塞德社会服务局的 Rhonda Walton 提供了协助。

本章及其他章节中，有关癫痫的医学信息来自我对波士顿儿童医院的神经科医生 Elizabeth Engle 与默塞德小区医疗中心的尼尔·恩斯特和佩吉·菲利浦所做的访谈。我找到的以下著作也提供了协助，包括 Owen B. Evans 的 *Manual of Child Neurology*、Orrin Devinsky 的 *A Guide to Understanding and Living with Epilepsy*、Robert Berkow 编著的 *The Merck Manual of Diagnosis and Therapy*、Alan Newman 的 "Epilepsy: Light from the Mind's Dark Corner"、Jane Brody 的 "Many People Still Do Not Understand Epilepsy"。Eve LaPlante 在 *Seized: Temporal Lobe Epilepsy as a Medical, Historical, and Artistic Phenomenon* 中讨论癫痫与创造力的关联，Owsei Temkin 在其佳作 *The Falling Sickness: A History of Epilepsy from the Greeks to the Beginnings of Modern Neurology* 中记载了癫痫病症的历史。有关希波克拉底（Hippocrates）的引文取自 Richard Restak 在 *The Brain* 中引自 *On the Sacred Disease* 的文字，有关陀思妥耶夫斯基的引文取自《白痴》。

4 医生吃人脑吗？

苗人陶瑁造访班维乃难民营一事记载在 "Hmong Medical Interpreter Fields Questions from Curious" 以及 Marshall Hurlich 等人合著的 "Attitudes of Hmong Toward a Medical Research Project" 中。

苗人治病重视禁忌以及端公与西医的差别可参考查尔斯·约翰逊的《苗语故事：老挝苗族之民间传说及神话故事》、德怀特·康克古德等人合著的 *I am a Shaman*、Ann Bosley 的 "Of Shamans and Physicians"、伊丽莎白·柯顿的 "The Locked Medicine Cabinet"、John Finck 的 "Southeast Asian Refugees of Rhode Island: Cross Cultural Issues in Medical Care"、Joseph Westermeyer 与 Xoua Thao 合著的 "Cultural Beliefs and Surgical Procedures"、Marjorie Muecke 的 "In Search of Healers: Southeast Asian Refugees in the American Health Care System"、Scott Wittet 的 "Information Needs of Southeast Asian Refugees in Medical Situations"，以及毕里雅图的 "Hmong Refugees: Some Barriers to Some Western Health Care Services" 和 "Hmong Attitudes Towards Surgery: How It Affects Patient Prognosis"。有关病症缘由的资料亦可参见第一章注释中提及的毕里雅图著作。

施行于皮肤的亚洲疗法可参见 Donna Schreiner 的 "Southeast Asian Folk Healing"、Lana Montgomery 的 "Folk Medicine of the Indochinese"，以及 Anh Nguyen 等人合著的 "Folk Medicine, Folk Nutrition, Superstition"。侯柯亚、李绮雅、Chong Moua 和杨弗雅也为我讲解了这些疗法。

法国医生让－皮埃尔·威廉在《自由的未竟之路》中讲述南耀难民营伤寒大流行一事。凯瑟琳·帕克把她在尼空的研究写在 "Medicinal Ethnobotany of Hmong Refugees in Thailand" 一文中。德怀特·康克古德在班维乃难民营推行环境卫生计划一事，记载在 "Health Theatre in a Hmong Refugee Camp: Performance, Communication, and Culture" 中——在记载与苗人相处情况的文献中，这是我最喜爱的一本。

5 依照指示服药

我在奥利弗·萨克的《偏头痛》中首次接触到"灵魂剧痛"一词的概念。

有关抗抽搐药物副作用的描述，引自 Orrin Devinsky 的 *A Guide to Understanding and Living with Epilepsy*、Warren Leary 的 "Valium Found to Reduce Fever onvulsions"，以及 *Physicians' Desk Reference*（我在书中使用的是一九八七年的版本，因为出版年代与黎亚的病例时间大致相近）。波士顿儿童医院的神经科医生 Elizabeth Engle 认为，苯巴比妥药物与智力障碍有关的研究并不确凿。她相信此药是安全药品。

王亚尼的事是马标耀、熊笛雅、Vishwa Kapoor 和克劳斯告诉我的。Pablo Lopez 的 "Hmong Mother Holds Off Police Because of Fear for Her Children" 一文中也有记载。

6 高速皮质铅疗法

第四章注释所提及的文献资料，对本章的内容帮助颇多。对苗人健康议题初探最有帮助的两篇文章是 Ann Bosley 的 "Of Shamans and Physicians" 和伊丽莎白·柯顿的 "The Locked Medicine Cabinet"。

有关美国生活的谣言，毕里雅图的 *Hmong Sudden Unexpected Nocturnal Death Syndrome* 和 Marc Kaufman 的 "Why the Hmong Spurn America" 均有提及。熊美罂和 Long Thao 也告知我一些相关谣言。

侯柯亚、李绮雅、Linda Lee、李纳高、马标耀、马琼、马当、马起、Lao Lee Moua、Long Thao、陶百福、Lee Vang、Peter Vang、

乔纳斯·范盖伊、苏姬·沃勒、熊约翰、Xay Soua Xiong、熊雅桃和杨弗雅让我了解了苗人对医生的观感。约翰·阿莱曼、Steve Ames、拉克尔·阿里亚斯、Doreen Faiello、罗杰·法伊夫、哈特维、Tim Johnston、马丁·基尔戈、Phyllis Lee、玛丽·莫可斯、丹·墨菲、卡伦·奥尔莫斯、佩吉·菲利浦、戴夫·施奈德、史蒂夫·塞格斯壮、比尔·塞维奇、Barbara Showalter、罗伯特·斯莫尔、Tom Sult、理查德·韦尔奇和 Fern Wickstrom 让我了解了医疗工作者对苗人的观感。

Alan M.Kraut 针对移民的健康议题写过一篇切实的历史摘要 "Healers and Strangers: Immigrant Attitudes Toward the Physician in America–A Relationship in Historical Perspective" 和一本翔实的专书 *Silent Travelers: Germs, Genes, and the "Immigrant Menace"*。

在默塞德治疗苗族病人面临的考验可参见 "Salmonellosis Following a Hmong Celebration"、尼尔·恩斯特等人合著的 "The Effect of Southeast Asian Refugees on Medical Services in a Rural County"，以及 Doreen Faiello 的 "Translation Please"。

本章提及的苗英词汇表参考自 Thai Fang 的 *Tuabneeg Lubcev Hab Kev Mobnkeeg Rua Cov Haslug Hmoob: Basic Human Body and Medical Information for Hmong Speaking People*。

其他有关苗人健康议题的参考数据包括 Scott Wittet 的 "Information Needs of Southeast Asian Refugees"、凯瑟琳·卡尔亨佩拉的《苗人孩童医疗照顾冲突中的文化信仰与权力动态之分析》、Marjorie Muecke 的 "Caring for Southeast Asian Refugee Patients in the USA"、Amos S. Deinard 与蒂莫西·邓尼根合著的 "Hmong Health Care: Reflections on a Six Year Experience"、Debra Buchwald

等人合著的 "Use of Traditional Health Practices by Southeast Asian Refugees in a Primary Care Clinic"、Roy V. Erickson 与 Giao Ngoc Hoang 合著的 "Health Problems Among Indochinese Refugees"、Agatha Gallo 等人合著的 "Little Refugees with Big Needs",以及 Rita Bayer Leyn 的 "The Challenge of Caring for Child Refugees from Southeast Asia"。

关于身心病可参见 Joseph Westermeyer 等人合著的 "Somatization Among Refugees: An Epidemiologic Study"。

关于怀孕与生产可参见 James M. Nyce 与 William H. Hollinshead 合著的 "Southeast Asian Refugees of Rhode Island: Reproductive Beliefs and Practices Among the Hmong"、Andrea Hollingsworth等人合著的 "The Refugees and Childbearing: What to Expect"、Linda Todd 的 "Indochinese Refugees Bring Rich Heritages to Childbearing"、Peter Kunstadter 的 "Pilot Study of Differential Child Survival Among Various Ethnic Groups in Northern Thailand and California"、Helen Stewart Faller 的 "Hmong Women: Characteristics and Birth Outcomes, 1990"、Deanne Erickson 等人合著的 "Maternal and Infant Outcomes Among Caucasians and Hmong Refugees in Minneapolis, Minnesota",以及 Deborah Helsel 等人合著的 "Pregnancy Among the Hmong: Birthweight, Age, and Parity"。

有关苗人的高生育率可参见 Rubén Rumbaut 与 John R. Weeks 合著的 "Fertility and Adaptation: Indochinese Refugees in the United States"（本篇资料提供生育率统计数字）、温迪·沃克－莫法特的 "The Other Side of the Asian Academic Success Myth: The Hmong Story"、乔治·M.斯科特二世的 "Migrants Without Mountains" "Making Up for the Ravages of Battle: Hmong Birthrate Subject of Merced Study", 以及 Donald A. Ranard 的 "The Last Bus"。

有关美国白人和黑人生育率的资料引自美国人口调查局的人口统计部门。请留意"生育率"一词并非指一群不同年龄的妇女在某一段时间内的平均育儿数，而是指她们在总生育年龄期间的平均育儿数。前一项的统计数字会较低，因为该项统计会纳入所有尚能生育的妇女。

7 归政府所有

有关检举虐童的信息来自 "Child Abuse Laws: What Are Your Obligations?" 和 "儿童虐待与忽视国家数据库"（National Clearinghouse on Child Abuse and Neglect）。宗教自由与提供孩童医疗照护的法律义务之间的冲突可参见 Martin Halstuk 的 "Religious Freedom Collides with Medical Care"、David Margolick 的 "In Child Deaths, a Test for Christian Science"、"Court Says Ill Child's Interests Outweigh Religion"、James Feron 的 "Can Choosing Form of Care Become Neglect?"，以及 Caroline Fraser 的 "Suffering Children and the Christian Science Church"。凯瑟琳·卡尔亨佩拉的 "Analysis of Cultural Beliefs and Power Dynamics" 是从苗人观点看待此问题的犀利研究。

罗伯特·杰克逊法官针对父母让孩童成为殉道者所做的判决引自 *Prince v. Massachusetts*，321 U.S. 158,170 (1943)。

Linda Greenhouse 的 "Christian Scientists Rebuffed in Ruling by Supreme Court" 和 Stephen L. Carter 的 "The Power of Prayer, Denied" 探讨 *McKown v. Lundman* 的案例。

非营利组织 CHILD（Children's Healthcare Is a Legal Duty）提供了有帮助的背景资料，组织创办人 Rita Swan 原为基督科学教会信徒，其子十六岁死于脑膜炎。

8 弗雅与纳高

关于苗人礼仪的数据，我参考了查尔斯·约翰逊的《苗语故事：老挝苗族之民间传说及神话故事》、Don Willcox 的 *Hmong Folklife*，以及 *Social/Cultural Customs: Similarities and Differences Between Vietnamese—Cambodians—HMong—Lao*。

苗族公主把救命恩人误认成饿鹰的故事引自查尔斯·约翰逊的《苗语故事：老挝苗族之民间传说及神话故事》。高傲的官员变成老鼠的故事引自格迪斯的 *Migrants of the Mountains*。Keith Quincy 的 *Hmong* 提到老挝官员一出现，苗人就被迫伏地爬行。

苗人划分年月日的传统方式，可参见格迪斯的 *Migrants of the Mountains*、Yang See Koumarn 与 G. Linwood Barney 合著的 "The Hmong"、查尔斯·约翰逊的《苗语故事：老挝苗族之民间传说及神话故事》，以及 Ernest E. Heimbach 的 *White Hmong-English Dictionary*。

关于苗绣（paj ntaub），可参见 Paul Lewis 与 Elaine Lewis 合著的 *Peoples of the Golden Triangle*、乔治·M. 斯科特二世的 "Migrants Without Mountains"、Egle Victoria Žygas的 "Flower Cloth"，以及 Michele B. Gazzolo 的 "Spirit Paths and Roads of Sickness: A Symbolic Analysis of Hmong Textile Design"。

9 半西医半巫医

雅克·勒莫因的"Shamanism"和德怀特·康克古德等人合著的"I am a Shaman"以认同口吻解释苗人的动物献祭。以下几篇文章也谈到其他宗教的献祭仪式，主要谈论萨泰里阿教的有Jeffrey Schmalz 的"Animal Sacrifices: Faith or Cruelty?"、Richard N. Ostling 的"Shedding Blood in Sacred Bowls"、Larry Rohter 的"Court to Weigh Law Forbidding Ritual Sacrifice"、Russell Miller 的"A Leap of Faith"，以及 Lizette Alvarez 的"A Once-Hidden Faith Leaps into the Open"。

默塞德禁止屠杀动物一事记载在 Ken Carlson 的"Hmong Leaders Seek Exemption"和"Sacrifice Ban Remains"，以及 Mike De La Cruz 的"Animal Slaughtering Not All Ritualistic"和"Charges Filed After Animal Slaughtering Probe"中。

毕里雅图的 *Hmong Sudden Unexpected Nocturnal Death Syndrome* 一书解释了让病人改名以瞒过窃取灵魂的恶灵一事。

尼尔·恩斯特与佩吉·菲利浦在"Bacterial Tracheitis Caused by Branbamella catarrhalis"一文讨论黎亚气管感染一事。

10 战争

本章及其他章节引用萨维纳讲述故事的部分皆出自其著作 *Histoire des Miao*。乔纳斯·范盖伊告诉我苗语中山的词汇有多么丰富。让·莫坦的 *History of the Hmong* 一书中将老挝种族依聚落与海拔来划分。乔治·M. 斯科特二世在"Migrants Without Mountains"一文中对苗人看待平地老挝人的观感提出微妙的论点。老挝苗族和自然世界关系紧密可参见埃里克·克里斯特尔

的 "Buffalo Heads and Sacred Threads"、Keith Quincy 的 *Hmong*、Paul Lewis 和 Elaine Lewis 合著的 *Peoples of the Golden Triangle*、Don Willcox 的 *Hmong Folklife*、查尔斯·约翰逊的《苗语故事：老挝苗族之民间传说及神话故事》，以及查尔斯·约翰逊和 Ava Dale Johnson 合著的 *Six Hmong Folk Tales Retold in English*。Christine Sutton 编著的 "The Hmong of Laos" 和 Yang See Koumarn 与 G.Linwood Barney 合著的 "The Hmong" 对苗人传统村寨生活也提供许多基础背景资料。

苗语的拟声词描述引自语言学家玛莎·拉特里夫出色的语言学研究 "Two Word Expressives in White Hmong"。拉特里夫阐明她对那些字词的翻译并非定义，而是联想含义，许多拟声词都可提供诸多联想。

William Smalley 的 *Phonemes and Orthography* 和 "Adaptive Language Strategies of the Hmong: From Asian Mountains to American Ghettos" 界定书写文化和口语文化中的文盲，十分有趣。W. J. Ong 的 *Orality and Literacy: The Technologizing of the Word* 指出词语在口语文化中的神奇力量。

鸦片的资料可见 Sucheng Chan 的 *Hmong Means Free*、Alfred W. McCoy 的 *The Politics of Heroin: CIA Complicity in the Global Drug Trade*、杨道的 "Why Did the Hmong Leave Laos?"、Ken Hoffman 的 "Background on the Hmong of Laos"、W. R. Gedde 的 *Migrants of the Mountains*、库珀的 *Resource Scarcity*、罗宾斯的《群鸦》、Yang See Koumarn 与 G. Linwood Barney 合著的 "The Hmong"、Paul Lewis 和 Elaine Lewis 合著的 *Peoples of the Golden Triangle*，以及 Keith Quincy 的 *Hmong*。放荡苗女的坟上长出罂粟花的传说

出自 Quincy 的著作。

上述许多著作也提及苗人的迁徙习性，Nusit Chindarsi 的 *The Religion of the Hmong Njua* 也有论及。最详尽的资料引自 Cheu Thao 的 "Hmong Migration and Leadership in Laos and in the United States"。Ray Hutchison 的 *Acculturation in the Hmong Community* 对苗人迁徙是一种文化现象的说法，提出发人深省的反驳。

有关老挝战争的描述，多亏有乔纳斯·范盖伊、军史中心的 Vincent Demma、空军研究部的 Yvonne Kincaid、作家 Gayle Morrison，以及历史学家 Gary Stone 的帮忙。

在研究战争的许多文献资料中，有三部非学术著作值得特别提及。首先是汉密尔顿－梅里特的《悲剧的群山：苗人、美国人以及老挝的秘密战争，一九四二至一九九二》，这本雄心勃勃的著作是对苗人感兴趣者的必读读物。由于作者偏袒王宝将军的写作立场，以及对生物武器黄雨的指控并非完全客观，因此在学术圈有不少争议。不过，汉密尔顿－梅里特在书中引用的大量见证报道和她对苗人的热情依旧是无与伦比的。其次是罗宾斯的《群鸦》，该书详尽记载中情局在老挝战争期间招募美国空军飞行员一事。我自此书引用了许多篇幅。最后一本书是 Roger Warner 的 *Back Fire: The CIA's Secret War in Laos and Its Link to the War in Vietnam*，此书仅着眼战争中的几个关键人物，多半是美国人，但书中所讲述的王宝将军事迹，是其他书中不曾见过的。Warner 的这本书曾多次再版，书名屡次更动，如其中一版名为 *Shooting at the Moon: The Story of America's Clandestine War in Laos*。

我对战争的了解也多仰赖前述的许多著作，尤其是 Keith Quincy 的 *Hmong*、杨道的 *Hmong at the Turning Point*、让·莫

坦的 *History of the Hmong*，以及伊丽莎白·柯顿的"The Locked Medicine Cabinet"。关于战时冲突的历史，最不易导致混淆的摘要就属 Joan Strouse 的"Continuing Themes in U.S. Educational Policy for Immigrants and Refugees: The Hmong Experience"。我 也 引 用了 Victor Marchetti 与 John D.Marks 合著的 *The CIA and the Cult of Intelligence*、Stan Sesser 的"Forgotten Country"、Tom Hamburger 与 Eric Black 合著的"Uprooted People in Search of a Home"、Donald A. Ranard 的"The Hmong: No Strangers to Change"、W. E. Garrett 的"No Place to Run"、Clark Clifford 的 *Counsel to the President*、William E.Colby 的 *testimony to the House Subcommittee on Asia and the Pacific, April 26, 1994*、Toby Alice Volkman 的"Unexpected Bombs Take Toll in Laos, Too"，以及 Henry Kamm 的"DecadesOld U.S.Bombs Still Killing Laotians"。

American Foreign Policy,1950-1955: Basic Documents; American Foreign Policy: Current Documents, 1962、"Text of Cease Fire Agreement Signed by Laotian Government and the Pathet Lao"，以及 *Dictionary of American History* 帮助我破译老挝和越南的国际协议。

我引用了以下几篇当时的报道：Hugh Greenway 的"The Pendulum of War Swings Wider in Laos"、Don Schanche 的"The Yankee 'king' of Laos""Laos: The Silent Sideshow"、Michael T. Malloy 的"Anti Communists Also Win Battles in War Torn Laos""Reds' Advance in Laos Menaces Hill Strong holds of Meo Tribe"、Henry Kamm 的"Meo General Leads Tribesmen in War with Communists in Laos"、Robert Shaplen 的"Letter from Laos"、Nancy Shulins 的"Transplanted Hmong

Struggle to Adjust in U.S.", 以及 "Rice in the Sky"。

颂扬王宝将军的中情局影片是 *Journey from Pha Dong*，剧本由 Vang Yang 所写。Roger Warner 的 *Back Fire*、Victor Marchetti 与 John D. Marks 合著的 *The CIA*，以及 Alfred W. McCoy 的 *The Politics of Heroin* 检视了老挝战争中鸦片所扮演的角色，美国公共电视网的《前线》节目亦同。《前线》和 McCoy 记述了中情局和鸦片交易的紧密关系，Warner 则认为此二人的主张过于夸大。

汉密尔顿－梅里特的《悲剧的群山：苗人、美国人以及老挝的秘密战争，一九四二至一九九二》和 Sterling Seagrave 的 *Yellow Rain: Chemical Warfare—The Deadliest Arms Race* 指出生物武器黄雨确实存在。持相反观点的论文则有 Lois Ember 的 "Yellow Rain"、Thomas Whiteside 的 "The Yellow Rain Complex"，以及 Thomas Seeley 等人合著的 "Yellow Rain"。

11 生死关头

尼尔·恩斯特和佩吉·菲利浦帮助我弄懂本章和其他章节提及的医药信息。Elizabeth Engle、Robert Kaye，特别是 Fred Holley 帮我厘清了许多晦涩之处。Sherwin B. Nuland 的 *How We Die: Reflections on Life's Final Chapter* 让我明白什么是败血症休克，Robert Berkow 的 *The Merck Manual* 解释什么是弥漫性血管内凝血。

12 逃亡

李梅寄了她的自传作业给我。

George Dalley、Randall Flynn、Bob Hearn、Tony Kaye、马标耀、乔纳斯·范盖伊和 Jennifer Veech 等人都协助我找寻李家村

寨胡亚绥的确切位置，并确认村名的拼法。最后是由李楚拍案定论。有关老挝地理的参考资料，包括老挝国土局出版的十万分之一比例尺地图，以及 *Laos: Official Standard Names Approved by the United States Board on Geographic Names*。

杨道、保罗·迪莱、Dennis Grace、Bob Hearn、Marc Kaufman、马标耀、马当、马起、Court Robinson、Hiram Ruiz、Vang Pobzeb、乔纳斯·范盖伊、熊美罂、Xay Soua Xiong 和熊雅桃为我澄清战后老挝和越南国各方面的情况。

第十章许多注释提及的参考资料都很有帮助。Stan Sesser 的 "Forgotten Country"，以及杨道的 *Hmong at the Turning Point*、"Why Did the Hmong Leave Laos?" 记载了苗人在战后老挝的命运。本章引用首相富马亲王对老挝清算的意见，出处的译作有许多，包括杨道的 *Hmong at the Turning Point*、Keith Quincy 的 *Hmong* 和 Roger Warner 的 *Back Fire*。汉密尔顿－梅里特的《悲剧的群山》引述了万象国内服务（Vientiane Domestic Service）电台广播对苗人撤营逃亡的说辞。有关老挝国家解放联合阵线的背景资料，引自 Marc Kaufman 的 "As Keeper of the Hmong Dream, He Draws Support and Skepticism"、Ruth Hammond 的 "Sad Suspicions of a Refugee Ripoff"，以及 Seth Mydans 的 "California Says Laos Refugee Group Has Been Extorted by Its Leadership"。

以下数据帮助我重建苗人徒步逃亡泰国的经历：Henry Kamm 的 "Meo, Hill People Who Fought for U.S., Are Fleeing from Laos"、May Xiong 与 Nancy D. Donnelly 合著的 "My Life in Laos"、David L. Moore 的 *Dark Sky, Dark Land: Stories of the Hmong Boy Scouts of Troop 100*、Arlene Bartholome 的 "Escape from Laos

Told"、Dominica P. Garcia 的 "In Thailand, Refugees' Horror and Misery"，以及 Matt Franjola 的 "Meo Tribesmen from Laos Facing Death in Thailand"。苗人的葬礼习俗在 Kou Vang 的 *Hmong Concepts of Illness and Healing* 中有详细记载。以色列孩童被母亲失手闷死的故事写在 Roger Rosenblatt 的 *Children of War* 一书里。

有关泰国难民营和难民方针，我查阅了 David Feith 的 *Stalemate: Refugees in Asia*、Lynellen Long 的 "Refugee Camps as a Way of Life"、*Ban Vinai: The Refugee Camp*、Court Robinson 的 "Laotian Refugees in Thailand: The Thai and U.S. Response,1975 to 1988"、让 – 皮埃尔·威廉的 *Les naufragés de la liberté*、Henry Kamm 的 "Thailand Finds Indochinese Refugees a Growing Problem"、Donald A.Ranard 的 "The Last Bus"、Marc Kaufman 的 "Why the Hmong Spurn America"、Joseph Cerquone 的 *Refugees from Laos: In Harm's Way*，以及 Jim Mann 与 Nick B. Williams, Jr. 合著的 "Shultz Cool to New Indochina Refugee Effort"。引用德怀特·康克古德的篇幅出自 "Health Theatre"。

有关苗人自愿或非自愿被遣返老挝的资料，Marc Kaufman 的 "Casualties of Peace" 和 Lionel Rosenblatt 在一九九四年四月二十六日向美国亚洲和太平洋事务小组委员会提出的证词，是立场较为中立的两篇文章。

有关全球难民议题，信息最可信的参考数据是年刊 *World Refugee Survey*，由美国华盛顿特区的美国难民委员会出版。我从本刊物引用许多文字和图片。

诗曳的故事出自查尔斯·约翰逊的《苗语故事：老挝苗族之民间传说及神话故事》。我把故事简化许多，但尽可能不背离约翰逊本人由 Pa Chou Yang 口中听来的内容。

13 代号 X

有关苗人新年的描述，参见 Kou Vang 的 *Hmong Concepts of Illness and Healing* 和格迪斯的 *Migrants of the Mountains*。凯瑟琳·卡尔亨佩拉的 "Analysis of Cultural Beliefs and Power Dynamics" 帮助我了解苗人对预告死亡的禁忌，与侯柯亚、李绮雅、马琼和 Long Thao 的对谈也帮了忙。

14 民族大熔炉

先前提过的数则参考数据对于初探苗人在美经历提供了格外易懂或有趣的起点。"Migrants Without Mountains"，斯科特二世这篇谈论圣地亚哥苗人的专题论文，是我读过最出色的苗人文化适应研究。*Hmong Means Free*，Sucheng Chan 这本书中有长篇历史叙述和访谈集，网罗了加州五个苗人家族的口述历史，但她举的例子太偏重改信基督教的信仰经历。*Acculturation in the Hmong Community* 是 Ray Hutchison 研究威斯康星州北部苗人的专书，该书对许多刻板印象提出深刻异议。其他有用的概要数据有蒂莫西·邓尼根等人合著的 "Hmong" 和 Sanford J. Ungar 的 *Fresh Blood: The New American Immigrants*。*The Hmong Resettlement Study* 这本全面性的政府报告书中有宝贵的信息、访谈和对难民计划的改进建议。

Edward Avery 神父、Toyo Biddle、Loren Bussert、Yee Chang、埃里克·克里斯特尔、保罗·迪莱、蒂莫西·邓尼根、弗朗西斯卡·法尔、Tim Gordon、Glenn Hendricks、Marc Kaufman、Sue

Levy、马标耀、马当、Ron Munger、George Schreider、Peter Vang、乔纳斯·范盖伊、Doug Vincent、熊约翰和熊美罂提供了有用的背景资料。

福特车厂的美国化课程引自 Stephen Meyer 的 *The Five Dollar Day*、Stephan Thernstrom 的 "Ethnic Groups in American His tory"、和 Joan Strouse 的 "Continuing Themes in U.S. Educational Policy"。雅克·勒莫因的 "Shamanism" 谈论了苗人抗拒同化一事。Marc Kaufman 的 "Why the Hmong Are Fleeing America's Helping Hand" 记载了王宝将军要求美国政府给予苗人土地一事，以及我在本章中所谈到的文化适应。Eric Martin 的 "Hmong in French Guyana: An Improbable Gamble" 讨论了南美人安置一事，Bruce Downing、Daniel Taillez 神父和杨道提供了进一步的细节数据。

处理难民移居的官僚作风写在 Richard Lee Yamasaki 的 "Resettlement Status of the Hmong Refugees in Long Beach" 和 Robert E.Marsh 的 "Socioeconomic Status of Indochinese Refugees in the United States: Progress and Problems"。苗人抱怨美国政府的适应研究出自 Woodrow Jones, Jr. 与 Paul Strand 合著的 "Adaptation and Adjustment Problems Among Indochinese Refugees"。Ruth Hammond 的 "Tradition Complicates Hmong Choice" 和 Joseph Westermeyer 的 "Prevention of Mental Disorder Among Hmong Refugees in the U.S.: Lessons from the Period 1976–1986" 记述了试图让苗人改信基督教一事。Westermeyer 的文章也对分散苗人难民一事采取批判观点，Stephen P. Morin 的 "Many Hmong, Puzzled by Life in U.S., Yearn for Old Days in Laos"、Simon M.Fass 的 "Through a Glass Darkly: Cause and Effect in Refugee Resettlement Policies"，以及 Frank Viviano 的

"Strangers in the Promised Land" 都有类似的看法。

艾奥瓦州费尔菲尔德市杨家所遭遇的悲惨事件，记载在 Calvin Trillin 的 "Resettling the Yangs" 和 Wayne King 的 "New Life's Cultural Demons Torture Laotian Refugee" 中。

给东南亚新进难民的生活守则出自 "Your New Life in United States"。刻画苗人形象的报纸社论出自 Seth Mydans 的 "California Says Laos Refugee Group Has Been Extorted"、Frank W. Martin 的 "A CIA Backed Guerrilla Who Waged a Secret War in Laos Puts Down Roots in Montana"、Nancy Shulins 的 "Transplanted Hmong Struggle to Adjus"、Stephen P. Morin 的 "Many Hmong"，以及 Susan Vreeland 的 "Through the Looking Glass with the Hmong of Laos"。对"原始"一词写给报纸的愤怒抗议信出自 Paul Pao Herr 的 "Don't Call Hmong Refugees'Primitive'"。

"Bangungut" 是一些歇斯底里的社论用来指涉猝死症的用词。这种病状原先被称为夜间猝死症，直到数起白天猝死病例发生后才拿掉夜间二字，可参见雅克·勒莫因和 Christine Mougne 合著的 "Why Has Death Stalked the Refugees?"、毕里雅图的 *Hmong Sudden Unexpected Nocturnal Death Syndrome*、Ronald Munger 的 "Sudden Death in Sleep of Asian Adults" 和 "Sudden Death in Sleep of Laotian Hmong Refugees in Thailand: A Case Control Study"，以及 Ronald Munger 与 Elizabeth Booton 合著的 "Thiamine and Sudden Death in Sleep of South East Asian Refugees"。

参议员辛普森将苗人描述为"最难消化的团体"引自德怀特·康克古德的 "Health Theatre"。有关苗人的谣言记载在查尔斯·约翰逊的 "Hmong Myths, Legends and Folk Tales" 和 Roger

Mitchell 的"The Will to Believe and Anti Refugee Rumors"中。

排苗的破坏与暴力行为案例出自 Tom Hamburger 与 Eric Black 合著的"Uprooted People"、Eddie A. Calderon 的"The Impact of Indochinese Resettlement on the Phillips and Elliot Park Neighborhoods in South Minneapolis"、David L. Moore 的"Dark Sky, Dark Land"、Stephen P. Morin 的"Many Hmong"、Margot Hornblower 的"Hmongtana"、Dennis R. Getto 的"Hmong Families Build New Lives"、Richard Abrams 的"Cross Burnings Terrify, Bewilder Hmong"、"Slaying of Boy Stuns Refugee Family"、Jane Eisner 的"Hearings on Attacks on Asians"、William Robbins 的"Violence Forces Hmong to Leave Philadelphia"，以及 Marc Kaufman 的"Clash of Cultures: Ill Hmong Rejects Hospital"和"At the Mercy of America"。

乔治·M. 斯科特二世的"Migrants Without Mountains"解释了为何有些苗人难民打不还手。Amy Pyle 的"Refugees Allegedly Threaten Welfare Workers"报道了弗雷斯诺的愤怒苗人扬言杀人一事。"Hmong Sentenced to Study America"和 Jack Hayes 的"Ching and Bravo Xiong, Laotian Hmong in Chicago"报道了苗人攻击一名美国驾驶员的事。苗人的刑罚体系在查尔斯·约翰逊的《苗语故事：老挝苗族之民间传说及神话故事》一书中有所描述。苗人王朝万自杀一事记载在 Shirley Armbruster 的"Hmong Take Root in Fresno"中。

The Hmong Resettlement Study 和 Cheu Thao 的"Hmong Migration and Leadership"对二次移民提供了有用的背景资料。Don Willcox 的 *Hmong Folklife* 中提及，蒂莫西·邓尼根观察到企图加入其他氏族的苗人被称作蝙蝠。加州中央山谷的苗人资料来

自 John Finck 的 "Secondary Migration to California's Central Valley"、Mike Conway 的 "The Bill Stops Here in Refugee Policy"、David Abramson 的 "The Hmong: A Mountain Tribe Regroups in the Valley",以及 Kevin Roderick 的 "Hmong Select San Joaquin to Sink Roots"。惊人的农业计划出自明尼苏达州荷马市于一九八二年提出的训练计划，引自 *The Hmong Resettlement Study* 一书。德怀特·康克古德谈论苗人的组织伦理引自 "Establishing the World: Hmong Shamans"。

美国各州政府鼓励苗人和其他难民族群经济独立的计划，引自难民安置办公室出版的以下刊物：Teng Yang 等人合著的 *An Evaluation of the Highland Lao Initiative: Final Report*、*Evaluation of the Key States Initiative*，和难民安置计划的年度报告 *Reports to the Congress*。Simon M. Fass 的 "Economic Development and Employment Projects" 是理解一九八〇年代苗人发展情况的良好资料。Ruth Hammond 的 "Strangers in a Strange Land" 用理性观点看待社会福利金。乔治·M. 斯科特二世的 "Migrants Without Mountains" 提到苗人不愿升职以领导同胞。Charlie Chue Chang 和 Nouzong Lynaolu 提供苗人在全国的发展情况数据，Yang Wang Meng 基金会提供了苗人的职业分布数据，Robin Vue Benson 提供了电子资源。Vue Benson 是在线学术刊物苗人研究期刊的创办编辑人（网址：www.hmongstudies.org/HmongStudiesJournal）。

福利金统计信息是参考明尼苏达州社会服务部、威斯康星州健康与社会服务部和加州社会服务部所提供的数据。这些数据都是估计值。

The Hmong Resettlement Study 和罗宾斯的《群鸦》记述了中

情局在老挝立下"承诺"一事。Lue Vang 与 Judy Lewis 合著的 "Grandfather's Path, Grandfather's Way"将经济不独立的人比喻成等待剩饭的狗。

关于精神健康的研究，我查阅了 Rubén Rumbaut 的 "Mental Health and the Refugee Experience: A Comparative Study of Southeast Asian Refugees"、Perry M. Nicassio的 "Psychosocial Correlates of Alienation: Study of a Sample of Indochinese Refugees"、Joseph Westermeyer 的 "Acculturation and Mental Health: A Study of Hmong Refugees at 1.5 and 3.5 Years Postmigration"，以及 Westermeyer 等人合著的 "Psy chosocial Adjustment of Hmong Refugees During Their First Decade in the United States"。我也参考了 Elizabeth Gong-Guy 的 California Southeast Asian Mental Health Needs Assessment 和毕里雅图的 "Understanding the Differences Be tween Asian and Western Concepts of Mental Health and Illness"。

侯朵雅的诗作《背井离乡之恸》，以及美国苗人难民觉得花、鸟、树都与故乡相异的观察皆引自 Don Willcox 的 Hmong Folklife。角色扮演的故事和前大队指挥官王成功的故事皆出自 Stephen P.Morin 的 "Many Hmong"。明尼苏达大学在一九八二年所做的苗人小区调查和引自 Tom Hamburger 与 Eric Black 合著的 "Uprooted People"，记载了苗人认为自己会在美国度过余生的比例人数。虽然我没找到更新的调查研究，但我相信这个人数会显著增加，尤其是年轻苗人的部分。

莫利卡描述他在中南半岛替难民做心理辅导的内容引自 "The Trauma Story: The Psychiatric Care of Refugee Survivors of Violence and Torture"和 James Lavelle 的 "Southeast Asian Refugees"。

毕里雅图等人合著的 "Mental Health and Prevention Activities Targeted to Southeast Asian Refugees" 对角色丧失有初步探讨。

苗族少年杀害德国观光客的故事，记载在 Seth Mydans 的 "Laotians' Arrest in Killing Bares a Generation Gap" 中。乔治·M. 斯科特二世的 "The Hmong Refugee Community in San Diego: Theoretical and Practical Implications of Its Continuing Ethnic Solidarity" 提到艰苦生活增强了苗人的自我认同。

15 黄金与炉渣

Robert Berkow 的 *The Merck Manual* 和 Lawrence K. Altman 的 "Quinlan Case Is Revisited and Yields New Finding" 帮助我理解什么是植物人状态。乔治·M. 斯科特二世的 "Migrants Without Mountains" 提到苗人父母对不健全的孩子格外关爱。

16 他们为何挑上默塞德？

下述文献提供了默塞德的历史、种族结构和经济的背景数据：*Merced Sun-Star Centennial Edition*、"A Chronicle in Time"、Gerald Haslam 的 "The Great Central Valley: Voices of a Place"、Delores J. Cabezut Ortiz 的 *Merced County*、Kevin Roderick 的 "Hmong Select San Joaquin"，以及默塞德商会、默塞德经济发展协会、默塞德老挝人家庭小区等提供的文学数据和信息。Dan Campbell、Burt Fogleburg、简·哈伍德、Luc Janssens、杰夫·麦克马洪、Kai Moua、Cindy Murphy、罗伯特·斯莫尔和 Debbie Vrana 也提供了有用的基本数据。Rosie Rocha 从《默塞德太阳星报》找出多篇文章。

有关苗人音乐和乐器可参见 Amy Catlin 的 "Speech Surrogate Systems of the Hmong: From Singing Voices to Talking Reeds"、Don Willcox 的 *Hmong Folklife*、查尔斯·约翰逊的《苗语故事：老挝苗族之民间传说及神话故事》、Megan McNamer 的 "Musical Change and Change in Music"、Rick Rubin 的 "Little Bua and Tall John"、Mike Conway 的 "Recording the Ways of the Past for the Children of the Future"，以及 "New People/Shared Dreams: An Examination of Music in the Lives of the Hmong in Merced County"。

马当的故事部分细节取自 Frank Viviano 的 "Strangers in the Promised Land" 和 Arlene Bartholome 的 "Future Is Uncertain for Area Refugees"。马当和乔纳斯·范盖伊告诉我王宝买果园的计划。杰夫·麦克马洪提供了一九七七年六月七日和二十一日的默塞德县政府针对购买案的会议记录，其内容也刊载在 "Laotians Drop Ranching Plan" 中。《默塞德太阳星报》报道苗人涌入的头条新闻刊登于一九八三年一月二十一日、一九八二年十月二十日和一九八三年五月十一日。引用斯坦贝克小说的部分出自《愤怒的葡萄》。

有关默塞德的经济和福利情形的许多有用资料由 Andrea Baker 和 Rhonda Walton 提供，Jim Brown、约翰·卡伦、迈克尔·海德、Bev Morse、乔治·罗德里格斯、Van Vanderside、Houa Vang 和 Charles Wimbley 也有所贡献。加州财务部和人口统计资料中心也提供协助。Ron Dangaran、Jean Moua 和 Terry Silva 提供默塞德的学校数据；Joe Brucia、Randy Carrothers、Charlie Lucas、Pat Lunney 和 Rick Oules 提供默塞德的犯罪资料；约翰·麦克道尼尔和 Margaret Ogden 提供驾照笔试的数据。"Gang

Pak"有默塞德年轻人帮派的资料。Pat McNally 和 Daniel Silva 合著的 "Asians, Game Laws inConflict" 记载了苗人捕猎和抓鱼。Mark Arax 的 "A Final Turf War" 记载了为中情局效力的张卓展葬在托尔豪斯墓园一事。

有关苗人教育最权威的参考资料是温迪·沃克－莫法特的 "The Other Side of the Asian American Success Story"，亦可参见温迪·沃克－莫法特的 "The Other Side of the Asian Academic Success Myth"、Rubén Rumbaut 与 Kenji Ima 的 *The Adaptation of Southeast Asian Youth: A Comparative Study*、Donald A.Ranard 的 "The Hmong Can Make It in America"、Chia Vang 的 "Why Are Few Hmong Women in Higher Education?"、乔治·M.斯科特二世的 "Migrants Without Mountains"、Miles McNall 与蒂莫西·邓尼根合著的 "Hmong Youth in St. Paul's Public Schools"，以及 Susan Dandridge Bosher 的 "Acculturation, Ethnicity, and Second Language Acquisition: A Study of Hmong Students at the Post secondary Level"。

Malek Mithra Sheybani 的 "Cultural Defense: One Person's Culture Is Another's Crime" 讨论了苗人抢婚。更多苗人婚俗可参见 T.Christopher Thao 的 "Hmong Customs on Marriage, Divorce and the Rights of Married Women"，以及 William H.Meredith 与 George P. Rowe 合著的 "Changes in Lao Hmong Marital Attitudes After Immigrating to the United States"。

保罗·迪莱、卡伦·奥尔莫斯、Court Robinson、和乔纳斯·范盖伊告诉我一些"不同伦理准则"的案例（他们提到这些案例是为了表达美国人和苗人伦理系统的差别，并非轻视苗人的伦理系统）。查尔斯·约翰逊的《苗语故事：老挝苗族之民间传说及神话故事》和 Ruth Hammond 的 "Strangers in a Strange Land" 也探讨了苗人的伦理系统。

Roy Beck 在 "The Ordeal of Immigration in Wausau" 中提到威斯康星州的沃索市有苗人大量涌入，尽管沃索市所面临的问题与默塞德相仿，但在我看来 Beck 的文字煽动人心且立场排苗。

17 八大问

克兰曼的八大问在很多地方都出现过，尽管内容略有出入。最早的版本出现在克兰曼等人合著的 "Culture, Illness, and Care: Clinical Lessons from Anthropologic and Crosscultural Research" 中。本章的八大问是我通过电话向克兰曼询问而来的。

18 要命还是要灵魂？

跨文化与跨社会医学的研究相当丰富，而且快速增长。对此议题感兴趣的读者，我推荐克兰曼的几本著作，其中 *Patients and Healers in the Context of Culture* 和 *The Illness Narratives: Suffering, Healing, and the Human Condition* 两本，在前文已经引用过，另有其他相关主题的著作也十分值得一读。

关于跨文化医疗议题的入门读物，我推荐 Shotsy C. Faust 的 "Providing Inclusive Healthcare Across Cultures"、Debra Buchwald 等人合著的 "The Medical Interview Across Cultures"、Karen Olness 的 "Cultural Issues in Primary Pediatric Care"，以及 Daniel Goleman 的 "Making Room on the Couch for Culture"。若想更深入了解此议题，可进一步阅读 Robert C.Like 等人合著的 "Recommended Core Curriculum Guidelines on Culturally Sensitive and Competent Health

Care"这本出色的跨文化研究指南。

为本章内容贡献诸多想法与细节的有：哈佛医学院的 Daniel Goodenough 与克兰曼、斯坦福医学院的 Ronald Garcia 与 Gary Lapid、旧金山总医院难民诊所的 Shotsy Faust 与 Chloe Wurr、美国家庭医生学会的 Gerald Hejduk、Robert Berkow 与 William R.Harrison 合著的 *Merck Manual*、imulation Training Systems 的 Garry Shirts、太平洋医学中心 Cross Cultural Health Care Program 的 Ira SenGupta、默塞德小区医疗中心的丹·墨菲，以及默塞德县卫生部默塞德难民健康计划的 Marilyn Mochel。本章提出的许多主题，来自我在斯坦福大学医学院旁听"Psychosocial Aspects of Illness"课程，以及在斯坦福解剖实验室实习时获得的启发。

本章一开始简述的苗人病例，或者引自演讲内容，或者来自于 Tuan Nguyen、Long Thao、马标耀、罗杰·法伊夫、熊雅桃、Thomas Bornemann、Doreen Faiello 和弗朗西斯卡·法尔等人的对谈。

毕里雅图对改善苗人健康的建议出自"Hmong Refugees" "Hmong Attitudes Toward Surgery" "Mental Health and Prevention Activities" "Guidelines for Mental Health Professionals" "Prevention of Mental Health Problems"，以及 *Hmong Sudden Unexpected Nocturnal Death Syndrome*。本章提及的苗英词语词汇表是 Thai Fang 的 *Tuabneeg Lubcev Hab Kev Mobnkeeg*。

Pam Belluck 的"Mingling Two Worlds of Medicine"记载了纽约市医生与民俗医者共事的过程。关于对巫医的观察出自德怀特·康克古德等人合著的 *I am a Shaman* 和雅克·勒莫因的"Shamanism"。清洁妈妈的净化诗出自德怀特·康克古德的"Health Theatre"。找端公治疗胆囊、阴茎和其他病症的精神健康计划引自 Kou Vang 的 *Hmong Concepts of Illness and Healing*。苏姬·沃勒将她与端公共事的经历写在 "Hmong Shamans in a County Mental Health Setting: A Bicultural Model for Healing Laotian Mountain People" 一文中。

"Community–Based Patient–Doctor I" 的课程纲要，是我从哈佛医学院一九九六年的课程 "Patient–Doctor I" 中转载下来的。旧金山总医院的 "Refugee Clinic Orientation Manual" 一文也有丰富案例。

教导医生如何认识个人情绪问题的文章是威廉·M.津恩的《医生也有感情》。Esther B. Fein 的 "Specialty or General Practice: Young Doctors Change Paths" 指出医学院学生选择全科的统计数据。

19 献祭

对苗人治病仪式的描述与诠释可参见德怀特·康克古德的 "Establishing the World"、德怀特·康克古德等人合著的 *I am a Shaman*、埃里克·克里斯特尔的 "Buffalo Heads and Sacred Threads"、凯瑟琳·卡尔亨佩拉的 "Description and Interpretation of a Hmong Shaman"、雅克·勒莫因的 "Shamanism"、让·莫坦的 "A Hmong Shaman's Séance"、Kou Vang 的 *Hmong Concepts of Illness and Healing*、Don Willcox 的 *Hmong Folklife*，以及苏姬·沃勒的 "Hmong Shamanism"。最为详尽的研究是 Guy Moréchand 的 *Le chamanisme des Hmong*。端公的仪式可在 "Between Two Worlds: The Hmong Shaman in America" 中看到，此纪录短片的制作人是 Taggart Siegel 和德怀特·康克古德。

德怀特·康克古德、Say Hang、马标耀、Chong Moua、苏姬·沃勒、熊美罂和 MaykoXiong 也提供了有用的背景资料。

有关诗曳神话有许多版本。诗曳故事的起头部分，我采用查尔斯·约翰逊在《苗语故事：老挝苗族之民间传说及神话故事》的描述，至于诗曳后来的英勇事迹，我采用凯瑟琳·卡尔亨佩拉的 "Description and Interpretation of a Hmong Shaman"、毕里雅图的 *Hmong Sudden Unexpected Nocturnal Death Syndrome*、Kou Vang 的 *Hmong Concepts of Illness and Healing*、Keith Quincy 的 *Hmong*，以及让·莫坦的 "A Hmong Shaman's Séance" 等说法。

十五周年版后记

在本书后记中有关亲自访谈、电话访谈或电子邮件访谈的部分，我要感谢 Candice Adam Medefind、尼尔·恩斯特、李梅、熊美罂、马标耀、马当、Mai Neng Moua、Palee Moua、丹·墨菲、Karen Roth、比尔·塞维奇、乔纳斯·范盖伊和 Lee Pao Xiong。我要感谢 Laura Marris 的协助资料验证。对于在本书出版十五年后仍持续提供协助与友谊的所有李家人，我深切感激。

有关植物人的预后资料引自 *The Merck Manual* 第十九版。

默塞德小区医学中心的跨文化创新可参见 Patricia Leigh Brown 在《纽约时报》刊载的 "A Doctor for Disease, a Shaman for the Soul"、Laurie Udesky 在《旧金山纪事报》刊载的 "Modernity: A Matter of Respect—Training Hmong Shaman in the Ways of Western Medicine Is Saving Lives in Merced"、Barbara Anderson 在 *Fresno Bee* 刊载的 "Hmong Shamans Help at Valley Hospitals"，以及美国卫生及人力资源部的医疗照护暨质量研究所（AHRQ）发表

的 "Use of Spiritual Healers Reduces Cultural Misunderstandings and Conflicts and Increases Satisfaction Among Hospitalized Hmong Patients"。

美国医疗机构评鉴联合委员会发表的 "Hospitals, Language, and Culture: A Snapshot of the Nation" 记述了在六十家美国医院调查文化和语言服务的结果。Arthur Kleinman 与 Peter Benson 合著的 "Anthropology in the Clinic: The Problem of Cultural Competency and How to Fix It"（刊登于 PloS Medicine）对文化能力的观念提出极具说服力的论述。

有关苗人人口的统计数据引自二〇一〇年美国人口普查数据。亚美公义促进中心（Asian American Center for Advancing Justice）的 "A Community of Contrasts: Asian Americans in the United States: 2011" 是非常有用的社会经济统计学目录书。想知道更多美国苗人文化，可参考 Chia Youyee Vang 的 *Hmong America: Reconstructing Community in Diaspora*，Paul Hillmer 的 *A People's History of the Hmong* 更是必看的读物。Erica Perez 在 *Milwaukee Journal Sentinel* 上刊载的 "Provision of Patriot Act Treats Hmong as Terrorists" 探讨了《爱国者法案》对美国苗人影响的文章。我引用的影评是 Ly Chong Thong Jalao 在 "Journal of Southeast Asian American Education &Advancement" 第五期所刊载的 "Looking Gran Torino in the Eye"。

近来学者的著作促使我更正书中有关苗人历史的部分（如地理发源、"Miao" 字由来，以及 Sonom 国王的传说），包括 Nicholas Tapp 在 *Hmong/Miao in Asia* 刊载的 "*The State of Hmong Studies*"、Robert Entenmann 在 *Hmong Studies Journal* 第六期刊

载的"The Myth of Sonom，the Hmong King"、Gary Yia Lee 在 *Hmong Studies Journal* 第八期刊载的"Diaspora and the Predicament of Origins: Interrogating Hmong Postcolonial History and Identity"、Nicholas Tapp 在 *Hmong Studies Journal* 第十一期刊载的"Perspectives on Hmong Studies"，以及 Gary Yia Lee 在个人网站上与 Nicholas Tapp 合著的"Current Hmong Issues: 12 point statement"。

年轻苗人作家所写的回忆录和小说中，我最喜爱的有杨嘉莉的《迟归之人》(*The Latehomecomer: A Hmong Family Memoir*)，作者出生于泰国班维乃难民营，她所描绘的老挝战后年代与在难民营的生活，远比我在书中提及的更加全面。还有马玫能主编的《橡树林中的竹子》(*Bamboo Among the Oaks: Contemporary Writing by Hmong Americans*)。美国苗人作家圈共同编纂的 *How Do I Begin? A Hmong American Literary Anthology* 一书中由 Burlee Vang 撰写的简介，对美国苗人文学进展的认识很有助益。我也很喜欢 *Paj Ntaub Voice* 这本苗人文学与艺术的期刊。

苗文拼音、发音与引文的注解

有关苗人那本伟大巨作被牛和老鼠吃了的民间故事出自罗伯特·库珀等人合著的 *The Hmong*。

Shong Lue Yang 发明的书写系统在 William A. Smalley 的"The Hmong'Mother of Writing': A Messianic Figure"和 Gary Yia Lee 与 William A.Smalley 合著的"Perspectives on Pahawh Hmong Writing"中有概述。若想知道更详尽的数据，可参见斯莫利等人合著的 *Mother of Writing: The Origin and Development of a Hmong Messianic Script* 以及 Chia Koua Vang 等人合著的 *The Life of Shong*

Lue Yang: Hmong"Mother of Writing"。

有关苗语通用拼音文字（Romanized Popular Alphabet）的数据引自 Glenn L. Hendricks 的 *The Hmong in Transition* 一书中"A Note on Hmong Orthography"这一篇章。我也参考了乔纳斯·范盖伊为他在默塞德小区大学开的苗语课自行编写的未出版数据。

我参考了两本有用的字典：综合类字典是 Ernest E. Heimbach 的 *White Hmong-English Dictionary*，基础类字典是 Brian McKibben 的 *English-White Hmong Dictionary*。

如果你想跟苗人通过电话交谈又需要口译员，AT&T 电信公司的语言专线服务（800–6288486）提供付费服务。

参考书目

Abrams, Richard. "Cross Burnings Terrify, Bewilder Hmong." *Sacramento Bee*, March 3, 1988.

Abramson, David. "The Hmong: A Mountain Tribe Regroups in the Valley." *California Living Magazine, San Francisco Examiner*, January 29, 1984.

Altman, Lawrence K. "Quinlan Case Is Revisited and Yields New Finding." *New York Times*, May 26, 1994.

Alvarez, Lizette. "A Once‑Hidden Faith Leaps into the Open." *New York Times*, January 27, 1997.

American Foreign Policy, 1950–1955: Basic Documents. Washington, D.C.: Department of State, 1957.

American Foreign Policy: Current Documents, 1962. Washington, D.C.: Department of State, 1966.

Arax, Mark. "A Final Turf War." *Los Angeles Times*, June 14, 1992.

Armbruster, Shirley. "Hmong Take Root in Fresno." In "The Hmong: A Struggle in the Sun," *Fresno Bee*, October 9–12, 1984.

"Bangungut." *New York Times*, June 7, 1981.

Bartholome, Arlene. "Escape from Laos Told." *Merced Sun-Star*, December 8, 1978.

——. "Future Is Uncertain for Area Refugees." *Merced Sun-Star*, October 19, 1977.

Beck, Roy. "The Ordeal of Immigration in Wausau." *Atlantic*, April 1994.

Belluck, Pam. "Mingling Two Worlds of Medicine." *New York Times*, May 9, 1996.

Berkow, Robert, ed. *The Merck Manual of Diagnosis and Therapy*, 16th ed. Rahway, N.J.:Merck & Co., 1993.

Bernatzik, Hugo Adolf. *Akha and Miao: Problems of Applied Ethnography in Farther India.*New Haven: Human Relations Area Files, 1970.

"Between Two Worlds: The Hmong Shaman in America." Taggart Siegel and Dwight Conquergood, producers. Filmmakers Library, New York.

Bliatout, Bruce Thowpaou. "Causes and Treatment of Hmong Mental Health Problems."Unpublished lecture, 1980.

——. "Guidelines for Mental Health Professionals to Help Hmong Clients Seek Traditional Healing Treatment." In Hendricks et al., *The Hmong in Transition*.

——. "Hmong Attitudes Towards Surgery: How It Affects Patient Prognosis." *Migration World*, vol. 16, no. 1, 1988.

——. "Hmong Beliefs About Health and Illness." Unpublished paper, 1982.

——. "Hmong Refugees: Some Barriers to Some Western Health Care Services." Lecture,Arizona State University, 1988.

——. *Hmong Sudden Unexpected Nocturnal Death Syndrome: A Cultural Study*. Portland,Oreg.: Sparkle Publishing Enterprises, 1982.

——. "Prevention of Mental Health Problems." Unpublished paper.

——. "Traditional Hmong Beliefs on the Causes of Illness." Unpublished paper.

——. "Understanding the Differences Between Asian and Western Concepts of Mental Health and Illness." Lecture, Region VII Conference on Refugee Mental Health, Kansas City, 1982.

Bliatout, Bruce Thowpaou, et al. "Mental Health and Prevention Activities Targeted to Southeast Asian Refugees." In Owan, *Southeast Asian Mental Health*.

Bosher, Susan Dandridge. "Acculturation, Ethnicity, and Second Language

Acquisition: A Study of Hmong Students at the Post- secondary Level." Ph.D. dissertation, University of Minnesota, 1995.

Bosley, Ann. "Of Shamans and Physicians: Hmong and the U.S. Health Care System."Undergraduate thesis, Division III, Hampshire College, 1986.

Brody, Jane. "Many People Still Do Not Understand Epilepsy." *New York Times*, November 4,1992.

Buchwald, Debra, et al. "The Medical Interview Across Cultures." *Patient Care*, April 15, 1993.

——. "Use of Traditional Health Practices by Southeast Asian Refugees in a Primary Care Clinic." *Western Journal of Medicine*, May 1992.

Cabezut- Ortiz, Delores J. *Merced County: The Golden Harvest*. Northridge, Calif.: Windsor Publications, 1987.

Calderon, Eddie A. "The Impact of Indochinese Resettlement on the Phillips and Elliot Park Neighborhoods in South Minneapolis." In Downing and Olney, *The Hmong in the West*.

Carlson, Ken. "Hmong Leaders Seek Exemption." *Merced Sun-Star*, September 28, 1995.

——. "Sacrifice Ban Remains." *Merced Sun- Star*, December 2, 1995.

Carter, Stephen L. "The Power of Prayer, Denied." *New York Times*, January 31, 1996.

Catlin, Amy. "Speech Surrogate Systems of the Hmong: From Singing Voices to Talking Reeds." In Downing and Olney, *The Hmong in the West*.

Cerquone, Joseph. *Refugees from Laos: In Harm's Way*. Washington, D.C.: American Council for Nationalities Service, 1986.

Chan, Sucheng. *Hmong Means Free: Life in Laos and America*. Philadelphia: Temple University Press, 1994.

"Child Abuse Laws: What Are Your Obligations?" *Patient Care*, April 15, 1988.

Chindarsi, Nusit. *The Religion of the Hmong Njua*. Bangkok: The Siam Society, 1976.

"A Chronicle in Time." Merced, Calif.: Merced Downtown Association, 1995.

Clifford, Clark. *Counsel to the President*. New York: Random House, 1991.

Conquergood, Dwight. "Establishing the World: Hmong Shamans." *CURA Reporter*,University of Minnesota, April 1989.

——. "Health Theatre in a Hmong Refugee Camp: Performance, Communication, and Culture." *The Drama Review*, vol. 32, no. 3, 1988.

Conquergood, Dwight, et al. *I Am a Shaman: A Hmong Life Story with Ethnographic Commentary*. Minneapolis: Center for Urban and Regional Affairs, University of Minnesota, 1989.

Conway, Mike. "The Bill Stops Here in Refugee Policy." *Merced Sun- Star*, January 21, 1983.

——. "Recording the Ways of the Past for the Children of the Future." *Merced Sun Star*,November 11, 1988.

Cooper, Robert. *Resource Scarcity and the Hmong Response*. Singapore: Singapore University Press, 1984.

Cooper, Robert, et al. *The Hmong*. Bangkok: Art Asia Press, 1991.

"Court Says Ill Child's Interests Outweigh Religion." *New York Times*, January 16, 1991.

Crystal, Eric. "Buffalo Heads and Sacred Threads: Hmong Culture of the Southeast Asian Highlands." In *Textiles as Texts: Arts of Hmong Women from Laos*, edited by Amy Catlin and Dixie Swift. Los Angeles: The Women's Building, 1987.

Culhane- Pera, Kathleen Ann. "Analysis of Cultural Beliefs and Power Dynamics in Disagreements About Health Care of Hmong Children." M.A. thesis, University of Minnesota, 1989.

——. "Description and Interpretation of a Hmong Shaman in St. Paul." Unpublished paper, Department of Anthropology, University of Minnesota, 1987.

Cumming, Brenda Jean. "The Development of Attachment in Two Groups of Economically Disadvantaged Infants and Their Mothers: Hmong Refugee and Caucasian- American."

Ph.D. dissertation, Department of Educational Psychology, University of Minnesota, 1988.

Dao, Yang. *See* Yang Dao. （杨道这位顶尖的苗族学者选择将自己的姓放在名前，这点与大多数在美国的苗人不同。）

Deinard, Amos S., and Timothy Dunnigan. "Hmong Health Care: Reflections on a Six- Year Experience." *International Migration Review*, vol. 21, no. 3, fall 1987.

De La Cruz, Mike. "Animal Slaughtering Not All Ritualistic." *Merced Sun-Star*, February 2,1996.

* Unlike most Hmong in this country, Yang Dao, the leading Hmong scholar, has retained his name's traditional form by placing his clan name before his given name. Yang is his surname.

——. "Charges Filed After Animal Slaughtering Probe." *Merced Sun-Star*, March 21, 1996.

Devinsky, Orrin. *A Guide to Understanding and Living with Epilepsy.* Philadelphia: F. A. Davis,1994.

Dictionary of American History. New York: Charles Scribner's Sons, 1976.

Downing, Bruce T., and Douglas P. Olney, eds. *The Hmong in the West: Observations and Reports.* Minneapolis: Center for Urban and Regional Affairs, University of Minnesota,1982.

Dunnigan, Timothy. "Segmentary Kinship in an Urban Society: The Hmong of St.Paul- Minneapolis." *Anthropological Quarterly*, vol. 55, 1982.

Dunnigan, Timothy, et al. "Hmong." In *Refugees in America in the 1990s: A Reference Handbook*, edited by David W. Haines. Westport, Conn.: Greenwood Press, 1996.

Eisner, Jane. "Hearings on Attacks on Asians." *Philadelphia Inquirer*, October 4, 1984.

Ember, Lois. "Yellow Rain." *Chemical and Engineering News*, January 9, 1984.

Erickson, Deanne, et al. "Maternal and Infant Outcomes Among Caucasians and Hmong Refugees in Minneapolis, Minnesota." *Human Biology*, vol. 59, no. 5, October 1987.

Erickson, Roy V., and Giao Ngoc Hoang. "Health Problems Among Indochinese Refugees."*American Journal of Public Health*, vol. 70, September 1980.

Ernst, Thomas Neil, and Margaret Philp. "Bacterial Tracheitis Caused by *Branhamella catarrhalis*." *Pediatric Infectious Disease Journal*, vol. 6, no. 6,

1987.

Ernst, Thomas Neil, et al. "The Effect of Southeast Asian Refugees on Medical Services in a Rural County." *Family Medicine*, vol. 20, no. 2, March/ April 1988.

Evaluation of the Key States Initiative. Washington, D.C.: Office of Refugee Resettlement, U.S. Department of Health and Human Services, 1995.

Evans, Owen B. *Manual of Child Neurology.* New York: Churchill Livingstone, 1987.

Faiello, Doreen. "Translation Please." Unpublished paper, 1992.

Faller, Helen Stewart. "Hmong Women: Characteristics and Birth Outcomes, 1990." *Birth*, vol.

19, September 1992.

Fang, Thai. *Tuabneeg Lubcev Hab Kev Mobnkeeg Rua Cov Haslug Hmoob: Basic Human Body and Medical Information for Hmong Speaking People.* Pinedale, Calif.: Chersousons, 1995.

Fass, Simon M. "Economic Development and Employment Projects." In Hendricks et al., *The Hmong in Transition.*

———. "Through a Glass Darkly: Cause and Effect in Refugee Resettlement Policies." *Journal of Policy Analysis and Management*, vol. 5, no. 1, 1985.

Faust, Shotsy C. "Providing Inclusive Healthcare Across Cultures." In *Advanced Practice Nursing: Changing Roles and Clinical Applications*, edited by Joanne V. Hickey et al. Philadelphia: Lippincott- Raven, 1996.

Fein, Esther B. "Specialty or General Practice: Young Doctors Change Paths." *New York Times,*October 16, 1995.

Feith, David. *Stalemate: Refugees in Asia.* Victoria, Australia: Asian Bureau Australia, 1988.

Feron, James. "Can Choosing Form of Care Become Neglect?" *New York Times*, September 29,1990.

Finck, John. "Secondary Migration to California's Central Valley." In Hendricks et al., *The Hmong in Transition.*

———. "Southeast Asian Refugees of Rhode Island: Cross- Cultural Issues in Medical Care."*Rhode Island Medical Journal*, vol. 67, July 1984.

Franjola, Matt. "Meo Tribesmen from Laos Facing Death in Thailand."

New York Times,August 15, 1975.

Fraser, Caroline. "Suffering Children and the Christian Science Church." *Atlantic*,April 1995.

"Frontline: Guns, Drugs and the CIA." PBS broadcast, May 17, 1988.

Gallo, Agatha, et al. "Little Refugees with Big Needs." *RN*, December 1980.

"Gang Pak." Merced, Calif.: Merced Union High School District, Child Welfare and Attendance Office, 1993.

Garcia, Dominica P. "In Thailand, Refugees''Horror and Misery.'" *New York Times*, November 14, 1978.

Garrett, W. E. "No Place to Run." *National Geographic*, January 1974.

Gazzolo, Michele B. "Spirit Paths and Roads of Sickness: A Symbolic Analysis of Hmong Textile Design." M.A. thesis, University of Chicago, 1986.

Geddes, W. R. *Migrants of the Mountains: The Cultural Ecology of the Blue Miao (Hmong Njua) of Thailand.* Oxford: Clarendon Press, 1976.

Getto, Dennis R. "Hmong Families Build New Lives." *Milwaukee Journal*, August 18, 1985.

Goleman, Daniel. "Making Room on the Couch for Culture." *New York Times*, December 5,1995.

Gong- Guy, Elizabeth. *California Southeast Asian Mental Health Needs Assessment.* Oakland, Calif.: Asian Community Mental Health Services, 1987.

Greenhouse, Linda. "Christian Scientists Rebuffed in Ruling by Supreme Court." *New York Times*, January 23, 1996.

Greenway, Hugh. "The Pendulum of War Swings Wider in Laos." *Life*, April 3, 1970.

Halstuk, Martin. "Religious Freedom Collides with Medical Care." *San Francisco Chronicle*,April 25, 1988.

Hamburger, Tom, and Eric Black. "Uprooted People in Search of a Home." *Minneapolis Star and Tribune*, April 21, 1985.

Hamilton- Merritt, Jane. "Hmong and Yao: Mountain Peoples of Southeast Asia." Redding,Conn.: SURVIVE, 1982.

——. *Tragic Mountains: The Hmong, the Americans, and the Secret Wars for Laos, 1942– 1992.* Bloomington: Indiana University Press, 1993.

Hammond, Ruth. "Sad Suspicions of a Refugee Ripoff." *Washington Post,* April 16, 1989.

——. "Strangers in a Strange Land." *Twin Cities Reader,* June 1– 7, 1988.

——. "Tradition Complicates Hmong Choice." *St. Paul Pioneer Press,* September 16, 1984.

Haslam, Gerald. "The Great Central Valley: Voices of a Place." Exhibition catalog, California Academy of Sciences, 1986.

Hayes, Jack. "Ching and Bravo Xiong, Laotian Hmong in Chicago." Unpublished editorial memorandum, *Life,* July 7, 1988.

Heimbach, Ernest E. *White Hmong- English Dictionary.* Ithaca: Cornell University, Southeast Asia Program Data Paper No. 75, 1969.

Helsel, Deborah, et al. "Pregnancy Among the Hmong: Birthweight, Age, and Parity."*American Journal of Public Health,* vol. 82, October 1992.

Hendricks, Glenn L., et al., eds. *The Hmong in Transition.* New York and Minneapolis:Center for Migration Studies and Southeast Asian Refugee Studies Project, University of Minnesota, 1986.

Herr, Paul Pao."Don't Call Hmong Refugees'Primitive.'"Letter to the editor, *New York Times,*November 29, 1990.

"HmongMedical Interpreter Fields Questions from Curious." *St. Paul Sunday Pioneer Press,*March 20, 1983.

The Hmong Resettlement Study, vols. 1 and 2. Washington, D.C.: Office of Refugee Resettlement, U.S. Department of Health and Human Services, 1984 and 1985. "Hmong Sentenced to Study America." *Modesto Bee,* July 1, 1988.

Hoffman, Ken. "Background on the Hmong of Laos." Unpublished memorandum, 1979.

Hollingsworth, Andrea, et al. "The Refugees and Childbearing: What to Expect." *RN,* November 1980.

Hornblower, Margot. " 'Hmongtana.' " *Washington Post,* July 5, 1980.

Hurlich, Marshall, et al. "Attitudes of Hmong Toward a Medical Research Project." In Hendricks et al., *The Hmong in Transition.*

Hutchison, Ray. "Acculturation in the Hmong Community." Green Bay: University of Wisconsin Center for Public Affairs, and Milwaukee: University of Wisconsin Institute on Race and Ethnicity, 1992.

Jaisser, Annie. *Hmong for Beginners*. Berkeley: Centers for South and Southeast Asia Studies,1995.

Johns, Brenda, and David Strecker, eds. *The Hmong World*. New Haven: Yale Southeast Asia Studies, 1986.

Johnson, Charles. "Hmong Myths, Legends and Folk Tales." In Downing and Olney, *The Hmong in the West*.

——. ed. *Dab Neeg Hmoob: Myths, Legends and Folk Tales from the Hmong of Laos*. St. Paul:Macalester College, 1983.

Johnson, Charles, and Ava Dale Johnson. *Six Hmong Folk Tales Retold in English*. St. Paul:Macalester College, 1981.

Jones, Woodrow, Jr., and Paul Strand. "Adaptation and Adjustment Problems Among Indochinese Refugees." *Sociology and Social Research*, vol. 71, no. 1, October 1986.

"Journey from Pha Dong." Vang Yang, transcriber. Minneapolis: Southeast Asian Refugee Studies Project, University of Minnesota, 1988.

Kamm, Henry. "Decades- Old U.S. Bombs Still Killing Laotians." *New York Times*, August 10,1995.

——. "Meo General Leads Tribesmen in War with Communists in Laos." *New York Times*,October 27, 1969.

——. "Meo, Hill People Who Fought for U.S., Are Fleeing from Laos." *New York Times*, March 28, 1978.

——. "Thailand Finds Indochinese Refugees a Growing Problem." *New York Times*, July 1, 1977.

Kaufman, Marc. "As Keeper of the Hmong Dream, He Draws Support and Skepticism."*Philadelphia Inquirer*, July 1, 1984.

——. "At the Mercy of America." *Philadelphia Inquirer*, October 21, 1984.

——. "Casualties of Peace." *Philadelphia Inquirer*, February 27, 1994.

——. "Clash of Cultures: Ill Hmong Rejects Hospital." *Philadelphia Inquirer*, October 5, 1984.

——. "Why the Hmong Are Fleeing America's Helping Hand." *Philadelphia Inquirer*, July 1,1984.

——. "Why the Hmong Spurn America." *Philadelphia Inquirer*, December

31, 1984.

King, Wayne. "New Life's Cultural Demons Torture Laotian Refugee." *New York Times*, May 3,1981.

Kirton, Elizabeth S. "The Locked Medicine Cabinet: Hmong Health Care in America." Ph.D.dissertation, Department of Anthropology, University of California at Santa Barbara, 1985.

Kleinman, Arthur. *The Illness Narratives: Suffering, Healing, and the Human Condition.* New York: Basic Books, 1988.

——. *Patients and Healers in the Context of Culture.* Berkeley: University of California Press,1980.

Kleinman, Arthur, et al. "Culture, Illness, and Care: Clinical Lessons from Anthropologic and Cross-Cultural Research." *Annals of Internal Medicine*, vol. 88, 1978.

Koumarn, Yang See, and G. Linwood Barney. "The Hmong: Their History and Culture." New York: Lutheran Immigration and Refugee Service, 1986.

Kraut, Alan M. "Healers and Strangers: Immigrant Attitudes Toward the Physician in America —— A Relationship in Historical Perspective." *Journal of the American Medical Association*,

vol. 263, no. 13, April 4, 1990.

——. *Silent Travelers: Germs, Genes, and the "Immigrant Menace".* New York: Basic Books,1994.

Kunstadter, Peter. "Pilot Study of Differential Child Survival Among Various Ethnic Groups in Northern Thailand and California." Study proposal, University of California at San Francisco, 1987.

*Laos: Official Standard Names Approved by the United States Board on Geographic Names.*Washington, D.C.: Defense Mapping Agency, 1973.

"Laos: The Silent Sideshow." *Time*, June 11, 1965.

"Laotians Drop Ranching Plan." *Merced Sun- Star*, July 22, 1977.

LaPlante, Eve. *Seized: Temporal Lobe Epilepsy as a Medical, Historical, and Artistic Phenomenon.* New York: HarperCollins, 1993.

Leary, Warren. "Valium Found to Reduce Fever Convulsions." *New York Times*, July 8, 1993.

Lee, Gary Yia, and William A. Smalley. "Perspectives on Pahawh Hmong

Writing." *Southeast Asian Refugee Studies Newsletter*, spring 1991.

Lemoine, Jacques. "Shamanism in the Context of Hmong Resettlement." In Hendricks et al.,*The Hmong in Transition*.

Lemoine, Jacques, and Christine Mougne. "Why Has Death Stalked the Refugees?" *Natural History*, November 1983.

Lewis, Paul and Elaine. *Peoples of the Golden Triangle*. London: Thames and Hudson, 1984.

Leyn, Rita Bayer. "The Challenge of Caring for Child Refugees from Southeast Asia." *American Journal of Maternal Child Nursing*, May/June 1978.

Like, Robert C., et al. "Recommended Core Curriculum Guidelines on Culturally Sensitive and Competent Health Care." *Family Medicine*, vol 28, no 4, April 1996.

Long, Lynellen. *Ban Vinai: The Refugee Camp*. New York: Columbia University Press, 1993.

——. "Refugee Camps as a Way of Life." Lecture, American Anthropological Association,Chicago, 1987.

Lopez, Pablo. "Hmong Mother Holds Off Police Because of Fear for Her Children." *Merced Sun-Star*, January 12, 1988.

"Making Up for the Ravages of Battle: Hmong Birthrate Subject of Merced Study." *Merced Sun- Star*, November 16, 1987.

Malloy, Michael T. "Anti- Communists Also Win Battles in War- Torn Laos." *New York World-Telegram and Sun*, April 1, 1961.

Mann, Jim, and Nick B. Williams, Jr. "Shultz Cool to New Indochina Refugee Effort." *Los Angeles Times*, July 8, 1988.

Marchetti, Victor, and John D. Marks. *The CIA and the Cult of Intelligence*. New York: Alfred A. Knopf, 1974.

Margolick, David. "In Child Deaths, a Test for Christian Science." *New York Times*, August 6,1990.

Marsh, Robert E. "Socioeconomic Status of Indochinese Refugees in the United States:Progress and Problems." *Social Security Bulletin*, October 1980.

Martin, Eric. "Hmong in French Guyana: An Improbable Gamble." *Refugees*, July 1992.

Martin, Frank W. "A CIA- Backed Guerrilla Who Waged a Secret War in Laos Puts Down Roots in Montana." *People*, August 29, 1977.

McCoy, Alfred W. *The Politics of Heroin: CIA Complicity in the Global Drug Trade*. Brooklyn,N.Y.: Lawrence Hill Books, 1991.

McKibben, Brian. *English-White Hmong Dictionary*. Provo, Utah: 1992.

McNall, Miles, and Timothy Dunnigan, "Hmong Youth in St. Paul's Public Schools." *CURA Reporter*, University of Minnesota, 1993.

McNally, Pat, and Daniel Silva. "Asians, Game Laws in Conflict." *Merced Sun-Star*, December 6, 1983.

McNamer, Megan. "Musical Change and Change in Music." In Johns and Strecker, *The Hmong World*.

Merced Sun- Star Centennial Edition. April 1, 1989.

Meredith, William H., and George P. Rowe. "Changes in Lao Hmong Marital Attitudes After Immigrating to the United States." *Journal of Comparative Family Studies*, vol. 17, no. 1,spring 1986.

Meyer, Stephen. *The Five Dollar Day*. Albany: State University of New York Press, 1981.

Miller, Russell. "A Leap of Faith." *New York Times*, January 30, 1994.

Mitchell, Roger. "The Will to Believe and Anti-Refugee Rumors." *Midwestern Folklore*, vol. 13,no. 1, spring 1987.

Mollica, Richard F. "The Trauma Story: The Psychiatric Care of Refugee Survivors of Violence and Torture." In *Post- traumatic Therapy and Victims of Violence*, edited by Frank M. Ochberg. New York: Brunner/Mazel, 1988.

Mollica, Richard F., and James Lavelle. "Southeast Asian Refugees." In *Clinical Guidelines in Cross- Cultural Mental Health*, edited by Lillian Comas- Diaz and Ezra E.H. Griffith. New York: John Wiley & Sons, 1988.

Montgomery, Lana. "Folk Medicine of the Indochinese." San Diego: Refugee Women's Task Force. Moore, David L. *Dark Sky, Dark Land: Stories of the Hmong Boy Scouts of Troop 100*.

Eden Prairie, Minn.: Tessera Publishing, 1989.

Morechand, Guy. *Le chamanisme des Hmong*. Paris: Bulletin de l'Ecole Francaise d'Extreme- Orient, vol. 54, 1968.

Morin, Stephen P. "Many Hmong, Puzzled by Life in U.S., Yearn for Old

Days in Laos." *Wall Street Journal*, February 16, 1983.

Mottin, Jean. *History of the Hmong*. Bangkok: Odeon Store, 1980.

——. "A Hmong Shaman's Seance." *Asian Folklore Studies*, vol. 43, 1984.

Muecke, Marjorie. "Caring for Southeast Asian Refugee Patients in the USA." *American Journal of Public Health*, vol. 73, April 1983.

——. "In Search of Healers: Southeast Asian Refugees in the American Health Care System."*Western Journal of Medicine*, December 1983.

Munger, Ronald. "Sudden Death in Sleep of Asian Adults." Ph.D. dissertation, Department of Anthropology, University of Washington, 1985.

——. "Sudden Death in Sleep of Laotian- Hmong Refugees in Thailand: A Case- Control Study."*American Journal of Public Health*, vol. 77, no. 9, September 1987.

Munger, Ronald, and Elizabeth Booton. "Thiamine and Sudden Death in Sleep of South- East Asian Refugees." Letter to the editor, *The Lancet*, May 12, 1990.

Mydans, Seth. "California Says Laos Refugee Group Has Been Extorted by Its Leadership."*New York Times*, November 7, 1990.

——. "Laotians' Arrest in Killing Bares a Generation Gap." *New York Times*, June 21, 1994.

Newlin- Haus, E.M. "A Comparison of Proxemic and Selected Communication Behavior of Anglo-American and Hmong Refugee Mother-Infant Pairs." Ph.D. dissertation, Indiana University, 1982.

Newman, Alan. "Epilepsy: Light from the Mind's Dark Corner." *Johns Hopkins Magazine*,October 1988.

"New People/Shared Dreams: An Examination of Music in the Lives of the Hmong in Merced County." Exhibition brochure, Merced County Library, 1988.

Nguyen, Anh, et al. "Folk Medicine, Folk Nutrition, Superstitions." Washington, D.C.: TEAM Associates, 1980.

Nicassio, Perry M. "Psychosocial Correlates of Alienation: Study of a Sample of Indochinese Refugees." *Journal of Cross- Cultural Psychology*, vol. 14, no. 3, September 1983.

Nuland, Sherwin B. *How We Die: Reflections on Life's Final Chapter*. New

York: Vintage, 1995.

Nyce, James M., and William H. Hollinshead. "Southeast Asian Refugees of Rhode Island: Reproductive Beliefs and Practices Among the Hmong." *Rhode Island Medical Journal*,vol. 67, August 1984.

Oberg, Charles N., et al., "A Cross- Cultural Assessment of Maternal-Child Interaction: Links to Health and Development." In Hendricks et al., *The Hmong in Transition*.

Olness, Karen. "Cultural Issues in Primary Pediatric Care." In *Primary Pediatric Care*, edited by R. A. Hoeckelman. St. Louis: Mosby Year Book, 1992.

Ong, W. J. *Orality and Literacy: The Technologizing of the Word*. London: Methuen and Co.,1982.

Ostling, Richard N. "Shedding Blood in Sacred Bowls." *Time*, October 19, 1992.

Owan, Tom Choken, ed. *Southeast Asian Mental Health: Treatment, Prevention, Services, Training, and Research*. Washington, D.C.: National Institute of Mental Health,1985.

Pake, Catherine. "Medicinal Ethnobotany of Hmong Refugees in Thailand." *Journal of Ethnobiology*, vol. 7, no. 1, summer 1987. *Physicians' Desk Reference*, 41st edition.   Oradell,N.J.: Medical Economics Company, 1987.

Potter, Gayle S., and Alice Whiren. "Traditional Hmong Birth Customs: A Historical Study." InDowning and Olney, *The Hmong in the West*.

Pyle, Amy. "Refugees Allegedly Threaten Welfare Workers." *Fresno Bee*, March 27, 1986.

Quincy, Keith. *Hmong: History of a People*. Cheney, Wash.: Eastern Washington University Press, 1988.

Ranard, Donald A. "The Hmong Can Make It in America." *Washington Post*, January 9, 1988.

——. "The Hmong: No Strangers to Change." *In America: Perspectives on Refugee Resettlement*, November 1988.

——. "The Last Bus." *Atlantic*, October 1987.

Ratliff, Martha. "Two- Word Expressives in White Hmong." In Hendricks et al., *The Hmong in Transition*. "Reds' Advance in Laos Menaces Hill

Strongholds of Meo Tribe." *New York Times*, April 3, 1961.

Report to the Congress. Washington, D.C.: Office of Refugee Resettlement, U.S. Department of Health and Human Services. Restak, Richard. *The Brain*. New York: Bantam, 1984.

"Rice in the Sky." *Time*, June 3, 1966.

Robbins, Christopher. *The Ravens: The Men Who Flew in America's Secret War in Laos*. New York: Crown, 1987.

Robbins, William. "Violence Forces Hmong to Leave Philadelphia." *New York Times*,September 17, 1984.

Robinson, Court. "Laotian Refugees in Thailand: The Thai and U.S. Response, 1975to 1988." Unpublished paper.

Roderick, Kevin. "Hmong Select San Joaquin to Sink Roots." *Los Angeles Times*, March 18,1991.

Rohter, Larry. "Court to Weigh Law Forbidding Ritual Sacrifice." *New York Times*, November3, 1992.

Rosenblatt, Lionel. Testimony to the House Subcommittee on Asia and the Pacific, April 26,1994.

Rosenblatt, Roger. *Children of War*. New York: Anchor Press, 1983:

Rubin, Rick. "Little Bua and Tall John." *Portland Oregonian*, July 22, 1984.

Rumbaut, Ruben. "Mental Health and the Refugee Experience: A Comparative Study of Southeast Asian Refugees." In Owan, *Southeast Asian Mental Health*.

Rumbaut, Ruben, and John R. Weeks. "Fertility and Adaptation: Indochinese Refugees in the United States." *International Migration Review*, vol. 20, no. 2, summer 1986. Rumbaut, Ruben, and Kenji Ima. *The Adaptation of Southeast Asian Youth: A Comparative Study*,vols. 1 and 2. San Diego, Calif.: Southeast Asian Refugee Youth Study, Department of Sociology, San Diego State University, 1987.

Sacks, Oliver. *Migraine*. Berkeley: University of California Press, 1985.

"Salmonellosis Following a Hmong Celebration." *California Morbidity*, September 19, 1986.

Savina, F. M. *Histoire des Miao*, 2nd ed. Hong Kong: Imprimerie de la

Societe des Missions- Etrangeres de Paris, 1930.

Schanche, Don. "The Yankee 'King' of Laos." *New York Daily News*, April 5, 1970.

Schmalz, Jeffrey. "Animal Sacrifices: Faith or Cruelty?" *New York Times*, August 17, 1989.

Schreiner, Donna. "Southeast Asian Folk Healing." Portland, Oreg.: Multnomah Community Health Services, 1981.

Scott, George M., Jr. "The Hmong Refugee Community in San Diego: Theoretical and Practical Implications of Its Continuing Ethnic Solidarity." *Anthropological Quarterly*, vol. 55, 1982.

———. "Migrants Without Mountains: The Politics of Sociocultural Adjustment Among the Lao Hmong Refugees in San Diego." Ph.D. dissertation, Department of Anthropology, University of California at San Diego, 1986.

Seagrave, Sterling. *Yellow Rain: Chemical Warfare— The Deadliest Arms Race*. New York:Evans, 1981.

Seeley, Thomas, et al. "Yellow Rain." *Scientific American*, September 1985.

Sesser, Stan. "Forgotten Country." *New Yorker*, August 20, 1990.

Shaplen, Robert. "Letter from Laos." *New Yorker*, May 4, 1968.

Sheybani, Malek- Mithra. "Cultural Defense: One Person's Culture Is Another's Crime." *Loyola of Los Angeles International and Comparative Law Journal*, vol. 9, 1987.

Shulins, Nancy. "Transplanted Hmong Struggle to Adjust in U.S." *State Journal*, Lansing,Mich., July 15, 1984.

"Slaying of Boy Stuns Refugee Family." *New York Times*, January 2, 1984.

Smalley, William A. "Adaptive Language Strategies of the Hmong: From Asian Mountains to American Ghettos." *Language Sciences*, vol. 7, no. 2, 1985.

———. "The Hmong 'Mother of Writing': A Messianic Figure." *Southeast Asian Refugee Studies Newsletter*, spring 1990.

———. *Phonemes and Orthography*. Canberra: Linguistic Circle of Canberra, 1976.

Smalley, William A., et al. *Mother of Writing: The Origin and Development of a Hmong Messianic Script.* Chicago: University of Chicago Press, 1990.

"Social/Cultural Customs: Similarities and Differences Between Vietnamese— Cambodians—H'Mong— Lao." Washington, D.C.: TEAM Associates, 1980.

Strouse, Joan. "Continuing Themes in U.S. Educational Policy for Immigrants and Refugees: The Hmong Experience." Ph.D. dissertation, Educational Policy Studies, University of Wisconsin, 1985.

Sutton, Christine, ed. "The Hmong of Laos." Georgetown University Bilingual Education Service Center, 1984.

Temkin, Owsei. *The Falling Sickness: A History of Epilepsy from the Greeks to the Beginnings of Modern Neurology.* Baltimore: Johns Hopkins University Press, 1971.

"Text of Cease- Fire Agreement Signed by Laotian Government and the Pathet Lao." *New York Times*, February 22, 1973.

Thao, Cheu. "Hmong Migration and Leadership in Laos and in the United States." In Downing and Olney, *The Hmong in the West.*

Thao, T. Christopher. "Hmong Customs on Marriage, Divorce and the Rights of Married Women." In Johns and Strecker, *The Hmong World.*

Thao, Xoua. "Hmong Perception of Illness and Traditional Ways of Healing." In Hendricks et al., *The Hmong in Transition.*

Thernstrom, Stephan. "Ethnic Groups in American History." In *Ethnic Relations in America*, edited by Lance Leibman. Englewood Cliffs, N.J.: Prentice-Hall, 1982.

Todd, Linda. "Indochinese Refugees Bring Rich Heritages to Childbearing." *ICEA News*, vol. 21, no. 1, 1982.

Trillin, Calvin. "Resettling the Yangs." In *Killings*. New York: Ticknor & Fields, 1984.

Ungar, Sanford J. *Fresh Blood: The New American Immigrants*. New York: Simon & Schuster,1995.

Vang, Chia. "Why Are Few Hmong Women in Higher Education?" *Hmong Women Pursuing Higher Education*, University of Wisconsin- Stout, December 1991.

Vang, Chia Koua, et al. *The Life of Shong Lue Yang: Hmong "Mother of*

Writing." Minneapolis: CURA, University of Minnesota, 1990.

Vang, Kou, et al. *Hmong Concepts of Illness and Healing with a Hmong/ English Glossary.* Fresno: Nationalities Service of Central California, 1985.

Vang, Lue, and Judy Lewis. "Grandfather's Path, Grandfather's Way." In Johns And Strecker,*The Hmong World.*

Vang, Tou- Fou. "The Hmong of Laos." In *Bridging Cultures: Southeast Asian Refugees in America.* Los Angeles: Asian American Community Mental Health Training Center, 1981.

Viviano, Frank. "Strangers in the Promised Land." *San Franciso Examiner Image,* August 31,1986.

Volkman, Toby Alice. "Unexpected Bombs Take Toll in Laos, Too." Letter to the editor, *New York Times,* May 23, 1994.

Vreeland, Susan. "Through the Looking Glass with the Hmong of Laos." *Christian Science Monitor,* March 30, 1981.

Walker, Wendy D. "The Other Side of the Asian Academic Success Myth: The Hmong Story."Ph.D. qualifying paper, Harvard Graduate School of Education, 1988.

Walker- Moffat, Wendy. *The Other Side of the Asian American Success Story.* San Francisco: Jossey- Bass, 1995.

Waller, Sukey. "Hmong Shamanism." Unpublished lecture, 1988.

——. "Hmong Shamans in a County Mental Health Setting: A Bicultural Model for Healing Laotian Mountain People." In *Proceedings of the Fifth International Conference on the Study of Shamanism and Alternate Modes of Healing,* edited by Ruth- Inge Heinze. Berkeley: Independent Scholars of Asia, 1988.

Warner, Roger. *Back Fire: The CIA's Secret War in Laos and Its Link to the War in Vietnam.* New York: Simon & Schuster, 1995.

——. *Shooting at the Moon: The Story of America's Clandestine War in Laos.* South Royalton, Vt.: Steerforth Press, 1996.

Westermeyer, Joseph. "Acculturation and Mental Health: A Study of Hmong Refugees at 1.5 and 3.5 Years Postmigration." *Social Science and Medicine,* vol. 18, no. 1, 1984.

——. "Prevention of Mental Disorder Among Hmong Refugees in the U.S.:

Lessons from the Period 1976– 1986."*Social Science and Medicine*, vol. 25, no. 8, 1987.

Westermeyer, Joseph, and Xoua Thao. "Cultural Beliefs and Surgical Procedures," *Journal of the American Medical Association*, vol. 255, no. 23, June 20, 1988.

Westermeyer, Joseph, et al. "Psychosocial Adjustment of Hmong Refugees During Their First Decade in the United States." *Journal of Nervous and Mental Disease*, vol. 177, no. 3, 1989.

———. "Somatization Among Refugees: An Epidemiologic Study." *Psychosomatics*, vol. 30, no. 1,1989.

Whiteside, Thomas. "The Yellow- Rain Complex." *New Yorker*, February 11 and 18, 1991.

Willcox, Don. *Hmong Folklife*. Penland, N.C.: Hmong Natural Association of North Carolina, 1986.

Willem, Jean-Pierre. *Les naufrages de la liberte: Le dernier exode des Meos*. Paris: Editions S.O.S., 1980.

Wittet, Scott. "Information Needs of Southeast Asian Refugees in Medical Situations." M.A. thesis, Department of Communications, University of Washington, 1983.

World Refugee Survey. Washington, D.C.: U.S. Committee for Refugees.

Xiong, May, and Nancy D. Donnelly. "My Life in Laos." In Johns and Strecker, *The Hmong World*.

Yamasaki, Richard Lee. "Resettlement Status of the Hmong Refugees in Long Beach."

M.A. thesis, Department of Psychology, California State University, Long Beach, 1977.

Yang Dao. *Hmong at the Turning Point*. Minneapolis: WorldBridge Associates, 1993.

———. "Why Did the Hmong Leave Laos?" In Downing and Olney, *The Hmong In the West*.

Yang, Teng, et al. *An Evaluation of the Highland Lao Initiative: Final Report*. Washington, D.C.: Office of Refugee Resettlement, U.S. Department of Health and Human Services, 1985.

"Your New Life in the United States." In *A Guide for Helping Refugees Adjust to Their New Life in the United States*. Washington, D.C.: Language and Orientation Resource Center,Center for Applied Linguistics, 1981.

Zinn, William M. "Doctors Have Feelings Too." *Journal of the American Medical Association*, vol. 259, no. 22, June 10, 1988.

Žygas, Egle Victoria. "Flower Cloth." *American Craft*, February/March 1986.

致谢

Ib tug pas ua tsis tau ib pluag mov los yog ua tsis tau ib tug laj kab.

一根树枝没办法做饭或筑篱笆。

我要感谢以下几位人士让我得以完成这本书：

感谢比尔·塞维奇告诉我他的苗族病人故事，这是一切的开端，他是我写作时的东道主、中间人、老师，以及宣传人。

感谢 Robert Gottlieb 为我订定故事初稿。感谢我的经纪人 Robert Lescher 永远肯定我写得出一本书。感谢 Jonathan Galassi 和 Elisheva Urbas 这两个非凡的编辑在成书的每个阶段都能见树又见林。

感谢斯坦福大学的 John S. Knight 奖学金让我得以在斯坦福大学医学院学习，有机会旁听一些医学院的课程，加深了我的医学知识和对医生的认知。

感谢 Michele Salcedo 协助我搜集初步的文字数据。感谢

Michael Cassell、Nancy Cohen、Jennifer Pitts 和 Jennifer Veech 核对事实论据的能力和用心。感谢出色研究者 Tony Kaye 解答难倒我多年的数百疑问。

感谢在各篇章出处注释中提到的诸位人士愿意传承知识。

感谢默塞德小区医疗中心的医生和护士给我帮助与指导，特别感谢丹·墨菲。

感谢苏姬·沃勒把我引介给默塞德的苗人领袖。他们之所以信任我，都是因为她。

感谢默塞德苗人社群的成员愿意跟我分享复杂的文化，我对他们致上恳切敬意。

感谢珍妮·希尔特，她的过世是莫大遗憾。

感谢拉克尔·阿里亚斯、Andrea Baker、John Bethell、德怀特·康克古德、Jim Fadiman、Abby Kagan、马丁·基尔戈、李逢、Susan Mitchell、Chong Moua、马当、Karla Reganold、戴夫·施奈德、Steve Smith、Rhonda Walton、Carol Whitmore、Natasha Wimmer 和 Mayko Xiong 的多方协助。

感谢 Bill Abrams、Jon Blackman、Lisa Colt、Sandy Colt、Byron Dobell、Adam Goodheart、Peter Gradjansky、Julie Holding、Kathy Holub、Charlie Monheim、Julie Salamon、Kathy Schuler 和 Al Silverman 阅读部分或全部的书稿，给我评论和热诚，这两方面都很有帮助。感谢 Jane Condon、Maud Gleason 和 Lou Ann Walker，他们是最可贵的友人，不仅读了此书，还允许我常年不断谈论这话题。

感谢 Harry Colt、Elizabeth Engle 和 Fred Holley 细心地检查书稿中的医学描述正确性。感谢 Annie Jaisser 整理许多苗语并纠正我的苗语拼写。感谢 Gary Stone 指正老越战争的许多重要细节。若还有任何错误与缺漏，问题都出在我，而非他们。

感谢熊美罂，她是我的口译员、文化中介者和友人，在难以跨越的文化鸿沟间架起桥梁。

感谢马标耀和乔纳斯·范盖伊这二位博学又宽厚的人，他们教导我何谓苗人。距我跟他们初次相见已有十年之久，但他们仍会解答我的问题。真希望大家都能有这般的导师。

感谢我的兄长 Kim Fadiman，他在许多深夜应答接收传真书稿，且不畏烦琐地推敲用字遣词，这点只有我能看到。他也将整部书稿大声录在录音带里，好让我四年前失明的父亲聆听。

感谢我的母亲 Annalee Jacoby Fadiman 和父亲 Clifton Fadiman，两人用爱和以身作则教导我许多关于好报道和好写作的知识。

感谢我的小孩 Susannah 和 Henry 带给我的欢乐。感谢 Monica Gregory、Dianna Guevara 和 Brigitta Kohli 用想象力和温柔来照料我的孩子，让我得以安心写作。

有三方人马我亏欠甚多且难以偿还。

首先是尼尔·恩斯特和佩吉·菲利浦，这两位医生有罕见的高贵人格，花费了难以计数的时间帮助我弄清楚大多医生可能宁愿遗忘的病历。两人的勇敢和诚实给了我最大的鼓舞。

其次是李家的成员，他们欢迎我进入他们的家、生活和丰富文化，从而改变我对世界的观点。李纳高是有耐心又健谈的指导者。杨弗雅是温柔细心的引路人，有时也是我的父母代理人。李家所有的小孩我都感谢，格外要感谢楚，她在我研究后期帮了我无数的忙，也成了我的友人。还有黎亚，她是这本书的重心，我只能说我真希望这世上的许多悲剧都能挽回，我常在深夜想起她的人生。

最后，我亏欠最多的是丈夫 George Howe Colt，我将本书献给他。不管在隐喻上或表面字义上，他都是我的一切。多年来，他打了许多电话查核论据，帮我归档无数的研究片段，在我工作时照料小孩，还有讨论书中每一章节的转折、文体、架构及重点。书中每一个字（除了本致谢词）他都读过至少两遍，他的编辑功力也很高明。每当我感到沮丧时，一想到他那么在乎黎亚，就让我相信其他人也会有同样感受。要不是为了他，这本书永远无法完成，我的人生也将是难以想象的黯淡。